◎燕京医学流派传承系列丛书◎

燕京医学名家周德安临床经验集

主编 赵因 李彬

中国中医药出版社
·北 京·

图书在版编目（CIP）数据

燕京医学名家周德安临床经验集 / 赵因，李彬主编 . —北京：
中国中医药出版社，2019.10
（燕京医学流派传承系列丛书）
ISBN 978-7-5132-5699-5

Ⅰ . ①燕… Ⅱ . ①赵… ②李… Ⅲ . ①中医临床—经验—中国—现代 Ⅳ . ① R249.7

中国版本图书馆 CIP 数据核字（2019）第 197761 号

中国中医药出版社出版
北京经济技术开发区科创十三街 31 号院二区 8 号楼
邮政编码　100176
传真　010-64405750
河北省武强县画业有限责任公司印刷
各地新华书店经销

开本 880×1230　1/32　印张 16.25　字数 371 千字
2019 年 10 月第 1 版　2019 年 10 月第 1 次印刷
书号　ISBN 978－7－5132－5699-5

定价　68.00 元
网址　www.cptcm.com

社 长 热 线　010-64405720
购 书 热 线　010-89535836
维 权 打 假　010-64405753

微信服务号　zgzyycbs
微商城网址　https://kdt.im/LIdUGr
官 方 微 博　http://e.weibo.com/cptcm
天猫旗舰店网址　https://zgzyycbs.tmall.com

如有印装质量问题请与本社出版部联系（010-64405510）

《燕京医学流派传承系列丛书》

编委会

《燕京医学名家周德安临床经验集》

编委会

主　审　周德安

主　编　赵　因　李　彬

副主编　刘慧林　薛立文　夏淑文

编　委（以姓氏笔画为序）

于晓刚　马　琴　王　鑫　王世广　方　雯

邢宝军　刘　勇　刘　辉　刘慧林　许世闻

孙敬青　李　宁　李　伟　李　彬　李　晨

李世湧　杨　洋　杨远滨　杨国明　杨京慧

吴青峰　张　丽　张　虎　张小健　张见伟

张振龙　张超铭　陈顶立　岳艾艾　周德安

郑永宜　赵　因　胡俊霞　洪永波　夏淑文

钱　洁　徐俊峰　徐琳琳　郭　静　游　伟

谢新才　詹云翔　廖计能　薛立文

前　言

医案古称“诊籍”，又称“脉案”“方案”等。本书将周德安教授及其弟子所诊治的病例按患者基本信息、主诉、现病史(症状的描述)、既往史、家族史、中医诊查、中医诊断、西医诊断、治则（立法)、处方、取穴及手法、医嘱（包括预后及注意事项)、诊疗经过进行客观、全面、系统地记录，从而形成文字资料。

本书所记载的病案，是在周德安教授学术思想指导下完成的。全书尤其是按语部分，充分体现了周老治病先治神、治痰、活血化瘀、调气止痛等学术思想。

周德安教授诊病时注重经典著作的指导作用。如潘某患肺大泡病,主症为咳嗽,咳白色泡沫痰,严重时呼吸困难,不能平卧,曾因肺大泡破裂导致气胸3次。近因天气转凉咳嗽加重，白色泡沫痰增多而求中医治疗。资料表明该病与中医的“咳嗽”“咳喘”“肺胀”“肺痿”等都有一定的相关性，但症状以久咳不愈、咳吐涎沫、胸闷气短、反复发作为主要特点。明代王肯堂《证治准绳·诸血门》说：“久嗽咯血成肺痿。”《证治汇补·胸膈门》说：“久咳肺虚……或咳血线，口中有浊唾涎沫，脉数而虚，为肺痿之病。”周德安教授根据经典著作的指导将本病诊为“肺痿”病，经益气养阴、化痰止咳药治疗，及时地控制了病情的发展。

周德安教授还注重前辈学术思想的传承，如金针王乐亭先生的“手足十二针”“老十针”“督脉十三针”“五脏俞加膈俞”等，国医大师贺普仁先生的“贺氏针灸三通法”等。他在给患者治疗时，经常一边施术（针刺）一边给学生讲解这些前辈经验的由来与应用。

全书还能体现周德安教授对针灸学继承传统和不断创新的精神。如中医学本无儿童多动症与抽动症的病名，周老根据儿童多动症与抽动症的临床表现以及中西医对疾病的认识，将多动症称为“内动”，抽动症称为“外动”，统称为“动证”。

此外，周德安教授临床诊疗中在突出针灸疗法的同时，还特别注重针药结合。如24岁女性南某，出现反复情绪低落伴幻听、时自言自语、呆笑等症状3年，而诊为精神分裂，曾服1年西药效不明显而来针灸门诊求治。周老以中药加味逍遥散加减，加重镇安神药紫石英、紫贝齿等治疗，同时针刺孙思邈13针（鬼门十三针），治疗3个疗程（每疗程30次）后，幻听、呆笑消失，已恢复学习和独立生活能力。

全书共分八章，第一章内科疾病(43)例，第二章外科疾病(18)例，第三章妇科疾病(15)例，第四章儿科疾病(19)例，第五章伤科疾病(35)例，第六章眼耳鼻喉科口齿疾病(42)例，第七章脑病科疾病(61)例，第八章情志疾病(29)例，全书共计(262)例。

最后希望本书的出版能对广大中医临床工作者有所启发，进而对临床有一定指导作用，更能彰显病案的存档与传承在中医学发展中所发挥的巨大作用。

编者

2019年8月15日

目　录

学术思想

一、周德安学术思想渊源

周德安，第三批、第四批、第五批全国老中医药专家学术经验继承工作指导老师，曾任中国针灸学会常务理事、北京针灸学会会长，从医 50 余载，出版专著《针灸八要》《针灸六治》，发表论文数十篇。周老 1959 年考入北京中医药大学，1965 年毕业分配到北京中医医院针灸科，1969 年至 1976 年期间赴广西桂林参加“抗美援越”，长期担任北京中医医院针灸科主任，是继金针王乐亭、国医大师贺普仁之后的第三代学术带头人，2000 年退休。

其大学阶段曾亲耳聆听程莘农、任应秋、陈慎吾、秦伯未、杨甲三等中医大家传道解惑，深受教益，立下宏志献身于祖国医学的传承发展；在多年临床实践中读书不倦，饱览中医典籍，对《黄帝内经》《难经》《伤寒杂病论》《针灸甲乙经》《针灸大成》等经典理论了然于心，学术思想主要受《千金方》《脾胃论》《丹溪心法》《医林改错》《扁鹊心书》等专著影响，在这些中医经典的影响下，周老在北京中医医院针灸科工作期间，曾受益于诸多名家前辈。

金针王乐亭先生，其创立的“手足十二针”“老十针”“督脉十三针”“五脏俞加膈俞”等系列针灸处方，在当代针灸处方学发展中占有重要地位。周老尊其思路，或对其处方应用范围有所扩展,或受其启迪创立新方。王乐亭很早提出“治病求本，以胃为先”的观点，在实践中总结出“老十针”方，不但用于消化系统疾患，如胃炎、胃痉挛、溃疡病、肠炎、痢疾、消化不良等，也广泛用于其他系统疾病中。“老十针”还作为中风十三治之一，还用于中风后遗症多见的气虚血瘀证；慢性病的恢复阶段，联合“老十针”可改善体质；气血不足所致的妇科病，常在“老十针”基础上配穴，以治阳明来调冲任；癫痫易反复发作，王老认为“久病多由痰作祟”，痰之产生多责于脾胃运化失职，亦常使用“老十针”，特别是常用于饭后容易发病、发作时呕吐严重者。“老十针”广泛地用于多种疾病的治疗，充分体现了王老对中焦脾胃、对后天之本的重视。周老继承了王乐亭“治病求本”的观念，重视对后天脾胃的调补，在“老十针”基础上，减上脘、下脘、内关、天枢，加百会、太渊、三阴交，加减化裁成为“补中益气方”补气活血，广泛治疗各种虚证；继承王老治痰思路，在保留中脘、天枢、内关基础上，加列缺、丰隆、公孙，化裁为针灸“化痰方”，广泛治疗中风、眩晕、癫痫、梅核气、癫狂、抽动症、淋巴结核及各种久治不愈的疑难杂症。

国医大师贺普仁先生认为“病多气滞，法用三通”，由此创立了“贺氏针灸三通法”——“微通法”以毫针刺法为主，“温通法”以火针刺法及灸法为主，“强通法”以放血疗法为主，三种方法有机结合、对症使用，进一步提高了针灸临床疗效。周老全面继承了贺老的学术思想，在临床自觉地融汇了贺老的经验与思想，灵活运用三通法，如对于慢性疼痛常用贺氏火针疗法配合毫针治疗；治疗耳聋使用筑宾穴即是贺老多年的经验；在治疗痤疮等皮肤病时，贺老常在背部肺俞、膈俞和异常的皮肤反应点等处放血拔罐，疗效显著。

金针王乐亭先生、国医大师贺普仁先生之外，北京中医医院其他老中医均对周老学术思想的形成产生了不同程度的有益影响。如夏寿人先生擅治三叉神经痛而闻名。在针刺手法方面强调手法宜轻，尽量减少患者痛苦。周老深受裨益，治疗三叉神经痛，常使用夏老常用的膻中、气海、期门组成的“菱形反应点”理气活血。再如管针贺惠吾先生，善用管针治疗胃下垂、胃扭转，常先令患者仰卧，刺中脘、气海，再令患者俯卧，刺脾俞、胃俞，疗效显著。周老治疗消化系统疾患时，常使用贺惠吾经验。再如于书庄先生，在针刺机理方面做了大量研究，周老曾经跟随于书庄开展了5年的针刺“循经感传”研究，培养了良好的科学研究能力。

在桂林南溪山医院工作期间，周老曾与北京协和医院、宣武医院多位西医专家共同工作并结下深厚友谊。这段经历使周老提高了西医学知识技能，学习了西医严谨的治学态度，认识了西医看待问题的思想方法。这使周老一直保持“中西医结合、中西医并重”的理念，并时常指导我们要及时掌握最新医学进展。这种开放的认识，使周老临床诊治的病种更加广泛，涉及内科、外科、妇科、儿科等多学科疾病，也促进了对针灸优势病种的不断认识与拓展。

以上诸多有益影响，加之周老在实践中不断思考、总结、完善，逐渐形成了周老“治病先治神”“怪病多痰，针灸擅治”“崇气虚血瘀理论，重补中益气之法”“针刺手法，柔和舒适”“针药并重，有机结合”“针法灸法，相辅相成”和“异病同治，治病求本”等学术观点，最终形成了周老独到的针灸“治神”“治痰”“治痛”“治风”“治聋”“治动”的“针灸六治”学术思想。

二、周德安学术思想菁华

周老的学术思想可以高度概括为“针灸六治”，即针灸治神、针灸治痰、针灸治风、针灸治痛、针灸治聋、针灸治动。每一治从简略介绍。

（一）“针灸治神”

1. 治神基本内涵

祖国医学认为心藏神、心主神明，主司人的精神、意识、思维及心理活动的功能。若心主神明之功能失常，失去主宰与调节，则会“主不明则十二官危”（《素问·灵兰秘典论》）。由此可知，治病当先治神。治病不要只看到躯体生理、病理的层面，更要着重考虑病人的精神、心理因素。周老认为“针灸治神”不但包括治医者之神，要求医者自身“必一其神”，而且包括治患者之神，调治病者精神、心理状态，同时还包括调动患者元神的整体调控作用。需要指出的是，周老“针灸治神”更加突出调治病者精神、心理状态和调动患者元神的整体调控作用，故他提倡“治病先治神”。

2. 治神主方——“四神方”

周老以百会、神庭两穴与本神、四神聪、神门共同组成“四神方”，用来作为针灸治神的基本方。其中神庭、本神、四神聪、神门四个穴名都带有“神”字，这些带有“神”字的穴位都具有醒脑开窍、镇静安神、填髓益智之作用。神庭、本神、百会、四神聪四穴都在头部，“头者，精明之府”（《素问·脉要精微论》），精明即神明，名之以府者，确定头为神明所藏之处也。

3. 治神配穴——周氏“治神十法”

周氏“治神十法”是周老在针灸临床上应用“四神方”时的配穴，具体如下：

（1）头痛加行间。

（2）眩晕加太冲。

（3）心烦易怒加四关（合谷、太冲）。

（4）失眠、健忘加三阴交。

（5）心悸、气短加内关。

（6）哭笑无常加人中、少商、隐白。

（7）纳呆无力加中脘、足三里。

（8）自汗、盗汗加太渊、太溪。

（9）遗精、阳痿加关元。

（10）精神萎靡加灸关元。

“四神方”可以用于一切病症，尤其是涉及神志和情志之病症。辅以临床随症配穴，即周氏“治神十法”，则更适应于临床，适应证更广。

4. 治神传承之一——“五脏俞加膈俞”

“五脏俞加膈俞”即肺俞、心俞、膈俞、肝俞、脾俞、肾俞。处方出自金针王乐亭，为著名的“中风十三治”之一法。周老对其应用进行创新，在临床上使用“五脏俞加膈俞”来治神，扩大了它的应用范围，凡是涉及精神、意识和思维活动之异常者都可用它来调理。

5. 治神传承之二——“督脉十三针”

“督脉十三针”也是周老在临床上使用的治神针灸处方。其同样出自针灸大家金针王乐亭，组成为百会、风府、大椎、陶道、身柱、神道、至阳、筋缩、脊中、悬枢、命门、腰阳关、长强。督脉上行至风府，入属于脑，且“脑为元神之府”，故针刺“督脉十三针”具有调控元神、醒神开窍、安神定志之功。

此外，周老在临床上还总结出一些治神疗效确切的单穴或对穴。

（1）具有镇静安神的有效单穴有攒竹、三间、下三里（足三里下1寸）等，这些都是周老在临床上常用的。

（2）四关穴，即双侧的合谷与太冲。此二穴一阴一阳，一上一下。开“四关”可镇静安神，疏肝解郁，平肝息风，醒脑开窍，搜风通痹。

（3）心包经之络穴内关与心经之原穴神门相配，具有宁心安神之功。

“针灸治神”突出调治病者精神、心理状态和调动患者元神的整体调控作用，故周老提出了“治病先治神”的理念。为此设置的系列针灸处方，包括治神主方“四神方”以及周氏“治神十法”“五脏俞加膈俞”“督脉十三针”等构成了完整的周氏“针灸治神”的学术思想。目前生物医学模式正在加速向生物-心理-社会医学模式转变，在针灸临证中，“针灸治神”这一重要思想必将越发显示它的重要性。

[临证提要]

周老学术思想的重要方面是“治病先治神”。“治病先治神”包含两层含义：其一，强调治神的重要性，治病以治神为先，针对精神、情志因素对疾病的发生、发展、转归的重要影响，凡在针刺治病时均施以针刺治神治疗；其二，强调针刺过程中的先后顺序，先针刺“治神”腧穴，再针刺其他腧穴。

周老治神主方主要有四个，即“四神方”“开四关方”“五脏俞加膈俞方”“督脉十三针方”。这四个针灸方，应用范围略有区别，周老认为“四神方”可补充元气，增强智力，醒神，恢复大脑功能。故而“四神方”既能够安神又能醒神。在实际的针灸治疗中，特别是针对具有智力障碍、多动症、脑部疾病、老年痴呆等患者，周老常使用“四神方”为主，达到既安神又醒神的功效；对于智力不受其害的一些情志为主的疾病以及因受到外界刺激所致的心神不安的心理疾病，通常选取百会、神庭、神门以达到安神之功效，并不进行醒神。当患者发病病因与情志有关且病机显示为实证时，治疗过程往往还需辅以“开四关方”。“五脏俞加膈俞方”和“督脉十三针方”二方，周老也广泛应用于临床，经过辨证，除上述疾病治疗过程中可与“四神方”交替使用外，还强调“五脏俞加膈俞”的补益安神和“督脉十三针”的重镇安神作用。故而，在实际针灸治疗中，针对重症突发偏实证的患者，一般使用“督脉十三针”以达重镇安神之功效；针对久病偏虚证的患者，一般使用“五脏俞加膈俞”，以期达到先补益而后安神之功效。

(二)“针灸治痰”

周老认为“百病兼痰”“怪病多痰”，为此制定了针灸治痰四法和针灸治痰四方，这些构成了周氏“针灸治痰”的学术思想的核心。

1. 针灸治痰四法

针灸治痰四法即化痰法、消痰法、涤痰法和豁痰法四法，祛痰作用依次增强。其中的化痰法临床上最为常用，也是祛痰基本之法，可用于各种由痰引起的病症，消痰法、涤痰法和豁痰法三法均是化痰法基础上演化而来。消痰法多用于气滞痰凝、聚积成形的病症，如瘰疬、痞块等，具有软坚消痰之效；涤痰法比较峻烈，多用于实证，如痫证等，具有荡涤顽痰之功；豁痰法多用于昏迷或某些神志失常的患者，如中风中脏腑的闭证、癫狂等，具有豁痰开窍作用。与祛痰四法相应的是针灸祛痰四方，即针灸化痰方、针灸消痰方、针灸涤痰方、针灸豁痰方。

2. 针灸祛痰四方

（1）针灸化痰方

针灸化痰方为祛痰的基本方，穴位组成为丰隆、中脘、列缺、内关、公孙五穴。此为针灸治痰之首方，临床上以此方化裁可适用于各种痰证。

（2）针灸消痰方

针灸消痰方穴位组成是在针灸化痰方基础上加上 6 寸金针曲池透臂臑，或在针灸化痰方基础上加上火针，行速刺法点刺局部阿是穴，适用于淋巴结核（瘰疬）、乳癖、子宫肌瘤、癥瘕痞块等痰凝气结之病症。

6 寸金针曲池透臂臑为一针透三穴，即曲池、手五里、臂臑，三穴均为手阳明大肠经穴，阳明经为多气多血之经，透此三穴，可达行气活血、疏通经络、逐瘀散结、化腐生肌之功。六寸金针曲池透臂臑是针灸大家王乐亭之临床经验，以取患者左上肢为例，医者先于患者左侧曲池穴消毒，并于六寸金针上涂上石蜡，医者面对患者，右手持针，左手托起患者的左肘，医者左腿弓（前腿），右腿蹬（后腿），以 45°角斜刺向前进针，进针后马上沿着皮下平刺向臂臑穴。《类经图翼》中记载曲池、手五里、臂臑三穴都主治瘰疬，《百症赋》中说：针刺臂臑“兼五里，能愈瘰疬”。6 寸金针曲池透臂臑原本只用于治疗淋巴结核（瘰疬），周老扩展到乳癖、子宫肌瘤、癥瘕痞块等病症。

火针行速刺法，点刺局部阿是穴治疗瘰疬、瘿瘕、积瘤等为国医大师贺普仁所推崇，火针行速刺法点刺局部阿是穴可治标，配合针灸化痰方以治本，标本兼治。

（3）针灸涤痰方

针灸涤痰方穴位组成是在针灸化痰方基础上加上天枢，施以泻法而成。具有清热涤痰、理气通腹之效，多用于痰火互结、腹气不通之病症。

（4）针灸豁痰方

针灸豁痰方穴位组成是在针灸化痰方的基础上加上人中、涌泉而成，具有清心泻火、豁痰开窍之效。以针灸化痰方理气化痰，以人中、涌泉开窍醒神，多用于治疗中风昏迷、厥证、闭证、癫狂等痰蒙心窍之病症。

[临证提要]

周老认为痰是中医理论中所特有的一种物质，故必须对其在疾病发生发展过程中的地位有深刻认识，周老结合其特点创建了一套行之有效的针灸治疗体系。周老提出，痰的成因是由于机体内气血失衡所致，直接原因即体内水湿运化失去调节。痰邪主要影响脏腑为肾、脾、肺，由于痰邪性阴，黏腻，故而易阻塞气血经脉，进而产生各类型甚至周身疾病，不易治疗。结合痰邪产生之机理，以及长期临床经验，周老自创周氏“化痰方”的针灸配穴处方，并以此囊括“消”“涤”“豁”等多种祛痰方法，在治疗各类眩晕、中风、癫痫等因痰邪所致的疾病中取得了显著的疗效。

周氏“化痰方”是治痰的基础性针灸方剂，可用于中风中经络、眩晕、呼吸系统疾病、梅核气等各种由痰引起的病证和水液代谢功能失调出现的痰涎。“豁痰方”常用于部分因为痰邪导致精神失控甚至昏迷的病人，能够开窍安神，适应证有中风、癫狂、闭证等。“涤痰方”由“化痰方”加天枢穴组成，可加强“化痰方”泻下通便之效，多用于实证，具有泻热通便作用。“消痰法”经常用于机体内气行不畅，痰凝气滞血瘀经络导致的疾病，适应证有乳腺增生、瘰疬等。治疗瘰疬时，在“化痰方”的基础上，使用王乐亭6寸金针，刺曲池、手五里、臂臑三穴，进而消除凝痰，使气血恢复通畅；治疗乳腺增生等症时，由于此类疾病痰邪瘀滞凝结多成实证，故而可使用“贺氏针灸三通法”之温通法，以火针点刺患病局部，消痰化瘀，激发经气。

（三）“针灸治风”

治风包括了治疗外风所致的面瘫，以及内风扰动所致的中风、眩晕、癫痫、帕金森病等疾患。周老对于面瘫的治疗积累了丰富经验，形成了对急性期、后遗症期不同阶段的不同治疗方法，对中风病急性期中脏腑神昏窍闭之证，治以醒神开窍；对于神昏脱证，治以回阳固脱；对中风恢复期、中风后遗症期，久病入络、脏腑气血亏虚者，也设有专门针灸处方。

1. 针药结合治疗面瘫经验

（1）急性期面瘫针刺治疗

急性期面瘫分为风寒、风热两型。对于针刺治疗，周老强调一般10天内宜轻刺、浅刺，过重刺激可能导致面肌痉挛等不良后果。所谓浅刺是指针刺宜浅，刚刚穿透皮肤即可，甚至针难以直立而倒于皮肤；所谓轻刺是指针刺后不做任何手法行针，勿令刺激过重。对于风寒型，在急性期局部穴位周围可加用鲜姜末；风热型可于耳尖等部位放血。取穴以阳明经、少阳经为主，主要包括百会、神庭、攒竹、阳白、太阳、承泣、颧髎、牵正、迎香、地仓、颊车等局部穴位，远端常取手三里、合谷、足三里、太冲等穴位。

（2）后遗症期顽固性面瘫针刺治疗

1）透刺法：主要有阳白透鱼腰，承泣透睛明，头维透攒竹、地仓透颊车、率谷透太阳、太阳透下关。针具最好选用3寸针，一次透到位为佳，亦可用1.5寸针接力透刺。

2）双侧同治法：常用穴位包括阳白、攒竹、丝竹空、太阳、承泣、颧髎、迎香、地仓、颊车、下关等穴。采用毫针刺法，先刺健测，再刺患侧法。常用1寸毫针，阳白多向鱼腰透刺，承泣多向睛明方向透刺。此法主治肢体疼痛及功能障碍，如中风半身不遂、口眼㖞斜、肩凝症、偏头痛、肋间神经痛、坐骨神经痛等。再刺患侧，是对本法之进一步发挥，可加强穴位的刺激与治疗作用。

3）火针法：常用1寸毫针代替火针，烧红后快速点刺患侧面部穴位，常用穴位包括阳白、攒竹、丝竹空、太阳、承泣、颧髎、迎香、地仓、颊车、下关等，火针点刺后，可继续毫针留针治疗。

4）敷姜法：此法是将鲜姜擦成细丝或细末，毫针直刺患侧面部穴位，取穴同上，其后在穴位周围，敷上姜丝或姜末，保留30分钟。生姜具有温经散寒、通经活络之效，经皮肤吸收之鲜姜汁液，有助于改善麻痹区域的气血运行。

以上四种方法，均需配合四肢远端取穴，如双侧手三里、合谷、足三里、太冲。

（3）中药治疗

周老常用的基本方包括“四白二根二虫”，“四白”即白芥子、白僵蚕、白附子、白芷；“二根”即板蓝根、葛根；“二虫”即全蝎、蜈蚣。辨证加减方面，风寒者，加姜黄、防风辛温散寒解表；偏重风热者，加赤芍、黄芩、柴胡清热祛邪；久病入络者，加川芎、丹参、路路通、丝瓜络等活血通络。

2. 针刺治疗中风经验

周老继承了王清任的学术思想，认为中风多与气虚血瘀有关，仿补阳还五汤之意，筛选出百会、中脘、气海、足三里、三阴交、太渊，以益气活血，化瘀通络，定名为“针灸补中益气方”，此方原本专为中风而设。

周老临证讲究辨证论治，并不墨守益气活血之“针灸补中益气方”一方。对于中风痰湿壅盛者，则应用周氏“针灸化痰方”“针灸豁痰方”。对于中风肝阳上亢、躁扰不宁者，则应用周氏“平肝息风方”（百会、合谷、太冲）以镇静安神，平肝潜阳。

著名的针灸处方“手足十二针”为金针王乐亭留下的针灸治疗中风偏瘫的首选方，包括曲池、内关、合谷、足三里、阳陵泉、三阴交，双侧共十二针，功能调和气血，通经活络，为中风－中经络而设，可用于中风的各个阶段。周德安教授不但将此完整继承下来，而且还加以发挥和创新，创立出“手足十二针”变方，以手三里替换曲池；以太冲替换阳陵泉，“手足十二针”变方与“手足十二针”相互补充，临床应用范围更加广泛。

对于中风－中脏腑，周老创立出两个针灸处方，即“醒脑开窍方”和“回阳固脱方”。“醒脑开窍方”处方组成为手足十二井穴、人中、内关、丰隆、涌泉，用于中风闭证，功能醒神开窍，息风豁痰；“回阳固脱方”处方组成为素髎、百会、神阙、关元、足三里，用于中风脱证，功能回阳救逆，益气固脱。

对于中风后言语謇涩，周老创立出“中风解语方”，处方组成为天容、廉泉、通里、照海、内关、中脘、丰隆，功能化痰解语。

[临证提要]

周老在实际临床中，首先“治病先治神”，以“督脉十三针方”起重镇安神之功，而后辅以“五脏俞加膈俞方”，共同对机体周身气血、阴阳以及脏腑进行调理，以期达到既治神，又调理气血通畅，使阴阳平衡，脏腑功能正常的作用。

此外，“老十针方”的应用也比较广泛，老十针方，取穴为上脘、中脘、下脘、气海、天枢、内关、足三里。具有调理中焦、补益脾胃、调畅气血之功效，适应证包括长期半身不遂所致肠胃运化不足，腹胀腹痛等消化系统病症。在实际临床中，周老结合此方自创“针灸补中益气方”，在中风治疗中具有显著疗效，一直作为中医针灸临床治疗的基础方，同时辅以手足十二针、纠偏方。

（四）“针灸治痛”

周老认为疼痛病因虽然很多，但其中实痛成因不外乎有气血瘀滞、寒痰阻滞、食积虫积或外伤等，虚痛通常为气血亏虚、经脉虚弱所致。因此要根据疼痛部位和虚实论治。而绝大部分的疼痛是由于气滞所致，而气滞通常因肝气郁结所致，故而对肝气郁结进行相应治疗即可起到止痛的效果。周老结合这一理论，在针灸止痛治疗领域自创周氏“调气止痛方”，即列缺、丰隆、蠡沟。因三穴均是络穴，也称为周氏“络穴止痛方”，其广泛应用在多种疼痛的治疗。此外，在具体部位的疼痛针灸治疗中，周老根据长期临床经验总结出丰富针灸治疗处方。

1. 头痛

（1）颠顶痛：百会、行间。

（2）偏头痛：太阳透率谷、外关、足临泣。

（3）前额痛：头维、内庭。

（4）后头痛：风池、风府、脑户、昆仑。

（5）全头痛：百会、神庭、本神、四神聪、神门。

2. 牙疼

（1）上牙疼：下关、耳禾髎、口禾髎、内庭。

（2）下牙疼：颊车、承浆、合谷。

（3）全牙疼：合谷、内庭、太溪。

3. 面痛（三叉神经痛）

（1）上支痛：角孙、丝竹空、外关、足临泣。

（2）中支痛：下关、完骨、外关、足临泣。

（3）下支痛：颊车、大迎、承浆、外关、足临泣。

4. 咽喉肿痛

（1）实火咽痛：少商、商阳二穴三棱针点刺出血，针鱼际、内庭。

（2）虚火咽痛：鱼际、孔最、照海、太溪。

5. 目赤肿痛

耳尖、太阳、印堂、肩井三棱针点刺出血，风池、曲池、外关、合谷、阳陵泉、光明、太冲毫针泻法。

6. 颈项痛

天柱，落枕穴（第二、三掌骨间的背侧面，本节后的0.5寸），大椎，风池，绝骨，“颈四针”（分别位于颈椎第4～7椎棘突下，其中颈椎第7椎棘突下为大椎穴）。局部拔火罐。

7. 肩痛

（1）三肩（肩髃、肩髎、肩贞），曲池、外关、合谷、后溪、大椎、风池、天宗。

（2）阳溪（巨刺法，边刺边令其活动肩关节）。

（3）条口透承山（巨刺法，与阳溪穴同）。

8. 肘关节痛（网球肘）

（1）先进行局部穴位诊查，找其明显的痛点，然后进行火针治疗。

（2）一间穴（食指第二指关节桡侧缘横纹尽头处）1寸毫针刺之。

9. 胸痛

（1）膻中、内关、公孙。

（2）阴郄穴毫针刺，可治疗心绞痛。

10. 胃脘痛

（1）虚寒型（慢性）：上、中、下三脘，气海、天枢、内关、足三里（金针王乐亭老十针）。

（2）气滞型（急性）：梁门、梁丘、筋缩。

11. 腹痛

（1）虚寒型（慢性）：灸神阙，足三里（烧山火法）。

（2）气滞型（急性）：天枢、上巨虚。

12. 胁肋痛

（1）支沟、阳陵泉。

（2）外关、足临泣。

13. 胆绞痛（胆道蛔虫、胆结石）

（1）至阳、筋缩。

（2）日月、胆囊穴（阳陵泉下2寸处）。

（3）列缺、丰隆、蠡沟。

14. 肾结石绞痛

（1）前组（腹穴）：水道、阴陵泉、列缺、丰隆、蠡沟。

（2）后组（背穴）：肾俞、膀胱俞、白环俞、昆仑。

15. 痛经

（1）虚寒型：关元、三阴交、次髎、秩边。

（2）气滞型：列缺、丰隆、蠡沟、归来、三阴交。

16. 疝痛

关元、大敦。

17. 阴痛

阴交、大敦。

18. 痔疮

（1）长强、承山。

（2）大肠俞、二白。

19. 腰痛

（1）虚寒或寒湿腰痛：大肠俞、十七椎下、秩边（“腰五针”）。

（2）急性扭挫伤腰痛：攒竹、养老、后溪、人中、委中、昆仑等，任选1穴进行强刺，同时活动腰部。

20. 坐骨神经痛

（1）后线组：大肠俞、十七椎下、秩边。

（2）侧线组：环跳、风市、阳陵泉、飞扬、昆仑、绝骨、太冲。

21. 膝关节痛

血海、膝眼、阳陵泉、太冲。

22. 足跟痛

照海透足跟。

23. 全身风湿痛

曲池、合谷、血海、阳陵泉、太冲。

24. 类风湿痛

八邪、八风、大杼、膈俞、绝骨。

[临证提要]

周老在治痛方面强调要根据疼痛部位和虚实论治。周老认为疼痛范围虽广，但绝大部分为肝气郁结引起气滞所致，因此可以通过疏肝理气、活血化瘀进而实现止痛疗效。周老根据这样的理论与临床试验，独创周氏“调气止痛方”，对多种疼痛的治疗具有非常好的疗效。此外，还针对颈、腰、肩等部位的疼痛，创立了“颈四针”“腰五针”“肩三针”等配穴方法。实际针灸手法中，特别是针具的使用上，结合患者疼痛的不同情况，适时选择毫针、艾灸、放血、拔罐、火针等方法。这其中，毫针是基础针具，广泛用来治疗各种疼痛；艾灸多应用于妇科、胃肠疾患等因气血不足造成的虚痛；放血拔罐尤长于治急性带状疱疹等引发的神经痛；火针则多用于由外伤、寒凝、血瘀等造成的实痛、久痛。

（五）“针灸治动”

儿童多动症、抽动症是儿童常见病、疑难病，前者表现以注意力不集中、活动过度和冲动行为等为主，后者表现以不自主、反复、快速的多个部位肌肉抽动为主。西药治疗效果不理想，且常见嗜睡、头晕乏力、恶心呕吐、反应迟钝、焦虑烦躁等不良反应。周老将二者统一命名为“动证”，由于针药结合治疗效果显著，特此提出针刺、中药应成为治疗儿童多动症、抽动症的主要手段。

周老治疗“动证”总是从镇静安神、平肝息风、化痰入手。镇静安神，体现周老一贯的治神思想。临床上周老治疗“动证”常用的穴位为百会、神庭、攒竹（双侧）、内关（双侧）、合谷（双侧）、中脘、天枢（双侧）、关元、丰隆（双侧）、公孙（双侧）、绝骨

（双侧）、太冲（双侧）。多动与抽动的治疗用穴区别在于是否使用益智穴位。抽动症合并注意力缺陷之多动症患儿，常在上方基础上加用四神聪、本神。

周老针灸治疗“动证”另一重要之法就是“督脉十三针”法。其组成见“针灸治神”条。周老在“督脉十三针”基础上加风池以祛风；加膈俞以养血祛风，膈俞为“血会”，取膈俞为“治风先治血，血行风自灭”之意；加肝俞、肾俞以补益肝肾，滋水涵木；此外，后溪通于督脉，申脉为足太阳膀胱经穴，而后溪、申脉是八脉交会穴的经典配穴组合，周老从临床中还摸索出后溪、申脉二穴擅治锥体外系、小脑病变所致的肌张力障碍、共济失调。周老在应用“督脉十三针”法治疗“动证”时往往同时加上后溪、申脉二穴。

周老治疗抽动症除了应用上述主穴主方之外，还针对抽动症之抽动症状的不同特点而稍加一些配穴，比如挤眉弄眼为主者，除主方中攒竹为局部取穴外，另加局部的阳白；努嘴为主者，加上局部的承浆、地仓；清嗓子为主者，加上局部的廉泉、天突；点头、摇头者加风池、天容；耸肩者加肩髃、肩髎；其他抽动部位可相应临近取穴。久病迁延者，周老往往取用两组穴，一组如上所述，另一组以“督脉十三针”为主，两组穴交替使用。

周老在针灸治疗“动证”的同时常常配合中药治疗。处方以镇静安神、平肝息风、化痰为三大治则。基本方的药物组成包括天麻，法半夏，茯苓，炒苍术，炒白术；黄精，枸杞子；胆南星，天竺黄；决明子，钩藤；白僵蚕，白芷；陈皮，炙甘草。在此方的基础上，运用频率较高的药物还包括郁金、菊花、珍珠母、白芍、羌活、全蝎、蜈蚣。其中珍珠母、菊花平肝潜阳；

郁金调理气机；白芍养血柔肝；羌活、全蝎、蜈蚣加强息风止痉，减少抽动症状。常用对症加减药物如下：脾胃不和、食少纳差者加用砂仁、鸡内金；失眠多梦者加生龙骨、生牡蛎；肝肾不足、肝阳偏亢者加龟板、鳖甲；心肝火旺者加琥珀粉、羚羊角粉；便干便秘者加熟大黄、枳实；气阴不足、正气亏虚者加沙参、麦冬、五味子。

[临证提要]

临床治疗时，周老按病机将其分为虚、实两型，实证病机乃肝风内动、痰火扰心，治以平肝息风，清热化痰，安神镇静；虚证病机乃气血匮乏、筋脉失养，治以益气健脾，养血荣筋，安神补虚。针刺治疗取穴充分彰显了周老“治病先治神”的医治理念与调气、治痰、补益的治疗思路。中药方面其治疗原则在于健脾疏肝，化痰清热，补养肝肾，育阴潜阳。因为患有多动症的儿童很难集中精力，在学习方面存在一定阻碍，基于上述典型症状，周老在实施针刺操作时注重开窍醒神穴位，在应用中药汤剂时添加益智宁神之药，均获良效。

（六）“针灸治聋”

周老将耳聋分为虚、实两型，实证常因外感或内伤情志、饮食，痰湿内生，肝郁化火，循经上扰，蒙蔽清窍所致；虚证多久病体虚、气血不足、劳倦纵欲、肾精亏耗，精血不能上承，耳窍失养所致。实证属肝胆火旺，虚证属肾精不足。肝胆火旺型的主要表现为暴病耳聋，耳内轰鸣，耳部胀痛，每于暴怒之后加重，伴胸胁胀满，面红目赤，咽干口苦，烦躁易怒，夜寐不宁，大便秘结，小便短赤，舌红苔薄，脉多弦数。治疗原则为清泻肝胆，通利耳窍，针刺治疗用“通耳方”，组成包括百会、神庭、耳门透听会、翳风、外关、筑宾、丘墟、太冲、足临泣。肾精不足型主要表现为耳鸣耳聋，病程较长，呈逐渐加重之势，每于操劳过度时加重，耳鸣声细，伴有头晕眼花，腰酸肢软，男子遗精，女子带下，少寐或夜寐多梦，舌质红而少苔，脉虚细或两尺虚大。针刺治疗用“聪耳方”，组成包括百会、神庭、耳门透听会、翳风、内关、神门、筑宾、太溪、太冲。

[临证提要]

在临床上，周老针灸治疗耳鸣、耳聋与众不同之处在于以下几点：

1. 以百会、神庭、耳门透听会为主穴。

2. 治疗耳鸣、耳聋总的指导思想为肾虚是“本”（肾开窍于耳），而肝胆之火上扰是“标”（胆经入于耳中）。临床上往往病人只有耳鸣、耳聋一症，而缺乏其他兼症，难以分型治疗，周德安教授则以病程长短、年龄大小来分型，病程超过 3 个月，多以肝肾亏虚论治；而急性期多以肝胆之火上扰来论治。老年患者多以肝肾亏虚论治；而年轻患者多以肝胆之火上扰论治。

3. 耳鸣、耳聋常与失眠相伴而生，如伴有失眠，周老则多在主方中去外关、中渚，而加内关、神门以宁心安神。

4. 效果不佳时周老会在主方的基础上再加上听会，有时周老为了加强局部气血，把手少阳三焦经围绕耳郭一周的五个穴位耳门、角孙、颅息、瘛脉、翳风都取用。

5. 周老除了上述取穴外，有时为了提高疗效，避免穴位疲劳，还经常仰卧位与俯卧位交替使用，仰卧位即常规的取穴治疗，而俯卧位时周老通常取穴为神庭、百会、耳门透听会、角孙、翳风、至阳、双侧膈俞、筋缩、双侧肝俞、命门、双侧肾俞、双侧太溪。其中神庭、百会镇静安神，体现周老一贯的治神思想；耳门透听会、角孙、翳风为局部取穴；至阳和膈俞（双侧）疏通气血；筋缩和肝俞（双侧）、命门和肾俞（双侧）、太溪（双侧）补益肝肾。

周老治疗耳鸣、耳聋以针灸为主，往往取得奇效。为了提高疗效，周老常常配合中药汤剂辨证施治。临床上一样分为肝胆火旺和肾精不足两型。肝胆火旺型以丹栀逍遥散加减，其中主要药物为当归 10g，赤芍 10g，杭白芍 10g，柴胡 6g，炒苍术 10g，炒白术 10g，黄芩 6g，炒栀子 6g，杏仁 6g，桔梗 6g，广陈皮 10g，郁金 10g，川芎 10g，杭菊花 10g，丹参 10g，路路通 15g，葛根 10g，蝉蜕 6g，生灵磁石 15g，生龙齿 10g。肾精不足型以左归丸加减，其中主要药物为熟地黄 10g，山茱萸 10g，茯苓 10g，怀山药 15g，黄精 15g，枸杞子 10g，杏仁 6g，桔梗 6g，广陈皮 10g，郁金 10g，川芎 10g，杭菊花 10g，丹参 10g，路路通 15g，葛根 10g，炙甘草 6g。

耳鸣、耳聋伴有明显兼症者，随症加减，如肝郁气滞者，加郁金 10g，合欢花 15g（男用合欢皮 30g，女用合欢花 15g）以疏肝解郁；失眠者，加远志 10g，炒枣仁 30g，以养心安神，或加上珍珠母 30g，生龙牡各 30g，以重镇安神。

治疗肝胆火旺型和肾精不足型耳鸣、耳聋周老必用的是杏仁、桔梗、广陈皮、郁金四味药，也是周老中药治疗该病突出的特点。周老根据《难经·四十难》“肺主声，令耳闻声”的记载，提出了他独到的“治聋先治肺”的理念，并选出了杏仁、桔梗、广陈皮入肺经的三味中药治肺，以达到治聋的目的。

【点睛】

周老“针灸六治”学术思想中有三大有别于其他医家的特色。

其一，每一治都有其治疗基本方，或者治疗的基本思路。

其二，谨守仲景“谨查邪气之所在而治之”的治疗思想，在同一疾病若干种不同治疗方法的背后隐藏着病机的演化过程。

其三，因为把握住了疾病的演变核心，所以针对病机核心取穴,形成了周德安“六治”学术思想的又一特点,穴简而效宏。

以“治痰”为例做进一步说明：

其一，周老提出，痰的产生，是由湿聚而成，全身五脏六腑、上中下三焦与水液代谢息息相关的不外乎是中焦、是脾胃，此为本，为“痰”这种病理产物产生的核心。在这一主导思想的指导下,通过多年临床经验的筛选,治痰的基本方确定为中脘、内关、丰隆、公孙 4 穴。这 4 个穴位无一不关乎中焦、脾胃。

其二，任何一个病理产物产生后，若自身机体无力或没有借助外力扭转这一趋势，那么就会形成一种愈演愈烈之势。因此在治疗的过程中就首先要学会分析发展到了哪一层，然后再选择不同的治疗穴位。就治痰来讲，有化、消、涤、豁四种治疗力度，这样就会避免犯“病重药轻或病轻药重”的常见的临床错误。

其三,只有通过临床对常用穴的穴性熟悉之后,才能做到“穴简效宏”的境界。比如周老在“消痰方”“化痰方”中列缺的应用，在“涤痰方”中天枢的应用,在“豁痰方”中水沟、涌泉的应用。

临床验案

第一章　内科疾病

周老以经络腧穴及脏腑理论为基础，研究各种疾病的共同本质，获得规律性认识，充分体现了“治病必求于本”的根本原则。他根据《黄帝内经》诸多有关“神”的论述,提出“治病先治神”的学术观点，创立针灸“四神方”，并扩大了金针王乐亭“五脏俞加膈俞”“督脉十三针”的应用范围，扩大了“开四关”法应用范围，形成镇静安神、补益安神、重镇安神、解郁安神等实用性强的针灸治神方法，广泛应用于与精神、情志密切相关的各科疾病；重视脾胃乃后天之本，根据李东垣“人以胃气为本”和王清任活血化瘀理论，创立针灸“补中益气方”，并重视背俞穴的应用，应用于各种虚证、慢性病；创立“络穴调气方”调节气机，治疗多种疼痛及气机不畅导致的病证；提出“怪病多痰，针灸擅治”，创立系列针灸治痰方剂,治疗各种疑难杂症。上述可归纳为针灸“治神”“补益”“调气”“治痰”四方面基本要素,常根据临床需要相互结合、对证运用，以解决不同疾病的共性病机问题，做到提纲挈领，执简御繁。此外，周老常提及《医学入门》“药之不及，针之不到，必须灸之”之说，重视灸法的应用，常用穴位包括关元、中脘、气海、神阙、肺俞、脾俞、肾俞、命门等，主要应用范围包括脾胃系、肾膀胱系、妇科、中风病和一切虚劳损伤等。

周老强调“针药并重，必须两条腿走路，有机配合”，尤其对于与脏腑、气血功能密切相关的全身性疾病，多采用针药结合的方法。

本章节内科病案可归为肺系、心系、脾胃系、肾膀胱系、气血津液、经络肢体等疾病，涉及西医学的感冒、中暑、慢性咳嗽、慢阻肺急性发作、肺大泡、胃炎、功能性消化不良、反流性食管炎、慢性胰腺炎、慢性腹泻、泌尿系感染、间质性膀胱炎、良性前列腺增生、神经源性膀胱、压力性尿失禁和骨折创伤后尿失禁、植物神经功能紊乱、淋巴结核、肥胖、慢性疲劳综合征、痛风等。肺系疾病章节反映了周老针对病邪深浅有别、正气强弱不同时针药结合的治疗思路；体现出周老重视补中益气、健脾和胃，强调后天之本的特色；并展示了周老针灸治痰、解表、清热、止咳、平喘的治疗方法。脾胃系疾病病种既有亟待解决的新发急症，又有迁延难愈的久病顽疾，寒、热、虚、实或单一矛盾突出或相互错杂，周老重视针药结合，针刺主要以“补中益气方”、王乐亭“老十针”等为基础方，对于久病常配合腹部任脉、背俞穴等灸法的运用。针对肾膀胱系的尿潴留、尿失禁等疾病，周老重视运用灸法，常配合隔姜、隔盐法加强肾与膀胱的气化功能，针刺下腹部穴位要求气至病所，针感传至下阴。总之，周老在针灸治神、补益、化痰、调气等基本治法的综合运用基础上，重视使用五输穴、八脉交会穴、背俞穴、募穴、络穴、下合穴等特定穴，重视针药结合应用。针对一些杂症使用的经验穴，如泻合谷、补复溜治疗多汗，出自《拦江赋》《玉龙歌》等针灸歌赋；针刺左章门、右合谷治疗呃逆，传承于金针王乐亭和国医大师贺普仁的治疗经验，均体现出周老针刺治疗的丰富性和灵活性。

第一节 肺系疾病

一、外感发热

姓名：李某 性别：女 年龄：10 个月 初诊日期：2018 年 2 月 5 日

主诉：发热 2 日。

现病史：患者 2 月 3 日下午受凉后，2 月 4 日白天出现烦躁不安、流清涕后现鼻干、进食后烦躁加重等症状，怀疑咽炎，当晚开始出现低热，2 月 5 日凌晨体温 38.4℃，早晨测体温最高达 39.2℃，无汗出，时有咳嗽，白天精神状态良好，大便 3 日未解，纳差，夜里每隔 1 ～2 小时哭醒。

既往史：既往体健。

家族史：否认家族遗传病史。

中医诊查：紫青色线透风关。

中医诊断：感冒（表寒里热）。

西医诊断：上呼吸道感染。

立法：疏风散邪，清热解表。

取穴：百会、神庭、风池、大椎、风门、曲池、支沟、合谷。

手法：百会留针 30 分钟，余穴用快针刺激，不留针。

处方：小青龙汤加减。

炙麻黄 9g	桂枝 6g	姜半夏 6g	干姜 6g
炒苍术 15g	丹皮 10g	紫苏子 15g	生甘草 6g

外洗。

医嘱：室内用加湿器，多吃蔬菜类辅食，物理降温。

诊疗经过：

针刺后体温从39.2℃立刻降至38.4℃，当晚吃辅食后大便解。睡前用外洗药泡澡后体温即刻降至37.8℃，次日凌晨体温降至正常。

按语：

感冒临床可分虚实两大类，而实证外感又可分风寒、风热与表寒里热三型，本案为表寒里热证（即寒包火），患儿素有内热，大便燥结、烦躁不安，复感风寒，形成寒客于表而热蕴于里。

治以祛风散寒、清热宣肺之法：取大椎、风门疏风散邪，清热解表；风池与风门均有祛风解表之效；曲池、合谷为手阳明大肠经的合穴和原穴，肺与大肠相表里，二穴合用，可祛风散邪，宣行气血，解肌发汗，清热利咽兼调理肺气；支沟为手少阳三焦经穴，可疏通三焦气机，具有清热利湿、通便导滞之效；而百会、神庭镇静安神，对发热所致之烦躁不安有较好疗效。小青龙汤加减外洗治疗幼儿发热也是一种绝佳的选择，既有效，又无副作用。

二、暑证

姓名：李某　性别：男　年龄：33岁　就诊时间：2017年7月12日

主诉：头晕头痛，身热2天。

现病史：患者2日前于工地劳累受暑热后，下午3点左右始，自觉头晕头痛，随即停止工作而休息；昨天又感身热、少汗、恶心，自购“藿香正气液”口服，效不显；今晨起感头晕头痛，头痛以前额、两太阳穴处为甚，肌肤轻度灼热，呼吸急促，唇干烦渴，汗少，呕吐，轻度腹痛腹泻，倦怠思睡，故前来就诊。

既往史：既往体健。

家族史：否认家族遗传病史。

中医诊查：面色微红，精神倦怠。舌质淡红，舌苔白腻，脉象濡数。

中医诊断：中暑（暑热夹湿，郁于肌表）。

西医诊断：中暑。

立法：清暑泄热，健脾化湿。

取穴：攒竹、太阳、大椎、曲泽、委中、中脘、内关、公孙、足三里。

手法：攒竹、太阳二穴用三棱针点刺放血；大椎穴用三棱针点刺加拔火罐放血；曲泽、委中二穴用三棱针点刺浮络出血；余穴平补平泻，留针30分钟。

诊疗经过：

攒竹、太阳、曲泽、委中四穴用三棱针点刺放血后，头晕头痛迅即减轻，身体大汗出，热退。嘱其用温淡盐水少量多次饮之，注意休息，于第二天再来治疗。

2017年7月13日二诊：患者经上次治疗诸症皆平，舌质淡，苔薄白，脉濡，继用前法治疗一次巩固疗效。

按语：

中暑亦称“中暍”，盛夏季节，天气炎热，在高温环境中劳作或烈日下远行或处于人群拥挤场所等，如果体质虚弱及过度劳累，往往易发生中暑。但见头晕、头痛、呕吐、恶心者为“伤暑”；猝然昏倒者称“暑厥”；兼见抽搐者称“暑风”。本案的发病，是因劳累过度，感受暑热、湿浊而致；暑热湿浊之邪侵犯肌表，阻滞经络，壅遏胸腹胃肠气机而出现本案诸症。治疗时先按循经辨证，用三棱针点刺放血以泄热解暑，通络止痛；再按脏腑辨证针刺留针，以疏理气机，和中化浊，兼有扶正祛邪以防暑邪内犯之功。“膀胱足太阳之脉，起于目内眦，上额，交颠”，取攒竹穴放血以清热散风，活络明目；太阳穴为经外奇穴，点刺放血以泄热通络止痛；大椎属督脉，为手足三阳与督脉之交会穴，具有疏风解表清热的作用，对发热而汗不出者，刺大椎出血再拔罐可汗出而愈；曲泽、委中为治暑热的经验穴，点刺其浮络放血，可清暑泄热，补益心气，通经活络，清热解毒；明代《针灸大全》中的“八脉交会八穴歌”和“八脉八穴治症歌”，均指出内关与公孙相配可治脾、胃、肠、心、胸的诸多病证，今用之以调三焦气机，止呕泄；暑热湿浊内蕴，升降失职，故取中脘、足三里以和中健胃，化湿降浊，益气扶正。诸穴相伍配合，“微通”“强通”并用，以收解暑祛热，化浊通络之效。《灵枢·九针十二原》云：“刺之要，气至而有效；效之信，若风之吹云，明乎若见苍天，刺之道毕矣。”本案治疗，法简而效捷，充分显现了中医针灸治急症的特点，我们在中医临床治疗急症中应及时运用针灸疗法，以尽快解除患者的病痛。

三、咳嗽

医案一

姓名：李某　性别：女　年龄：40 岁　初诊日期：2014 年 6 月 23 日

主诉：咳嗽咳白痰 10 天余。

现病史：半月前患者因劳累致感冒咳嗽，伴鼻流清涕，打喷嚏，咽痛，发热，体温最高达38.3℃，服金花清感颗粒、感冒清热冲剂、板蓝根颗粒等后热退，但仍有呈阵发性剧烈咳嗽，咳白痰，鼻塞、鼻音重、鼻痒、打喷嚏，咽痒、咽干，手足凉，自觉饮热水后较舒服，现纳可，眠欠安，小便清长，大便可。

既往史：过敏性鼻炎10年余。

家族史：否认家族遗传病史。

中医诊查：精神弱，消瘦，咳声重浊，舌淡红，苔薄白腻，脉弱细。

中医诊断：咳嗽（余邪未尽，寒痰束肺）。

西医诊断：过敏性咳嗽。

立法：宣肺解表，止咳化痰。

处方：

细辛 6g　干姜 10g　杏仁 30g　茯苓 30g
五味子 6g　防风 15g　柴胡 10g　半夏 15g
麻黄 10g

5剂，水煎服，200mL，每日1剂。

5剂药后复诊：鼻炎症状缓解，痰已明显减少，但仍咽痒、咽干，饮水不解，说话多时觉气不足，并引起咳嗽，手足冷，小便多，遇冷风后诸症状即加重，舌淡红，苔薄白，脉弱。继以温阳散寒、益气解表药治疗。

处方：

防风 10g　附子 10g　茯苓 10g　炒白术 10g
乌梅 15g　紫菀 10g　干姜 10g　生黄芪 30g
黑豆 15g　炙甘草 10g

水煎服，200mL，每日1剂。

5剂药后，症状消失，患者精神明显好转。

按语：

中医学认为咳嗽可分为外感和内伤两类，是肺系疾患的主要证候之一，但与其他脏腑器官亦有密切关系，《素问·咳论》明确提出："五脏六腑皆令人咳，非独肺也。"

临床中我们一见咽干、痛，首先想到的是肺热或外感发热，而致肺胃受伤，故较常用一些清肺热或滋养肺胃之阴的药，但此例患者临证时，从兼证中发现一些寒象，如手足凉，小便清长，喜热饮，则考虑是发热时也损伤了阳气，同时在病初期用的都是寒凉药亦损伤阳气，故予以温肺化痰、宣肺止咳的治疗，兼以祛邪。第一剂处方取得了较好的疗效，第二次方药则更偏于补益阳气。

过敏性疾病均与先天有关，显现为卫外功能低下，抵抗外邪能力下降，因此治疗多从补益肺气和补肾纳气入手，用药如生黄芪、黑豆之类，尤以玉屏风散更为常用之良方，治标则兼以干姜、细辛之属，再对症予以祛寒、止咳剂治之，效果甚佳。

医案二

姓名：邹某　性别：女　年龄：63 岁　初诊日期：2013 年 12 月 27 日

主诉：咳嗽、咳白痰半年余。

现病史：患者自诉咳嗽、咳白痰半年余，痰量较多，每日需用卫生纸约一卷，晨起及睡前较重，每晚因咳痰影响睡眠。因咳嗽日久，怕遭儿女嫌弃，情绪低落。无明显喘息症状，咽痒，周身乏力倦怠。胸部 CT 未见明显异常。

既往史：既往体健。

家族史：否认家族遗传病史。

中医诊查：舌淡，苔白，脉细滑。

中医诊断：咳嗽（痰湿蕴肺证）。

西医诊断：慢性咳嗽。

立法：宣肺化痰止咳。

处方：三拗汤及止嗽散加减。

蜜麻黄 9g	苦杏仁 10g	炒苏子 10g	白芥子 10g
黄芩 10g	浙贝母 10g	陈皮 10g	半夏 12g
葶苈子 15g	荆芥 10g	前胡 10g	百部 20g
蜜枇杷叶 12g	拳参 10g	连翘 15g	炙黄芪 20g

颗粒剂，每日 2 次，温水冲服。

取穴：中脘、内关、列缺、丰隆、公孙。

手法：平补平泻。

医嘱：避风寒，清淡饮食。

诊疗经过：

7 剂后复诊，患者诉咳嗽明显好转，痰量明显减少，卫生纸只需每日 1/3 卷，情绪较前有明显改善，精神可，舌淡红，苔薄白，脉滑。

前方去荆芥 10g，因无明显表征；恐黄芪敛邪不净，去黄芪 20g；加款冬花 10g，增强化痰止咳功效，且润肺下气；将葶苈子 15g 改为 10g，防止泻肺太过反伤正气；加莱菔子 10g，射干 10g，增强祛痰功效。

处方：

蜜麻黄 9g	苦杏仁 10g	炒苏子 10g	浙贝母 10g
黄芩 10g	陈皮 12g	半夏 12g	葶苈子 10g
款冬花 10g	前胡 10g	百部 20g	蜜枇杷叶 10g
白芥子 10g	拳参 10g	连翘 15g	射干 10g

莱菔子 10g

14 剂后三诊，患者自觉症状基本已除，原方未调整，继服 7 剂巩固疗效。

按语：

治疗咳喘基本精神不离“开、降、化、润”四字。“开”即开宣肺气，外邪袭肺或者痰浊壅肺，肺气壅滞失于宣发，上逆而喘，开宣肺气，旨在开解郁滞之肺气，令呼吸顺畅。法用辛开法，如麻黄、细辛、生姜、牛蒡子等，即所谓辛以散之。“降”即肺司呼吸，有宣有降，宣可以祛壅滞，降可以止气逆。尤其是咳喘患者，肃降肺气，十分重要。如苏子、莱菔子、葶苈子、枳实、前胡等，即苦以降之。“化”即化痰，古训有治咳治痰之说，化痰有温化清化之分，痰为阴邪，宜温而行之，但痰壅肺郁，易于化热。故常熔清化、温化于一炉，如瓜蒌、黄芩、黄连、干姜、生姜等。“润”法是因为肺为娇脏，不耐邪侵及邪气盘踞，伏饮新恙，反羁伤肺气或者肺阴，气阴两伤则咳无力，排痰无力，故浊邪胶固，令病情迁延不愈。故润肺之法，不离补剂，肺主气，补气则从其本，肺脏娇，养阴则和其本，如人参、黄芪、麦冬、生地黄、党参等。

此病人所用之方以宣降为主，但对久咳之人，往往疗效不佳。本例老年患者能坚持服药一月余，也是其难得之处，因辨痰湿之证准确，故治疗取得良好效果。

中脘为胃经之募穴，又为腑会穴，具有健脾和胃、行气化痰之效；内关为心包之络穴，既可清心开窍，又可宽胸理气，可加强中脘的开胃化痰作用；公孙为脾经络穴，与内关相配，为八脉交会穴之一，可治胃、心、胸之疾，脾为生痰之源，公孙可健脾养胃，促进运化，减少生痰之源，实乃治痰之本；列缺为肺经络穴，可宣通肺气，理气化痰；丰隆为足阳明胃经的络穴，是健脾化痰的经验穴。诸穴合用，健脾化痰宣肺，疗效甚佳。

医案三

姓名：刘某　性别：男　年龄：68 岁　初诊日期：2017 年 11 月 10 日

主诉：咳嗽、咳喘 1 月余。

现病史：患者 1 个月前因肺炎住院，经治疗后仍有咳痰、咳喘，遂来求诊。刻下症：咳嗽、咳痰，痰黄质黏量多，时有咳喘，后背发凉如披冰，周身燥热，二便调。

既往史：慢性阻塞性肺病病史 4 年。每逢感冒即出现咳嗽、咳喘，今年曾因肺炎住院 3 次。

家族史：母亲曾患慢性阻塞性肺病。

中医诊查：舌红，苔白腻，脉滑数。

中医诊断：咳嗽（痰热蕴肺，水饮停滞）。

西医诊断：慢性阻塞性肺病伴急性发作。

立法：清热化痰，温肺化饮。

处方：三子养亲汤合小陷胸汤及四君子汤加减。

炒苏子 9g	炒白芥子 3g	莱菔子 10g	前胡 10g
浙贝母 10g	全瓜蒌 10g	法半夏 9g	黄芩 9g
细辛 1g	干姜 2g	桔梗 6g	鱼腥草 10g
炙甘草 10g	炒白术 10g	太子参 9g	茯苓 10g

水煎服，200mL，每日 1 剂。

取穴：督脉十三针（百会、风府、大椎、陶道、身柱、神道、至阳、筋缩、脊中、悬枢、命门、腰阳关、长强）、定喘、肺俞、膈俞、脾俞、肾俞、足三里、丰隆、阴陵泉。

手法：丰隆用泻法，其余穴位用补法。

诊疗经过：2017 年 11 月 17 日，自述针刺治疗 1 次后背部发凉如披冰的感觉好转，针灸治疗 1 周后背部发凉明显好转，仍有咳、痰、喘等症状，中药调整为定喘汤合桂枝加厚朴杏子汤加减。继续针刺和服药 1 周，患者咳喘好转，仍有黄痰，心烦，口干，中药调整为桑杏汤合四君子汤合桂枝加厚朴杏子汤。治疗 1 个月后患者咳嗽明显好转，自觉呼吸顺畅，每日咳痰明显减少，每日咳痰 2 ～3 次，后背发凉症状消失。针灸调整为仰卧位，取穴为百会、神庭、本神、天突、璇玑、膻中、尺泽、内关、列缺、太渊、中脘、天枢、气海、关元、足三里、丰隆、阴陵泉、太溪、公孙。治疗后患者基本没有咳喘症状，呼吸通畅。

按语：

患者为慢性阻塞性肺病患者，病史 4 年。每次感冒均出现咳嗽、咳痰、咳喘，既往治疗皆以清热化痰为主，长期应用清热药伤及人体阳气，则自觉后背发凉如披冰状且日益加重。而患者此次就诊时仍以咳黄痰为主，治疗时如清热太过则伤阳气，温阳太过则加重痰热，病机属于寒热错杂、本虚标实，治疗也应寒热并用、攻补兼施。

中药以三子养亲汤合小陷胸汤合四君子汤加减。炒苏子、炒白芥子、莱菔子为三子养亲汤，可降气化痰；前胡、桔梗以化痰，调节肺部宣降功能；浙贝母、鱼腥草以清热化痰；全瓜蒌、法半夏、黄芩为小陷胸汤去黄连加黄芩，可清化痰热，临床常用于咳嗽、痰黄、胸痛的患者。患者背部发凉为寒邪冰伏体内，非温药不可化解，细辛、干姜以温阳化饮；“脾为生痰之源，肺为储痰之器”，痰涎虽在肺，源头在于脾不能化痰湿，因此应用太子参、茯苓、炒白术、炙甘草以健脾化痰。

督脉为阳脉之海，针灸取督脉十三针以温补阳气、振奋阳气而驱散寒邪，治疗后背发凉；定喘为经外奇穴，以“定喘”命名，可见其止咳平喘的功效；肺俞、肾俞为背俞穴，可以起到补益肺肾、纳气平喘的功效；膈俞为血会，又居背部中央，可以活血化瘀，调畅气机；脾俞、足三里、丰隆、阴陵泉以健脾化痰。

针刺治疗1次后背部发凉如披冰的感觉好转，可见取督脉的穴位可以明显地祛除寒邪，达到温阳散寒的目的。针灸治疗1周后背部发凉明显好转。治疗2周，服药后患者咳喘好转，仍有痰黄、心烦、口干等，化痰药物过多则伤津液，中药调整为桑杏汤合四君子汤合桂枝加厚朴杏子汤。取桑杏汤以润燥止咳，四君子汤以健脾化痰，桂枝加厚朴杏子汤常用于喘证患者。治疗1个月后患者咳嗽明显好转，自觉呼吸顺畅，每日咳痰2～3次，痰量明显减少，后背畏寒消失。后背畏寒消失后，针灸调整为仰卧位：百会、神庭、本神以调神；天突、璇玑、膻中为任脉穴位，取之可以降气止咳平喘；尺泽、列缺、太渊分别为肺经合穴、络穴、原穴，取之可止咳化痰平喘；内关、公孙以平降冲逆，降气平喘；肺与大肠相表里，中脘、天枢以调节胃肠气机；气海、关元、足三里以补虚扶正；丰隆、阴陵泉为重要的化痰对穴；太溪以补肾纳气。治疗后患者基本没有咳喘症状，呼吸通畅。

四、肺痿

姓名：潘某　性别：女　年龄：45岁　初诊日期：2017年

11 月 8 日

主诉：咳嗽、咳白色泡沫状白痰 10 年余。

现病史：10 年来经常咳嗽，咳白色黏痰或泡沫样痰，天气变化时则严重，严重时呼吸困难，不能平卧，不能持重物行走，于医院就诊后诊断为双肺肺大泡病。治疗后平时无明显症状。纳可，眠安，经调，经常便秘。近日来因天气转凉，上述症状复又出现。

既往史：曾三次因肺大泡导致气胸而手术。最后一次发作于 2016 年中秋节，当天再行手术治疗。

家族史：否认家族遗传病史。

中医诊查：舌淡红，苔薄黄，脉弦。

中医诊断：肺痿（气阴两虚）。

西医诊断：肺大泡病。

立法：益气养阴，止咳化痰。

处方：

北沙参 15g　麦冬 15g　五味子 6g　炒葶苈子 6g
阿胶珠 10g　桔梗 6g　炙枇杷叶 10g　鱼腥草 15g
炙黄芪 30g　灵芝 10g　苦杏仁 6g　西洋参 10g另煎服
川贝母 10g

水煎服，日 2 次。

诊疗经过：

2017 年 11 月 29 日二诊：咳嗽减轻，痰量减少，喘息未发作。舌淡红，苔白腻，脉象左弦右沉。

处方：

生黄芪 30g　防风 6g　炒苍白术各 10g　杏仁 6g
北沙参 15g　麦冬 15g　五味子 6g　阿胶 10g

炒葶苈子 6g 瓜蒌 15g 姜半夏 6g 川贝母 6g

鱼腥草 15g 枇杷叶 10g 无柄灵芝 10g 西洋参 10g另煎服

水煎服，日 2 次。

医嘱：注意防寒保暖，出现喘憋及时到医院诊治。

按语：

所谓肺大泡是指肺泡间隔破裂后，在肺实质内形成的含气空腔。其外形及大小不一，小的约 1cm，大的可占据半边胸腔，可单发或多发。该病常伴发于慢性支气管炎、支气管哮喘、晚期尘肺或肺结节病。自发性气胸或出血病情严重。

相关资料表明，肺大泡病与中医的“咳嗽”“咳喘”“肺胀”“肺痿”等病都有一定的相关性，但诊为“肺痿”更加贴切。肺痿是因咳嗽日久不愈，肺气受损，津液耗伤，肺叶痿弱而成。临床则以咳吐涎沫、胸憋气短、反复发作为特点。明代王肯堂《证治准绳·诸血门》说：“久嗽咯血成肺痿。”《证治汇补·胸膈门》说：“久咳肺虚……或嗽血线，口中有浊唾涎沫，脉数而虚，为肺痿之病。”治疗原则以养阴益气、清热凉血、止咳化痰为法。本例以生脉饮、玉屏风散、补肺阿胶汤加减，共 2 诊 48 剂，病情稳定。一诊以北沙参、麦冬、五味子益气养阴，麦冬生津止渴，五味子收敛肺气，炙黄芪、西洋参、灵芝补气扶正，以达祛邪之效；阿胶滋阴补肺，养血止血；杏仁、桔梗宣通肺气，止咳利咽；川贝母、枇杷叶化痰止咳，清热润肺；葶苈子泻肺中痰饮积液；鱼腥草有清热解毒之功，利咽止咳之效，是呼吸道疾病的常用药。二诊炙黄芪改用生黄芪，同时加炒白术、防风为玉屏风散，可提高人体的免疫力，增强抗病能力；瓜蒌化痰润肠，半夏燥湿化痰，二药相伍，一润一燥，相互为用，可谓相得益彰。

第二节　心系疾病

心悸

姓名：崔某　性别：女　年龄：66岁　初诊日期：2016年12月2日

主诉：胸闷、憋气数年。

现病史：数年前无明显诱因出现胸闷、憋气，劳累后加重，2013年曾于安贞医院就诊，近1个月胸闷气短加重，口服丹参滴丸、速效救心丸等治疗，服药后胸闷可略缓解，纳可，寐欠安，大便可，小便频。

既往史：低血压状态多年，高脂血症。

家族史：否认家族遗传病史。

中医诊查：舌淡红，苔白，脉弦。

中医诊断：心悸（气血阻滞）。

西医诊断：冠心病、心绞痛。

立法：活血化瘀，宽胸理气。

处方：

瓜蒌 15g	广郁金 10g	薤白 10g	赤白芍各 10g
陈皮 10g	红景天 10g	丹参 10g	炒苍白术各 10g
红花 10g	桃仁泥 10g	远志 10g	炒枣仁 30g
茯神 15g	北沙参 15g	麦冬 15g	五味子 6g

水煎服，日两次。

取穴：百会、神庭、攒竹、膻中、期门、中脘、气海、内关、神门、丰隆、三阴交、公孙、太冲、合谷。

手法：平补平泻，留针30分钟。

医嘱：忌劳累，清淡饮食。

诊疗经过：

2016 年 12 月 16 日：胸闷明显好转，纳可，寐欠安，多梦，尿频。舌质淡，苔白，脉弦。

按语：

心悸是中医病证名，是因外感或内伤，致气血阴阳亏虚，心失所养；或痰饮瘀血阻滞，心脉不畅，引起以心中急剧跳动，惊慌不安，甚则不能自主为主要临床表现的一种心脏常见病证；也可作为临床多种病证的症状表现之一，如胸痹、心痛、失眠、健忘、眩晕、水肿、喘证等。

中医认为凡久病体虚，或先天禀赋不足；或嗜食膏粱厚味，饮食所伤；或劳倦太过，脾气受伤；或久坐久卧伤气；或五志过极，七情所伤；或感受外邪，心神被扰等均可引起胸闷气短，悸动不安。而西医学则认为各种原因引起的心律失常，包括药物中毒引起的如心动过速、心动过缓、过早搏动、心房颤动或扑动、房室传导阻滞、病态窦房结综合征、预激综合征及心功能不全、神经官能症等，凡以心悸为主要临床表现时，均可称中医的心悸病。

此患者属气血阻滞，针灸取百会、神庭、攒竹镇静安神；膻中、期门宽中理气；中脘、气海、内关补益气血；神门治疗心烦、惊悸、怔忡、健忘、失眠；公孙配丰隆、膻中，有健脾化痰的作用，主治呕吐痰涎，眩晕不已；太冲、合谷四关穴配气海、三阴交主治肝气郁结。

所选之方药，广郁金疏肝理气，活血止痛，行气解郁，凉血清心，加瓜蒌、薤白理气宽胸化痰；红景天、广陈皮有补气清肺、益智养心、理气、健脾、燥湿、化痰之功，加炒苍白术作用更好；

丹参、红花、桃仁泥行气活血，导滞化瘀；生脉饮之北沙参、麦冬、五味子，益气复脉，养阴生津，治疗气阴两亏，心悸气短，并能改善低血压；远志、炒枣仁、茯神安神益智，解郁，改善睡眠。

第三节　脾胃系疾病

一、胃脘痛

姓名：李某　性别：男　年龄：55 岁　就诊时间：2017 年 4 月 6 日

主诉：反复胃痛 7 年余，再发 10 天。

现病史：患者反复胃痛，胃镜检查示慢性胃炎，间断服用抑酸药、胃黏膜保护剂。10 天前因饮食不节再次出现胃胀、胃痛、反酸，服用奥美拉唑、硫酸铝镁等药物症状未见改善。胃胀痛，在饥饿及饱食后均发作，时有胃脘部隐痛，纳可，眠安。

既往史：否认其他慢性病史。

家族史：否认家族遗传病史。

中医诊查：按压胃脘部有舒适感。舌淡，苔白，脉细。

中医诊断：胃脘痛（脾胃虚寒证）。

西医诊断：慢性胃炎。

立法：温胃健脾。

取穴：神庭、百会、手三里、内关、合谷、上脘、中脘、下脘、气海、天枢、足三里、三阴交、太冲。

诊疗经过：针刺 5 次后，症状缓解。

按语：

周老秉承金针王乐亭教授“老十针”治疗胃病的方法，并按照其“治病先治神”的思想，加用神庭、百会。患者反复胃痛7年，仅5次治疗，症状即缓解。这是王老学术思想与周老学术思想相结合的一个典型范例。

二、痞满

医案一

姓名：王某　性别：男　年龄：70岁　初诊日期：2017年11月21日

主诉：间断胃胀4月余，加重2周。

现病史：患者4个月前因饮食不节后出现胃部胀满，嘈杂不适，于平谷区医院行胃镜检查示幽门吻合口炎症，中药治疗后症状减轻。近2周饮食不节后症状反复。现胃部胀满、堵闷感，恶心，口燥咽干，纳食减少，二便调。

既往史：1995年因胃穿孔行胃大部切除术，术后恢复良好。

家族史：否认家族遗传病史。

中医诊查：舌淡红，少苔，脉沉细。

中医诊断：痞满（气阴两虚）。

西医诊断：慢性胃炎，胃大部切除术后。

立法：益气养阴。

取穴：百会、中脘、气海、关元、太渊、三阴交、足三里、太溪。

手法：气海、关元加灸法，余穴平补平泻。

医嘱：①应保持精神舒畅，避免暴怒、过喜等不良情志刺激。②注意寒温适宜，避免外邪侵袭。③饮食宜清淡，忌生冷、辛辣、肥腻之品，避免饥饱无常，发作时应进食易消化食物。

诊疗经过：针刺4次后患者胃胀、堵闷感均有减轻；治疗

12 次后症状基本消失。

医案二

姓名：佟某　性别：女　年龄：42 岁　初诊日期：2017 年 12 月 8 日

主诉：间断反酸烧心 1 年余，加重 2 周。

现病史：患者近 1 年反复出现反酸、烧心、胃部胀满、嗳气，胃中嘈杂不适，伴左胁胀痛，2 个月前于平谷区中医医院行胃镜检查示胃角黏膜慢性炎症伴轻度肠化，淋巴组织增生。服中西药治疗后症状略减轻。近 2 周生气后症状反复，现反酸，烧心，胃中嘈杂，左胁胀满，口燥咽干，面部潮热，纳食减少，大便不成形。

既往史：既往体健。

家族史：否认家族遗传病史。

中医诊查：舌淡红，少苔，脉沉细。

中医诊断：痞满（肝胃不和，气阴两虚）。

西医诊断：慢性胃炎。

立法：疏肝和胃，益气养阴。

取穴：百会、神庭、中脘、期门、天枢、气海、关元、太渊、三阴交、足三里、太溪。

手法：气海、关元加灸法，余穴平补平泻。

医嘱：①应保持精神舒畅，避免暴怒、过喜等不良情志刺激。②饮食宜清淡，忌生冷、辛辣、肥腻之品，避免饥饱无常，发作时应进食易消化食物。

诊疗经过：针刺 2 次后左胁胀满症状减轻；针刺 4 次后面部潮红、咽干口燥等阴虚症状缓解；针刺 12 次后患者症状基本消失。

医案三

姓名：翟某　性别：男　年龄：64 岁　初诊日期：2015 年 2 月 5 日

主诉：胃胀嗳气 2 月余。

现病史：患者自述 2 个月前无明显诱因出现胃胀，受凉后出现嗳气频作，无反酸烧心。于某中医院消化科接受治疗后，胃胀有所减轻，嗳气仍发作频繁，遂来就诊。现症见：嗳气频作，咽部发紧，胸口自觉发凉，自觉与饮食习惯有关，无头晕头痛，无恶心呕吐，纳食可，夜寐安宁，大便调，夜尿 1 次，畏寒。舌苔白腻，脉滑。

既往史：糖尿病 7～8 年，现药物控制可。

中医诊断：痞满（胃失和降）。

西医诊断：胃肠功能紊乱。

立法：和胃降逆。

取穴：百会、神庭、攒竹、中脘、气海、天枢、手三里、内关、神门、足三里、三阴交、公孙、太冲、左章门、右合谷。

诊疗经过：

2015 年 3 月 11 日复诊：患者自觉胃脘部胀闷气滞好转，胃脘部仍怕凉，饭后加重，无反酸烧心，无明显疼痛。舌淡红，苔薄白，脉滑数。继续治疗。

2015 年 3 月 25 日复诊：患者无明显胃胀，食后无明显不适。

按语：

痞满是指心下痞塞，胸膈胀闷，触之无形，不痛或微痛的证候。其病因多为起居失调、饮食不化、气郁痰凝、脾胃虚弱，导致脾失健运、升降失常而为痞。

医案一和医案二两位患者均因饮食不节，过食肥甘厚味，积热于内，致胃失和降，表现出恶心、胃胀、口燥咽干，舌红少苔，脉细数，是胃阴不足之病证。针刺所取之百会为诸阳之会，刺之可激发阳气，益气升阳，从而帅血运行以收通经活络之功。中脘为胃经募穴，又为腑会，具有健脾和胃、消食导滞的功效，足三里为胃经合穴，“肚腹三里留”，该穴是调理胃肠疾病常用穴位，因胃经多气多血，两穴配伍起到健脾和胃、补中益气、调和气血、升清降浊之效。气海为任脉之穴，总督一身之阴，为阴脉之海，而气海又为人体元气生发之处，具有蒸腾、气化、温暖下元之效，可谓阴中阳穴。关元为任脉与足三阴经之交会穴、小肠募穴，乃肾间动气所出之处，所谓肾间动气，即真气也，因真气属阳，灸之补阳，因阴阳互根互用，因此灸关元可使阳生（增强消化吸收功能）阴长（吸收营养物质增多），从而使气血充盛，起到健脾补肾、育阴潜阳、引火归原的作用。太渊是周老常用效穴，该穴为肺经原穴，又为八会穴之脉会，肺主一身之气，气行则血行，临床上发现该穴有益气养血，行气活血之效。期门属肝经，肝之募穴，足太阴、厥阴、阴维之会，有疏肝清热、利胆和胃、降逆止痛的作用，临床上常用于治疗胸胁胀满疼痛、呕吐、呃逆、吞酸、腹胀、泄泻等肝胆和胃肠的病症。三阴交为足三阴经交会穴，既能益气健脾又能培补精血、益阴助阳。诸穴相配共奏健脾和胃、益气养阴之功。

而医案三则以“针灸补中益气方”“四神方”为基础方，调整机体整体状态；加用太冲平肝。内关、公孙为八脉交会穴，治疗脾胃疾患。《针灸大成》提到，左章门、右合谷治疗呃逆，是金针王乐亭喜用的配穴方法，临床常获佳效。

三、腹痛

医案一

姓名：张某　性别：男　年龄：33 岁　初诊时间：2015 年 7 月 10 日

主诉：腹痛 1 天。

现病史：患者昨日乘飞机从深圳返回北京途中，于飞机上进食，回家后凌晨 2 点开始腹痛，遂于北京协和医院急诊科就诊，完善相关检查后，未查明原因，腹痛原因待查。予对症治疗后，腹痛未见好转。出院后即来我科门诊就诊，现症见：腹痛，纳差，今日无大便。

既往史：既往体健。

家族史：家族无遗传病史，家族无发育不良病史。

中医诊查：神清，腹痛，无压痛及反跳痛。舌淡红，苔白，脉弦。

中医诊断：腹痛（气滞腹痛）。

西医诊断：腹痛原因待查。

立法：行气止痛。

取穴：上巨虚，中脘，天枢。

医嘱：饮食清淡。

诊疗过程：

先取上巨虚穴，得气留针治疗 20 分钟，患者的腹痛好转，再取中脘、天枢，得气留针 10 分钟。患者腹痛症状消失。次日患者告知已好。

按语：

本例腹痛考虑是与饮食不节因素有关的胃肠痉挛。上巨虚为大肠经下合穴，调理大肠经气；天枢为大肠经募穴，胃经之穴；中脘为腑会，胃之募穴，是胃肠病常规用穴。三穴合用，共调胃肠气机，气行通畅则腹痛即止。

医案二

姓名：康某　性别：女　年龄：37 岁　初诊日期：2017 年 11 月 15 日

主诉：上腹部胀痛 4 月余。

现病史：患者曾于 3 年前因胃平滑肌瘤行胃大部切除术，术后基本情况尚好。4 个月前因家事生气导致上腹部胀痛，持续不缓解，疑旧病复发，遂去原手术医院复查，手术部位无异常，予止痛药后建议回家休养。刻下见：上腹连及肋下胀痛难忍，服止痛药后不缓解，晚间有“烧心”的感觉，还伴有呃逆、纳呆、口苦、唇干、眩晕、耳鸣、心悸、乏力、怕冷、下肢肿、多梦易醒等症状，大便时干时稀，每日或隔日一次，带下黄，月事三月未至，小溲如常。

既往史：3 年前因胃平滑肌瘤行胃大部切除术，术后消化能力减弱。

家族史：否认家族遗传病史。

中医诊查：面色晄白，无光泽，表情痛苦，舌质淡，边有齿痕，苔根部微黄腻，脉沉细。

中医诊断：腹痛（脾肾阳虚，运化失司）。

西医诊断：胃大部切除术后。

立法：温补脾肾，畅运中焦。

取穴：中脘、天枢、足三里、支沟、阳陵泉、上巨虚、神阙。

手法：中脘用补法，神阙用灸法，其余穴位平补平泻，每日一次。

诊疗经过：

2017年11月16日二诊：腹痛有所缓解，其他症状改善不明显，守方治疗，上方穴位加上脘、下脘。

2017年11月21日五诊：共治疗5次，腹痛明显改善，患者自诉虽有隐痛，但可以忍受，食欲亦有好转，因患者家在外地，不能坚持治疗，建议口服香砂六君丸继续治疗。

按语：

此患者证属脾肾阳虚，中焦运化失司，故予补中脘，中脘为腑会，胃之募穴，可调理胃肠之气机；灸神阙，神阙为元神之门户，可培元固本，和胃理肠。足三里、上巨虚为足阳明胃经穴，脾胃为后天之本，气血生化之源，补之可益气养血，强身健体。支沟、阳陵泉、天枢三穴相伍，调气机、畅大便，共奏健运中焦气机之功。

医案三

姓名：张某　性别：男　年龄：45岁　初诊日期：2016年9月10日

主诉：上腹疼痛反复发作1年余。

现病史：患者于2015年9月进食肉包子后生气，随后出现上腹部剧烈疼痛，进行性加重。在西医院诊断为“急性出血坏死性胰腺炎”，行手术引流，治疗近3个月，腹痛消除出院。2016年5月忽然出现上腹痛，原治疗医院诊断为“慢性胰腺炎急性发作”，经抗菌、抗分泌等治疗，腹痛缓解，血、尿淀粉酶正常。2016年7月再次出现上腹痛，治疗1个月后腹痛消失。2016年9月10日进食鸡蛋、牛肉，再发上腹胀痛、拒按，连及腰背呈束带状，口苦，大便秘结。

既往史：2015 年行胰腺引流术。

家族史：否认家族遗传病史。

中医诊查：形体消瘦，面黄，腹肌略紧张，上腹部压痛及反跳痛。舌质红，苔黄腻，脉弦细。

中医诊断：腹痛（湿热中阻，气血瘀滞）。

西医诊断：慢性胰腺炎。

立法：清利湿热，益气活血。

取穴：中脘、天枢、关元、足三里。

手法：足三里持续行针 1 ～3 分钟，直至腹痛缓解或痛止。

诊疗经过：

2016 年 9 月 11 日二诊：针灸后疼痛缓解明显，针后 2 小时排便，今晨起未见口苦，腹部较前柔软。

2016 年 9 月 12 日三诊：腹部疼痛已消失，无口苦，腹部柔软，未见压痛及反跳痛。

继续治疗 5 次，最后一次来诊时未述腹痛，腹部柔软，大便规律，面色较前有光泽。

按语：

腹痛是指胃脘以下、耻骨毛际以上部位发生疼痛为主要表现的一种病症。腹中有肝、胆、脾、肾、大小肠、膀胱等脏腑，并为足三阴、手足阳明、足少阳、冲、任、带等经脉循行之处，故外邪侵袭，内有所伤，引起脏腑气机失调，邪气阻滞腹中，经脉运行不畅，脏腑失养，均可致腹痛。腹痛的中医辨证要点主要为辨腹痛性质和部位两个方面。腹痛是临床中常见的一种病理表现，与很多疾病都有关系，一定要引起重视。如见患者腹痛剧烈、拒按、冷汗淋漓、呕吐不止、四肢不温等症状，要警惕出现晕厥脱证，须立即处理，以免贻误病情。

四、吐酸

姓名：王某　性别：女　年龄：56 岁　初诊时间：2015 年 6 月 19 日

主诉：反酸、烧心、胃胀 40 余年，加重 1 个月。

现病史：反酸、烧心，早餐后为著，食后 3 ～4 小时后开始反酸，喜凉食，伴口干、咽干、鼻干、眼干，吃馒头需饮水相助，汗少，尚未诊断干燥综合征。胃镜曾示：萎缩性胃炎，糜烂性胃炎，幽门螺杆菌（+）。纳食尚可，时有失眠，大便偏稀，日 1 次，舌淡红，苔薄白，脉沉细。

中医诊断：吞酸（脾胃虚寒，胃失和降）。

西医诊断：慢性萎缩性胃炎。

立法：益气养阴，和胃降逆。

取穴：百会、神庭、攒竹、上脘、中脘、下脘、梁门、气海、天枢、内关、神门、足三里、三阴交、太冲。

诊疗经过：

6 月 22 日复诊，舌暗红，薄白苔，脉沉细，胃胀减轻。治疗同前。

6 月 23 日复诊，胃酸减轻，口干、鼻干。取穴：百会、神庭、本神、四神聪、上脘、中脘、下脘、气海、梁门、天枢、内关、神门、足三里、三阴交、公孙、太冲。

6 月 26 日复诊，本次为第 4 次，反酸、烧心均减，另夜眠明显改善，已无入睡困难，睡眠解乏，大便已不稀，仍口干、咽干、鼻干、眼干、汗少。取穴：百会、神庭、本神、攒竹、手三里、内关、上脘、中脘、下脘、天枢、气海、足三里、三阴交、太白、太冲。

7月10日复诊，食欲已经明显好转，几乎无反酸无胃胀，至本次治疗，每周3次（周一、二、五）已3周。取穴：百会、神庭、攒竹、手三里、内关、合谷、上脘、中脘、下脘、气海、天枢、血海、足三里、三阴交、太冲。

按语：

吐酸是指泛吐酸水的症状，较轻者称反酸；凡酸水由胃中上泛，且随即吐出者，则称吐酸；若反至口中又随即咽下者，则为吞酸。本病多由肝郁脾虚、胃气不和而发，或因脾胃虚寒，失于运化而成。

本例慢性胃炎症状40余年，属脾胃虚寒所致之吞酸，治以周老“治病先治神”及“针灸补中益气方”相结合的法则，仅9次针刺（未用中药）症状几乎全消，可见针刺治疗消化系统疾病确实有效。

五、呃逆

医案一

姓名：姜某　性别：女　年龄：56岁　初诊日期：2011年4月30日

主诉：食后胃脘不适、呃逆2年余。

现病史：2年前无明显诱因每于食后、饮后即出现胃脘不适、呃逆，每次呃逆发作持续20分钟，偶有反酸、烧心，去年4月行胃镜检查，诊断为“反流性食管炎、胆汁反流性胃炎”。中日友好医院予达喜、复方消化酶等治疗，症状稍减。现症见：食后胃脘不适，呃逆，口干，咽干，时而肠鸣，大便不成形，消瘦，眠差。

既往史：既往体健。

中医诊查：舌质淡红，苔薄白稍腻，脉沉细。

中医诊断：呃逆（肝郁脾虚，胃失和降）。

西医诊断：膈肌痉挛、反流性食管炎、胆汁反流性胃炎。

立法：疏肝健脾，降气和胃。

取穴：百会、神庭、攒竹（双侧）、内关（双侧）、神门（双侧）、中脘、足三里（双侧）、三阴交（双侧）、公孙（双侧）、太冲（双侧）

诊疗经过：

2011年5月30日针刺第12次复诊，经过针刺之后呃逆发作的持续时间变短，食后胃脘不适、肠鸣症状减轻，大便成形，每日一次。

按语：

呃逆是以胃气不降，上冲咽喉而致喉间呃呃连声，声短而频不能自制，有声无物为主要表现的病证。呃逆又名哕，王肯堂《证治准绳》曰："呃逆，即内经所谓哕也。"病位主要在中焦，由于胃气上逆动膈而成。可由饮食不节，胃失和降；或情志不和，肝气犯胃；或正气亏虚，耗伤中气等引起。呃逆是传统的针灸适应证之一。

周老针刺取穴百会、神庭、攒竹（双侧）、神门（双侧）镇静安神；攒竹（双侧）本身也是治疗呃逆的经验穴；内关（双侧）、公孙（双侧）为对穴，均为八脉交会穴，善治胃胸疾患，有"内关公孙胃心胸"之说；中脘为胃之募穴，又为腑会，足三里（双侧）为胃之合穴、下合穴，"肚腹三里留"，两穴健脾和胃；太冲（双侧）疏肝和胃，三阴交（双侧）为脾经穴，补益气血，健脾扶正。

医案二

姓名：孙某　性别：女　年龄：44 岁　初诊日期：1996 年 10 月 9 日

主诉：呃逆间作 2 年余，加重半月。

现病史：2 年前开始呃逆时作，半月前因进食葡萄过多，出现呃逆频作，伴胸闷，自觉膈塞不通，腹胀，纳差，眠差，大便时不爽，小便调，月经正常。

中医诊查：舌淡，苔白稍厚，脉缓无力，脾脉散。

既往史：既往体健。

药敏史：磺胺类药物过敏。

中医诊断：呃逆（脾胃虚弱，升降失调）。

西医诊断：膈肌痉挛。

立法：健脾益气，调理气机。

取穴：内关、内庭、足三里、中脘、太白。

医嘱：清淡饮食。

诊疗经过：10 次后痊愈。

按语：

中脘是胃之募穴，为腑会，是胃经气聚集之处，实者可调理气机，降逆止呃；虚者可温中散寒，益气止呃，为主穴。内关为手厥阴心包经的络穴，通于手少阳三焦经，可宽胸理气，和胃降逆，利膈止呕，临床一切胃家疾患均可用之。足阳明胃经合穴足三里，功专治胃，凡脾胃虚寒或胃腑失和等虚实胃病均可调之。以上三穴相互配伍为治疗呃逆的主方，可奏疏肝理气、降逆止呃之效。该患者呃逆伴胸闷膈塞不通，纳眠差，腹胀，脉缓无力，脾脉散，“散为气血俱虚，根本脱离之脉”，结合舌脉，为脾胃虚极，湿浊内盛，虚实夹杂。取脾经输穴、原穴太白，

“输主体重节痛”“五脏有疾当取十二原”，原穴为脏腑原气留止的地方。针刺太白有健脾利湿、理气和胃的功效。内庭为足阳明胃经荥穴，属水，为培土制水之穴。

“寒气与新谷气，俱还入于胃。新故相乱，真邪相攻，气并相逆于胃。而胃腑不受，复出于胃，故呃逆也。”呃逆是气逆上冲，喉中呃呃作声，短促频繁，连续不断，不能自控的常见症状。临床可分为虚实两大类。实呃常由饮食不节，感受寒凉，或肝郁气滞等引起；虚呃者多由脾胃虚寒，或久病胃气失和，中气耗伤所致；又有重证患者出现短频无力的呃逆，多属胃气已败的危险证候。临床在治疗呃逆时可以中脘、内关、足三里为主方，实证加合谷、太冲、丰隆；虚证加章门、脾俞、胃俞。手法上内关、太冲、丰隆用泻法；章门、脾俞、胃俞用补法。虚证中脘可艾灸。

医案三

姓名：李某　性别：男　年龄：46 岁　初诊日期：2015 年 11 月 5 日

主诉：胃痛 1 月余，加重伴呃逆 1 天。

现病史：患者为央企高管，1 个月前工作繁忙紧张，出差蜀地，过食辛辣等刺激食物后出现胃痛，胃胀，口气重，食欲差，自服制酸剂及兰索拉唑、健胃消食片无缓解，昨日前往解放军总医院行胃镜检查，胃镜后出现呃逆不止，经该院氟哌啶醇 5mg 肌注及口服肌肉松弛剂、穴位注射胃复安后无效，遂来我科就诊。

刻下症见：呃逆不止，呃声响亮，胃脘不适，咽干胸闷，情绪不安，夜眠多梦，纳食不香，今日只进一小碗小米粥，平素小便黄，大便干，2 ～3 日一行。

既往史：既往体健。

家族史：否认家族遗传病史。

中医诊查：神情烦躁，痛苦面容，全身倦怠。舌红，苔黄稍厚，脉滑稍数。

中医诊断：呃逆（肝胃不和，胃气上逆）。

西医诊断：膈肌痉挛。

立法：疏肝和胃，降逆止呕。

方药：加味保和丸。

服法：一日 2 次（早晚餐后），大麦茶送服，一袋 6g。

取穴：百会、神庭、内关、足三里、左章门、右合谷。

手法：章门用补法，合谷用泻法，百会、神庭、内关、足三里平补平泻。

医嘱：清淡饮食，规律有节，调畅情志。

诊疗经过：

先针刺百会、神庭、内关、足三里，留针 5 分钟后，呃逆次数明显减少，呃声轻微，再针左章门右合谷，针下呃逆已除，频有矢气，留针 30 分钟，以巩固疗效。起针后神清气爽，紧握医者称奇感谢，嘱其小米粥送服保和丸，以和胃气。

按语：

呃是喉门发出的声音，逆乃逆气上冲。呃是症状，逆是病机，是因胃气上逆动膈而形成的。是以喉间呃呃连声、声短而频、令人不能自制为主要临床表现的一种病证。西医学称之为“膈肌痉挛”。

呃逆者，脾胃主病居多，盖脾主升而胃主降，脾胃失调，气逆上冲发病。百会、神庭二穴为周老安神大穴，轻手法可降低患者的畏惧针灸的心理，是周老“治病先治神”学术思想重要体现，二穴齐用以达镇静安神之功。足三里属足阳明胃经之合穴，具有统治一切脾胃疾患的特殊作用，可健运和中，调理气机，配合手厥阴络穴内关，能宽胸利膈行气，以解除脾胃不和引起的胸膈间气塞满闷，两穴协同配合，脾胃和、胸膈利则呃逆自平。左章门、右合谷为周老继承金针王乐亭的取法，是《针灸大成》治疗呃逆呕吐经验对穴的一个佐证。章门疏肝理气，取其左侧者，因肝气上行于左；合谷降逆止呕，取其右侧者，因为右侧主气，均以顺应肝气左升右降之气机循行之理。方用加味保和丸以降逆消食，导滞和胃。六穴共伍，针药并用，搭配合理，方见速效。

临床上，常见呃逆病人，针刚扎下，呃逆即止，未再复发者，此多因呃逆为功能性障碍所引起；若起针后，呃逆复作，则可能为器质性障碍所引发，应当进一步请专科医师会诊；危重病人，突发此症时，多属危候。临床曾见癌症末期患者，下午突然呃逆声频作，针刺后呃逆停止，到晚间呕吐鲜血，转重症监护处理。因此，针灸对于治疗功能性障碍引起的呃逆，可扮演主要角色；对于治疗器质性障碍引发的呃逆，如尿毒症、肝癌、胃癌患者，可作为病情减缓的辅助角色。这也是周老一再强调在临床的道路上要中西医并重的根本原因之一。

医案四

姓名：刘某　性别：男　年龄：45 岁　初诊日期：2013 年 11 月 26 日

主诉：呃逆不止 10 日余。

现病史：患者自 2013 年 11 月 16 日出现呃逆症状，持续不止，8 ～10 秒钟呃逆一次，昼夜不止。到北医三院中医科治疗，服用中药一周余，未见好转；呈疲惫痛苦面容，食卧难安。

既往史：胃炎病史，幽门螺杆菌阳性。

家族史：否认家族遗传病史。

中医诊查：舌淡红，苔薄白，脉弦细，尺弱。

中医诊断：呃逆（气机郁滞证）。

西医诊断：慢性胃炎。

立法：理气解郁，和胃止逆。

处方：

旋覆花 10g包煎	代赭石 15g	法半夏 9g	白芍 10g
茯苓 15g	白术 15g	苏叶 6g	陈皮 10g
麦冬 15g	川楝子 10g	刀豆子 10g	厚朴花 10g
丁香 6g	柿蒂 10g	甘草 6g	

七剂，水煎服，每日一剂，早晚分服。

取穴：

①至阳、膈俞、筋缩、肝俞。

②百会、神庭、本神、神门、四神聪、攒竹、膻中、天突、中脘、气海、天枢、章门（左）、合谷（右）、内关、公孙、足三里、太冲。

手法：第①组穴，针灸得气不留针；第②组穴，平补平泻，留针 30 分钟。

医嘱：忌辛辣刺激、寒凉食物，注意保暖及激烈情绪波动。

诊疗经过：连续针刺 4 次，结合服用中药，患者基本好转，各症状痊愈。

按语：

呃逆一证是气逆上冲，致使喉间呃逆作声的一种证候。以肝气郁结，横逆犯胃，而导致胃失和降之较为多见的实证。神庭、本神、神门，安神益智，调心神；内关为厥阴心包经，通阴维脉，调心智；中脘为胃之募穴，是胃的经气会聚之处，可调理气机，降逆止呃，与内关、足三里相配为治呃逆之主方，可奏疏肝解郁、降逆止呃之功；天突配内关、中脘可达理气降逆和胃之效。

医案五

姓名：梅某　性别：男　年龄：59岁　初诊日期：2017年6月3日

主诉：呃逆频作2周。

现病史：2周前因食冷冻西瓜后开始呃逆频作，经中西医药物治疗无效，且持续加重，呃逆发作间隔期最长1分钟，无头晕头痛，纳眠差，二便调。已行各项检查，排除其他疾病引起，特来寻求针灸治疗。

既往史：心脏病史10余年，间断口服药物治疗，近日未曾服用。

家族史：否认家族遗传病史。

中医查体：体形消瘦，皮肤色暗无光泽，腹部皮肤松弛。舌淡红，苔白，脉缓。

中医诊断：呃逆（脾胃虚弱）。

西医诊断：膈肌痉挛。

立法：健脾益气，和胃降逆。

取穴：攒竹、胃俞、内关、膻中、足三里、天枢、太冲。

手法：攒竹穴向上斜刺，采用雀啄泻法，以得气为度；足三里直刺，采用提插补法，间断捻针。

医嘱：进一步除外心脏疾病，饮食宜温软慢，避免寒凉。

诊疗经过：

2017年6月5日二诊：治疗后患者虽仍有呃逆，但声音较初诊时弱，患者感觉腹部之气上冲感消失，行针过程中未发呃逆。

2017年6月7日三诊：二诊治疗后呃逆已消失，肤色明显有光泽，针灸时觉得得气感很强。

按语：

呃逆是以气逆上冲，喉间呃呃连声，声短而频，令人不能自制为主症，偶然发作，不治自愈，持续不断者方需治疗。西医学认为这是各种原因所致的膈肌痉挛症。本症有原发性和继发性两种，继发为其他疾病所致，据临床报道有肺癌、肝癌、胃癌、前列腺癌、消化性溃疡、慢性胃炎、胆囊炎、食道憩室、胃黏膜脱垂、肺结核、流行性出血热、癔病及外科手术等。慢性病晚期发生呃逆，多为病情严重的预兆。

呃逆俗称打嗝，古称"哕"，是胃气上逆，失于和降所致。《灵枢·口问》云："谷入于胃，胃气上注于肺。今有故寒气与新谷气，俱还入于胃，新固相乱，真邪相攻，气并相逆，复出于胃，故为哕。"呃逆有寒热虚实之分。久病多因脾肾阳虚或胃阴不足致使胃气上逆，属虚证。

本患者属脾胃虚弱，故见体形消瘦，皮肤色暗无光泽，腹部皮肤松弛。选用攒竹调节气机升降出入，降逆止呃；胃俞，滋生胃津，濡润胃腑，升降得以通利；膻中乃八会之气会，开胸利膈，平冲止呃；内关则有加强降逆止呃的作用；足三里和中扶胃，使机体真气渐充，阴津化生有源。

医案六

姓名：唐某　性别：女　年龄：40岁　初诊时间：2013年11月19日

主诉：呃逆不止1周余。

现病史：患者1周前晚饭后外出散步，自觉受凉，后出现呃逆。回家后饮热水、姜糖水后均未缓解，仍呃逆频作，影响睡眠和生活。故前来就诊，刻下症见：呃逆频繁，呃声低，心情烦躁，手脚凉，纳可，大便稀，每日2次，小便多，眠欠安。

既往史：慢性浅表性胃炎。

家族史：否认家族遗传病史。

中医诊查：精神差，呃音低微，舌淡红，苔水滑，脉细无力。

中医诊断：呃逆（脾胃虚寒，胃气上逆）。

西医诊断：膈肌痉挛。

立法：温阳祛寒，降逆止呃。

取穴：百会、神庭、攒竹、五脏俞、膈俞、至阳。

手法：补法。

诊疗经过：

针1次后，患者觉呃逆频率略减少；针2次后，自觉呃逆频率明显减少，强度亦减弱，睡眠好转；针5次后，患者呃逆痊愈。

按语：

呃逆在临床较常见，分虚证和实证。实证一般预后较好，虚证尤以老年患者加基础病者预后较差。此例门诊患者属虚证，取五脏俞加膈俞调节脏腑气血，同时取百会、神庭、攒竹加强调神，取至阳助阳祛寒。此案疗效甚佳，体现了周老“欲去其疾，先安其神”的学术思想。

医案七

姓名：黄某　性别：男　年龄：14 岁　初诊日期：2011 年 6 月 4 日。

主诉：呃逆间断发作 1 年余。

现病史：患者于 1 年余前出现呃逆间断发作，进食及饮水后多发，每次呃逆 3 ～4 个，伴见鼻流浊涕，易流入口腔，有痰、量多，纳可，便干，眠安。

既往史：既往体健。

家族史：其母有过类似病史。

中医诊查：舌淡红，苔薄白，脉稍滑。

中医诊断：呃逆（胃气上逆，脾虚肺弱）。

西医诊断：膈肌痉挛。

立法：和胃降逆，健脾益气，清利湿浊。

取穴：百会、神庭、攒竹、承泣、迎香、中脘、天枢、关元、内关、合谷、阳陵泉、足三里、公孙、三阴交、太冲。

诊疗经过：

针 5 次后，症状明显减轻，鼻流涕减少，呃逆频率减少，每次 1 ～2 个，程度亦减轻；针 11 次后痊愈。

按语：

呃逆一症常见于肠胃神经官能症，某些肠胃、腹膜、纵隔、食道的疾痛及胸腹膜手术后，均可见此症状。中医名“哕”，又名“哕逆”“呃逆”，呃逆是由于饮食不节、情志不和、正气亏虚致胃气上逆所致，胃气以和降为顺，若胃气当降不降，反而上逆，则发为呃逆等症。临床上有虚实寒热之分，当仔细辨证之。

此患者还伴有鼻渊，鼻渊又称“脑漏”“脑渗”，《素问·气厥论》说：“鼻渊者，浊涕下不止也。”鼻渊为鼻科常见病，按病机可分为虚实二证，实证多由肺经风热，肺失清肃，风热上犯鼻窍，热留胆腑，邪移于脑，遂致鼻渊；或脾胃为湿热所困，湿热之邪循经蒸于窦内所致。虚证多因肺气虚寒，正气不足，邪毒客于鼻中；或脾气虚弱，失于运化，湿浊浸淫鼻窍所致。本例患者由于其母亦有此症状，当属先天不足，正气方虚，脾气虚弱，升降失常，致使胃气上逆于膈，湿热缠绵于鼻窦，治宜和胃降逆，清利湿浊。

百会属督脉，为督脉足太阳之会，手足三阳经及督脉阳气在此交会，且督脉为“诸阳之海”，能调节诸阳经气，故百会可调理胃气，健脾益胃；攒竹属足太阳经，足太阳经后行于脊柱两侧，前行于鼻，故取之以益气助阳，通利鼻窍。百会与神庭、攒竹配伍又有安神定志的作用。内关疏利三焦，宽胸理气，和胃降逆，宁心安神；公孙调理气机，匡扶脾土，行于下焦。内关使逆气下行为主，公孙以升举清阳为要，二穴相合，直通上下，理气健脾，故呃逆可除，为方中治呃逆之主穴。足少阳经穴阳陵泉可平肝火，降上逆；足阳明经土穴足三里可导胃中之浊气，二者配伍，使土木相合，气机得顺呃逆可止矣。《杂病穴位歌》记：“鼻塞鼻痔及鼻渊，合谷太冲随手取”，故合谷、太冲为治鼻渊之主穴。迎香位于鼻翼外端，顾名思义，为治鼻病的要穴。胃之募穴中脘、胃经之穴天枢及在鼻旁的胃经经穴承泣，共同起到和胃降逆的作用。关元、三阴交既补先天之本，又治肝脾肾三脏。诸穴相合，有主穴、有配穴，共治呃逆、鼻渊之疾。

医案八

姓名：卜某　性别：男　年龄：59岁　初诊日期：2017年7月28日

主诉：反复呃逆10年，加重半年。

现病史：患者10年前冬季时常大量饮酒，醉酒后外出吸入冷空气，自此开始出现反复呃逆，有时数天不止，极为痛苦，曾多方寻医治疗，症状时轻时重。半年前外出活动后回家饮一杯凉红酒，呃逆症状再次加重，持续1周，日夜不停，严重影响睡眠，服汤药治疗未获显效。现每日呃逆频发，与进食无关，白天精神萎靡，心烦急躁，伴头昏沉，口中发黏，喜热饮，时咳吐清稀痰涎，纳少，夜间反酸，眠差，小便可，大便成形质可。

既往史：股骨头坏死病史4年，骨质疏松病史2年，反流性食管炎及浅表性胃炎伴糜烂病史半年。长期饮酒史，现已戒。

家族史：否认家族遗传病史。

中医诊查：焦虑面容，面色萎黄，呃逆声音短促、低沉。舌淡暗，苔白厚腻，脉弦滑，关脉略紧。

中医诊断：呃逆（肝郁脾虚，痰湿中阻，胃气上逆）。

西医诊断：膈肌痉挛，慢性胃炎，反流性食管炎。

立法：健脾化湿，疏肝解郁，和胃降逆。

方药：

姜半夏9g	苏梗15g	厚朴9g	炒苍白术各10g
茯苓15g	旋覆花10g包	佛手10g	郁金10g
陈皮10g	干姜5g	公丁香3g	柿蒂9g
鸡内金10g	焦三仙10g	佩兰6g	炙甘草6g

水煎温服，日一剂，每日分2～3次，小口频服。

取穴：

①百会、神庭、攒竹、膻中、中脘、关元、天枢、内关、神门、足三里、丰隆、阴陵泉、三阴交、公孙、蠡沟、太冲。

②背部“五脏俞+膈俞”。

手法：以上两组穴位交替使用，行平补平泻法。

医嘱：畅情志，避风寒，节饮食，忌食油腻、生冷食物。

诊疗经过：

2017年8月4日二诊：针灸治疗2次，服汤药7剂后，每日呃逆发作频率较前减少，夜间呃逆次数明显减少，反酸烧心减轻，可安稳睡眠3～4小时，胃口渐开，进食较前增多，但仍觉口中发黏，大便黏滞不爽。舌淡暗，苔白腻，脉弦滑。上方减鸡内金，加藿香9g，佩兰加量至9g。针灸治疗取穴同前。

2017年8月11日～8月25日：患者又针5次，服汤药14剂后，呃逆频率明显减少，强度亦减弱，近1周以来未再出现呃逆，睡眠好转，口中黏腻感减轻，进食正常，大便成形，每日一次。呃逆基本痊愈，嘱其勿食生冷、油腻之品。

按语：

呃逆即西医所指的膈肌痉挛，常见于胃肠神经官能症，某些肠胃、腹膜、纵隔、食管的疾病或脑卒中后，均可见此症状。呃逆一证，《内经》谓之“哕”，《灵枢·口问》认为“谷入于胃，胃气上注于肺，今有故寒气与新谷气俱还入于胃，新故相乱，真邪相攻，气并相逆，复出于胃，故为哕”，可见呃逆之根在于气逆，食滞痰阻、木郁横逆、胃火上冲、过食生冷、中虚气逆等皆可致之。

本案患者呃逆得之于饮酒后骤然吸入冷空气，符合《内经》

发病病机，其反复呃逆日久，脾胃渐弱，痰湿内生，阻碍中焦气机，加之情绪急躁、影响睡眠，肝气郁滞，横犯脾胃，故胃气上逆动膈，病机属虚实夹杂。中药治疗当以健脾化湿、疏肝解郁、和胃降逆为法，以四七汤合丁香柿蒂汤为主，加入陈皮、佛手、鸡内金等行气消导之品，加干姜、佩兰温中化湿。复诊患者诉胃口渐开、纳食增多，仍口中黏腻，大便黏滞不爽，故前方减鸡内金，加藿香 9g，佩兰加量至 9g，取其芳香可化湿浊。考虑患者长期呃逆，影响正常生活及工作，情绪焦躁，针灸治疗以治神为先，体现了“欲去其疾，先安其神”的学术思想。治疗呃逆的经验效穴主要有膻中、内关、公孙，“咳逆上气，唾喘短气，不得息，口不能言，膻中主之”（《针灸甲乙经》）；“公孙冲脉胃心胸、内关阴维下总同”，内关与公孙两者均为八脉交会穴，会于胃心胸部，内关使逆气下行，公孙使清阳上举，二穴相合，配伍相得，直通上下，理气健脾，和胃降逆，故呃逆可除。此外，穴方中交替运用背部“五脏俞 + 膈俞”，可见周老对背俞穴运用之纯熟，标本兼治，最终使患者多年难治的顽固性呃逆取得了较好疗效。

具体穴解：第一组穴位中，百会与神庭、攒竹、神门配伍，有安神定志的作用，可缓解患者的焦虑情绪；膻中为任脉穴位，又为心包募穴，气之会，功专宽胸除烦，下气降逆；中脘为胃之募穴，可补益胃气；关元可补中益气；天枢乃足阳明胃经穴，大肠之募穴，善调肠胃气机；内关为心包经络穴，可疏利心包，宽胸顺气，和胃降逆；公孙为脾经络穴，擅调理气机，匡扶脾土；足阳明经土穴足三里，又为胃之下合穴，可导胃中之浊气下降；丰隆可行气化痰，为化痰湿要穴；阴陵泉、三阴交为脾经要穴，二者合用有健脾化湿泄浊之功；蠡沟为肝经络穴，太冲为肝经原穴，可条畅肝经气机，具有疏肝解郁的作用。

另外，胆俞、胃俞、大肠俞、小肠俞、膀胱俞加三焦俞为六腑俞，是治疗慢性脾胃病的一组穴方，与“五脏俞＋膈俞”配伍交替应用，可调节脏腑气血，起到补中益气、疏肝和胃、健脾化湿、理腑助消的作用。

六、泄泻

姓名：刘某 性别：女 年龄：60岁 初诊日期：2017年11月28日

主诉：间断腹泻2年余，再发2周。

现病史：患者近2年饮食不洁后出现反复腹泻，每日4～10次，便中夹不消化食物，肠鸣辘辘，伴胃胀，于多家医院就诊，诊为“胃肠功能紊乱”，服调节肠道菌群等药物后症状时轻时重。近2周症状再发，每日排便5～6次，肠鸣，胃部、舌根灼热感，胃胀，于区医院检查胃镜示慢性浅表性胃炎，眠差，纳可，小便调。

既往史：既往体健。

家族史：否认家族遗传病史。

中医诊查：舌红，苔黄厚，脉弦。

中医诊断：泄泻（胃肠湿热）。

西医诊断：胃肠功能紊乱。

立法：升清降浊，导滞止泻。

取穴：百会、神庭、神门、中脘、天枢、足三里、阴陵泉。

手法：百会用补法，神庭、神门、中脘、天枢、足三里、阴陵泉均用平补平泻法。

医嘱：清淡饮食，适量运动。

诊疗经过：针刺 4 次后，患者排便次数明显减少，每日 2 ～3 次。继续治疗 8 次，诸症减轻，病情稳定。

按语：

泄泻，是指排便次数增多，粪便稀薄，或泻出如水样。西医多见于急慢性肠炎、胃肠功能紊乱、过敏性肠炎、溃疡性结肠炎、肠结核等。中医认为泄泻病变的脏腑主要在脾、胃和大小肠。其致病原因有感受外邪、饮食不节、情志所伤及脏腑虚弱等，脾虚、湿盛是导致本病发生的重要因素，两者互相影响，互为因果。此患者根据舌脉可见湿热之象偏重。故针刺取中脘足阳明经之募穴，用于受纳、消磨、腐熟水谷，具有消食导滞、降浊止泻之功；天枢为手阳明大肠经募穴，与中脘合用，具有调理肠胃、止泻导滞之效；足三里为足阳明胃经合穴，是调理胃肠专用穴位；阴陵泉为脾经合穴，患者湿热内盛，此穴能健脾化湿，升清降浊而止泻；百会为诸阳之会，补之可益气升阳，温养脾胃，助阳散寒化湿，而达止泻的目的；配神庭、神门安神定志，既治疗失眠，更是周老治病先治神之意。

第四节　肾膀胱系疾病

一、淋证

医案一

姓名：张某　性别：女　年龄：53 岁　初诊日期：2011 年 10 月 9 日

主诉：间断尿频 9 年，加重半月余。

现病史：患者9年前无明显诱因出现尿频，无尿急尿痛，中西医结合治疗后症状好转，仍间断尿频热，多于月经、同房、劳累及受凉后加重，未系统诊治。半月余前行经后出现尿频加重，约1小时一行，尿量较少，口服头孢克洛7天抗感染治疗，效不显，现已停药。现尿频，约2小时一行，尿道灼热，尿色淡黄，无明显尿痛，小便前后小腹坠胀明显，腰部酸胀易凉，得温减轻，身倦乏力，纳可，眠欠安，大便调。

既往史：黄疸性肝炎，胃多发息肉。

家族史：否认家族遗传病史。

中医诊查：舌淡红，苔薄黄，脉细滑。

中医诊断：淋证－劳淋（脾肾两虚）。

西医诊断：泌尿系感染。

立法：健脾益肾。

取穴：

①百会、四神聪、神庭、中脘、天枢、关元、中极、水道、列缺、足三里、三阴交、太冲。

②百会、四神聪、大椎、肺俞、膈俞、至阳、肝俞、脾俞、肾俞、三阴交、太溪。

手法：关元补法，中极、天枢、水道，针感放射到前阴部。余穴行平补平泻法。两组隔日交替针刺。

诊疗经过：

连续针刺3次后患者尿频急等症状明显改善，尿常规检查未见明显白细胞。后又针刺2次以巩固治疗。

按语：

患者中年女性，年过五旬，外邪乘之，化热伤津，且积劳虚损耗伤肾阴，阴亏日久进而耗气。脾肾两虚，脾失运化，湿浊内生，滞久化热，下注膀胱，气化不利，故小便灼热；肾为作强之官，肾气亏虚，失于充养，故见腰酸；肾失气化温煦，运化失职，则身倦乏力；肾失封藏固摄，故小便频数。

百会直刺安神定志，兼有升清降浊之功。中脘、天枢、关元为任脉、胃经穴，善调肠胃气机；加之足三里以加强保健之功。三阴交为脾经穴，是足三阴经的交会穴，临床以健脾益气，补血调经为主；中极为膀胱经募穴，可温补肾阳，调理膀胱经气，以达启闭之功；水道为足阳明胃经穴，是膀胱府的临近穴，有利尿排淋之效；列缺意为提壶揭盖之法；太冲穴疏肝解郁。背后督脉与膀胱经穴温阳化气，加太溪以滋肾阴，共济健脾益肾之功。

医案二

姓名：李某　性别：女　年龄：69 岁　初诊时间：2012 年 8 月 21 日

主诉：小便排尽后疼痛近 7 年。

现病史：近 7 年来每于小便排尽后出现酸痛，无尿频、尿急、排尿障碍、尿痛等症，曾于外院诊为间质性膀胱炎，予多种西医药物及方法治疗后效果不显，现伴气短，乏力，纳可，眠欠安，大便调。

既往史：既往体健。

家族史：否认家族遗传病史。

中医诊查：舌红，苔白，脉弦细滑。

中医诊断：淋证－气淋（气阴两虚，脾湿化热）。

西医诊断：间质性膀胱炎。

立法：益气养阴，清热化湿。

取穴：百会、神庭、攒竹、中脘、气海、中极、天枢、水道、列缺、丰隆、蠡沟。

手法：平补平泻，留针30分钟。

诊疗经过：

2012年8月24日二诊：舌红，苔薄白，脉弦。

处方：

当归10g	杭白芍15g	柴胡6g	炒苍白术各10g
香附10g	广郁金10g	茯神15g	合欢花15g
黄精15g	枸杞子10g	丹皮6g	炒栀子6g
豆豉10g	北沙参15g	麦冬15g	五味子6g
薄荷10g	炙甘草6g		

2012年9月4日五诊：小便排尽后疼痛明显减轻，睡眠较前改善。舌红，少苔，有裂纹，脉弦细。

取穴：百会、神庭、攒竹、手三里、列缺、三间、中脘、天枢、气海、关元、中极、水道、血海、足三里、三阴交、太冲、太白、承浆。

患者自觉效果明显，表示可以长途旅行，较前只能短距离离家已明显改善，将至上海女儿家居住。

按语：

间质性膀胱炎是一种慢性盆腔疼痛综合征，是一种导致膀胱和盆腔周围不适或疼痛的疾病，女性多于男性，其个体症状差异较大，即使在同一患者，也可出现不同的症状。患者可以有膀胱和盆腔周围的轻度不适，压迫感、压痛，或剧烈疼痛，症状可能包括急迫排尿（尿急）、频繁排尿（尿频），或者这些同时存在，在膀胱充盈或空虚时均可能加重。此是中医临床上的一种较少见的疾病。

该病在中医当属淋证范畴。该患者年老久病，耗伤正气，脾虚中气不足则见气短乏力，久病伤阴，气机不畅，枢机不利，而见肝郁，气郁化火，气火郁于下焦，影响膀胱气化，则少腹作胀，小便艰涩而痛，初为气淋实证，后为本虚标实。

治疗取益气养阴、行气健脾之法。

首诊取穴中，百会、神庭、攒竹镇静安神，体现周老“治病先治神”的理论。列缺、丰隆、蠡沟为周老“络穴止痛方”，可疏肝理气，活血化瘀，通络止痛。中脘、气海、天枢健脾理气，为“老十针”主要穴位。中极为膀胱的募穴，与水道相配，益肾通淋为治疗泌尿系统疾病常用穴。

首诊方药中，予丹栀逍遥散加减，取疏肝健脾、解郁散结之意；合欢花、香附、郁金入肝经，行气解郁；茯神安神定志；黄精、枸杞子、麦冬、五味子、北沙参养阴生津；苍术健脾燥湿化痰，体现周老“怪病多痰”的理论。

复诊时症状已减轻，加用手三里、足三里调和气血、补气养血；三间为手阳明大肠经之输穴，五行属木，可泄热止痛；承浆镇静止痛；关元培补元气，导赤通淋；三阴交养阴通淋；血海、太白健脾生血；太冲泄热。全方共奏疏肝健脾、清热止痛、培土抑木之效。

总之，周老在临床治疗该病时仍以“治病先治神”为指导思想，先刺百会、神庭、攒竹等穴镇静安神，缓解因排尿后疼痛，尿频，尿急等症状引起的紧张情绪；再刺列缺、丰隆、蠡沟（络穴止痛方）止痛；最后针刺气海、中极、水道等穴清利膀胱湿热以治本。中药则以疏肝健脾、益气养阴、清热安神为法，针药结合，标本兼治，仅治2周即出现了较显著的疗效。

二、癃闭

医案一

姓名：帅某　性别：女　年龄：78岁　初诊日期：2017年9月26日

主诉：排尿困难13天，留置尿管12天。

现病史：患者13天前出现腰部酸胀，排尿减少。第2日点滴全无，腰酸腹胀难忍，查膀胱残余尿超声提示膀胱即时尿量约650mL，膀胱极度充盈，双肾积水，双侧输尿管上段扩张。诊断为“尿潴留”，予留置尿管辅助排尿、利复兴抗感染治疗。2017年9月21日拔除尿管不能自行排尿，继续留置尿管辅助排尿。因排尿不能而引起焦虑不安，眠欠佳，食后腹胀，排气后减轻，大便日一行，质干。

既往史：支气管哮喘，高血压病，2型糖尿病，心律失常，慢性胃炎，干眼症，角结膜炎。

家族史：父母均有高血压、2型糖尿病。

中医诊查：焦虑面容。舌红，苔腻，脉弦滑，尺弱。

中医诊断：癃闭（肾阳衰惫，膀胱气化无权）。

西医诊断：尿潴留。

立法：温肾行气，清热利湿。

取穴：百会、神庭、四神聪、攒竹、中脘、天枢、关元、中极、水道、列缺、阴陵泉、足三里、三阴交、太冲。

手法：关元、中极、天枢、水道针后加灸（艾灸盒），中极穴在针刺前应轻叩膀胱，估计尿量，决定针刺深度，并要求针感放射到前阴部。余穴行平补平泻法。

诊疗经过：

2017年9月29日二诊：9月26日针刺后下腹压之可感尿意，

未能自行排尿。调整针灸处方，前穴减天枢，加水分、滑肉门、外陵。

2017年10月2日：按上法于9月29日针2次后病情好转，触诊尿感较前增加，仍未自行排尿，嘱其夹闭尿管，锻炼膀胱功能。本次针刺同上，免去上述灸法，加足三里、阳陵泉隔物灸。

2017年10月9日：拔出尿管，予第2次针灸处方治疗，后可自行排尿。

按语：

患者年老体弱，脏气渐衰，肾阳不足，命门火衰，气不化水，是以“无阳则阴无以化”，而致排尿不出。患者脾肾不足，脾为气血生化之源，运化失司，气血生化乏源，而致神疲乏力，面色无华；脾气虚无以运化水湿，膀胱气化无权，则小便不通；腰为肾之府，肾失温煦，故见腰酸。

拟予百会、神庭、四神聪轻刺减轻患者的紧张心理，调畅情志，体现了“治病先治神”的学术思想。百会向前斜刺可益气升阳，以达升清降浊之功；攒竹为膀胱经的穴位，既可镇静安神，又可启闭利尿；而神庭安神作用较强，四神聪为经外奇穴，可加强百会作用，并可制约百会升阳太过。中脘为任脉穴，是胃经募穴，又是腑会穴，有健脾和胃、消食化积之功；天枢乃是阳明胃经之穴，为大肠经的募穴，善调肠胃气机；足三里为足阳明胃经的合穴及下合穴，为全身重要的保健穴；三阴交为脾经穴，是足三阴经的交会穴，临床以健脾益气、补血调经为主；元气不足，命门火衰，刺灸关元穴可获佳效；中极为膀胱经募穴，可温补肾阳，调理膀胱经气，以达启闭利尿之功；水道穴为足阳明胃经穴，是膀胱腑的临近穴，有利尿排淋之效；列缺为手太阴肺经之络穴，同时也是八脉交会穴之一，通于任脉，任脉起于腹内，上循脊里，出于会阴，与肾相联系，肺属阴，为水之母，又有提壶揭盖之意，故可通利小便；阴陵泉为脾经的合穴，为阴经五输穴中的水穴，而水应于肾，可健脾利湿，益肾助阳；太冲穴为肝经的原穴，与合谷相配为“四关”穴，是治神中的解郁安神法，具有疏肝解郁之功。

本例选取了督脉、任脉、肺经、脾经、肝经等穴位，成功拔除尿管。膀胱充盈者应注意腹部穴位的针刺深度，以免伤及膀胱。

医案二

姓名：张某 性别：男 年龄：58 岁 初诊日期：2016 年 3 月 2 日

主诉：术后尿潴留近 2 个月。

现病史：患者 2016 年 1 月 16 日因局部炎症在局麻下行包皮环切手术，术后 6 小时出现尿潴留，予导尿，留置尿管，期间试图拔出尿管 6 次，均不能排尿而再次导尿。今来就诊寻针刺治疗。情绪烦躁，纳少，眠欠安，大便可。

辅助检查：（2016 年 2 月 9 日，海军总医院）尿动力学检查：①膀胱顺应性为 70.86mL/cmH_2O，提示膀胱顺应性高；②膀胱灌注至 30mL 患者出现尿意感，初急迫时膀胱容量 249mL，灌注期末膀胱容量为 485mL；③膀胱充盈可见逼尿肌不随意收缩波，不伴急迫性尿失禁；④嘱患者行排尿动作后，呈腹压排尿模式，未见尿液排出，最大逼尿肌压力为 5.6cmH_2O，提示逼尿肌收缩力弱；⑤患者拒绝自由尿流率检测；⑥结合病史，神经源性膀胱可能性大。

中医诊查：舌淡红，苔薄白，脉弦细。

中医诊断：癃闭（膀胱气化失司）。

西医诊断：术后尿潴留。

立法：温肾纳气。

取穴：百会、神庭、攒竹、承浆、气海、中脘、关元、中极、天枢、水道、手三里、列缺、合谷、足三里、阴陵泉、三阴交、商丘、大敦、神阙、曲骨。

手法：神阙、关元、气海、曲骨交替隔姜隔盐灸，每次 30 分钟；手足三里、气海、关元用补法，余穴行平补平泻法。

诊疗经过：

2016 年 3 月 7 日，针刺治疗 5 次后拔出尿管，其后至今可自主排尿，白天存在尿等待，夜间排尿正常。

按语：

灸法具有补肾助阳、健脾化湿、促进运化，以达益气利尿之功。而神阙是治疗尿潴留、尿失禁等排尿障碍的特效穴之一，以隔姜隔盐灸法为好。关元、气海、曲骨均在小腹部任脉之上，施以灸法可进一步增强疗效。灸法是本例取得疗效的关键因素。

医案三

姓名：徐某　性别：男　年龄：58 岁　初诊日期：2017 年 7 月 13 日

主诉：小便淋沥不下，排尿困难 3 月余。

现病史：患者3个月前无明显诱因自觉夜间尿频，每晚2～3次，多则 3 ～4 次，起夜时排尿困难，排尿时有尿等待，尿线细，小便淋沥难下，不伴尿痛症状。数日后日间排尿也感困难，小便滴沥难出，排尿时间明显延长，伴腰酸痛，前阴部酸胀难耐。遂于顺义中医院男科就诊，给予查尿液，肛门指诊，检查前列腺液及前列腺彩超，诊断为良性前列腺增生（中度），给予马沙尼及利尿通淋中药治疗，开始1个月内症状有改善，但后有反复，故寻求针灸治疗。现症见：尿频，夜间为甚，小便排出困难，纳可，夜寐欠安。

既往史：高血压病2年余，规律服药治疗。

家族史：否认家族遗传病史。

中医诊查：神情疲惫，精神弱，舌质淡，苔白，脉细滑，尺脉无力。

中医诊断：癃闭（肾气亏虚，湿热瘀阻）。

西医诊断：良性前列腺增生。

立法：补肾纳气，清利湿热。

取穴：神阙、关元、中极、百会、列缺、阴陵泉、足三里、三阴交。

手法：神阙、关元、中极施以灸法，余穴用针刺补法。

医嘱：忌酒防寒，少食辛辣、刺激食品，避免久坐。

诊疗经过：

2017年8月17日：患者经10余次针灸治疗，感觉症状减轻，夜间起夜次数减少，每日1～2次，排尿较前通畅，已停用西药口服。

2017年9月21日：患者坚持针灸治疗，目前症状明显减轻，夜间起夜一次，有时可睡整晚，睡眠质量也有明显改善，排尿通畅，尿等待时间缩短，继续针灸治疗。

医案四

姓名：李某　性别：男　年龄：71岁　初诊日期：2016年11月16日

主诉：排尿困难 10 余天。

现病史：患者 10 余天前，旅游归来逐渐出现排尿困难，排尿时间延长，自觉排尿不尽，经超声及直肠指诊提示前列腺增生，血清 PSA 2.30ng/mL。泌尿外科诊断为前列腺增生，给予非那雄胺口服，因患者服药不耐受要求针灸治疗。刻下见：排尿踌躇，尿线断续，终末滴尿，尿线细而无力，夜尿次数较前增多，尿量少。

既往史：高血压病史。

家族史：否认家族遗传病史。

中医诊查：面色晦暗，少腹皮肤紧，轻触则有尿意。舌质偏暗，苔薄白，脉弦细。

中医诊断：癃闭（肾阳不足，气虚血瘀）。

西医诊断：良性前列腺增生症。

立法：温补肾阳，益气活血。

取穴：百会、关元、中极、横骨、太溪。

手法：百会、太溪针用补法，关元、横骨平补平泻；其中关元穴针感要求传至会阴。中极、横骨穴加灸，每日一次。

医嘱：忌酒防寒，少食辛辣、刺激食品，避免久坐。

诊疗经过：

2016 年 11 月 17 日二诊：患者述当日针后即感腹部紧绷感消失，晚上夜尿由 5 次减为 3 次，白天小便时仍有尿等待。依上法继续治疗一次。

2016 年 11 月 18 日三诊：夜尿仍维持 3 次，小便时较前有力，尿线断续消失，取穴同前，关元增加灸法。

2016 年 11 月 23 日六诊：共治疗 6 次，夜尿维持在 2 ～3 次，排尿基本顺畅而收官。

按语：

癃闭是指排尿困难或尿闭，在临床上以排尿不畅，点滴而下，下腹胀满为主症者，称为“癃”；若小便不调，点滴不出者，称为“闭”；但二者往往仅是程度上的区别，故又统称癃闭。本病证见于多种原因引起的尿潴留，良性前列腺增生是其常见病因。

中医将本证在临床上分虚实两类，病位在肾与膀胱，虚证以肾不纳气为主，实证以膀胱湿热为主，肾与膀胱相表里，因此又很难截然分开。在治疗时肾与膀胱往往兼而顾之。上述两位患者均为良性前列腺增生病，中医辨证为阳气不足，肾气亏虚，水湿难化，积滞膀胱而成，治疗以补肾助阳为法。其中徐某因有湿热瘀阻象，故加列缺、阴陵泉、足三里、三阴交等；而李某年事较高，则以单纯补益为主。

取穴中神阙、关元可补元益气，加强肾的气化功能；中极为膀胱募穴，灸之可通利水道，利小溲；横骨为冲脉、足少阴之会，灸之可益肾助阳，调理下焦；百会益气升阳，有助气化；列缺行肺气，通调水道，有提壶揭盖之意，是为周老治疗下焦病，特别是小便疾患的常用穴；阴陵泉为脾经合穴，属水，泻之有清利下焦湿热作用；足三里、三阴交施用补法可生气血，助运化，从而加强肾的气化和膀胱的通利功能，若施用泻法主要是引热下行，使湿热得利，则小便通；太溪为足少阴肾经的原穴，本性属土，可助气化散热。在日常生活中，调畅情志、忌酒防寒、少食辛辣刺激食品、适度锻炼也是十分必要的。

三、遗尿

医案一

姓名：宁某　性别：女　年龄：74岁　就诊时间：2017年

11月3日

主诉：小便失禁17年，加重1个月。

现病史：患者17年前因劳累发作小便失禁，17年间时好时重。生第1胎时出现子宫脱垂，曾予针灸治疗，稍好转，未能坚持治疗。近1个月因劳累症状加重。刻下症见：乏力，咳时尿出，纳可，眠欠安。

既往史：既往体健。

家族史：否认家族遗传病史。

中医诊查：语声低微，四肢凉。舌淡，苔薄白，脉细滑。

中医诊断：遗尿（气虚不固）。

西医诊断：尿失禁。

立法：固胞缩泉，补益气血。

处方：

熟地黄10g	山萸肉10g	茯苓10g	怀山药15g
黄精15g	枸杞子10g	砂仁6g	菟丝子10g
党参10g	生炙黄芪各30g	陈皮10g	鹿角胶10g
升麻6g	桑螵蛸10g		

水煎服，日2次。

取穴：百会、神庭、攒竹、中脘、气海、中极、天枢、神门、手三里、内关、太渊、足三里、阴陵泉、三阴交、太白、太冲。

手法：手三里、足三里、气海、中脘用补法，余穴行平补平泻法。

诊疗经过：

服汤药14剂，针刺8次后，患者诉乏力明显改善，尿随咳出症状改善；又服用中药1个月，针刺12次后，患者述口干、口渴，原方基础上加沙参15g，麦冬15g，五味子6g；再服药14剂，针刺 10 次后，患者遗尿症状明显好转。

按语：

遗尿的主要病机是气虚不固，患者在生育第一胎时，出现子宫脱垂，是生产后气血亏虚，气虚下陷，未能养气固本所致，而后出现明显遗尿，尿随咳出，针灸治疗与中药配合，共济补中益气之功。选穴方面，百会升阳举陷，中脘、气海补气。选用太渊，是运用了五输穴中“虚则补其母”之法，太渊是肺经土穴，培土生金。另选用了足三里、阴陵泉、三阴交、太白等穴以补益脾肺之气，增加固摄作用。方中重用生黄芪、炙黄芪补气，选用茯苓、山药、黄精共奏肺脾肾同补之效，再加上菟丝子、枸杞子、地黄补肾，桑螵蛸固精缩尿，以达标本兼治之效。

对于遗尿的治疗，周老在临床治疗中，主要选用“补中益气”之法。周老认为，气是维持人体生命体征的主要动力，气机的升降有序，气机条达，能维持人体的脏腑功能。对于虚证，应从补气入手，补益脾气，运化水谷；补益肾气，固摄二便；补益肺气，宣发肃降有序。而在人体气机升降过程中，肝起到了主要的调节作用，所以周老的针灸组穴中经常配伍太冲、合谷等穴，药物中常加陈皮等。

医案二

姓名：吴某　性别：男　年龄：24 岁　初诊日期：2016 年 10 月 11 日

主诉：小便失禁 2 年。

现病史：患者 2 年前因车祸导致骨盆粉碎性骨折、膀胱破裂、后尿道断裂，出现尿失禁。后于浙江当地医院行膀胱修补术及人工括约肌修补术，术后尿失禁未见改善。后因出现严重的尿道腐蚀及尿道狭窄取出人工括约肌。1 年前在上海行尿道断端吻合术及膀胱重建术、尿道悬吊术，术后尿失禁症状仍未见明显缓解。现小便失禁，无尿意，未留置尿管，长期戴纸尿裤，外出活动极为不便，情绪低落，有自卑感，腰部酸痛沉重，畏寒，纳可，眠欠安，大便每日 2 次，不成形。

既往史：外伤后因肝破裂行部分肝脏切除术及胆囊切除术，因左侧股骨颈骨折置入 3 枚钢钉固定。

家族史：否认家族遗传病史。

中医诊查：情绪低落，疲惫面容。舌紫暗，苔白，脉沉细。

中医诊断：遗尿（肾气不固，瘀血阻络）。

西医诊断：创伤性尿失禁。

立法：补肾助阳，活血通络。

处方：

熟地黄 10g	山萸肉 10g	怀山药 15g	茯苓 10g
黄精 15g	枸杞子 10g	仙茅 10g	淫羊藿 10g
补骨脂 15g	菟丝子 10g	金樱子 10g	五味子 10g
鹿角霜 10g	丹参 15g	路路通 10g	桃仁 10g
炒白术 10g	砂仁 6g	覆盆子 10g	盐炒车前子 10g包

水煎温服，日一剂，分两次服。

取穴：

①百会、神庭、攒竹、中脘、关元、水道、内关、神门、手三里、足三里、三阴交、太溪。

②百会、大椎、至阳、命门、长强、次髎、会阳，“五脏俞＋膈俞”。

手法：以上两组穴位交替，关元、命门、脾俞、肾俞、手三里、足三里施以补法，余穴均施平补平泻法，腰骶部次髎、会阳穴以芒针刺之，要求针感放射到前阴部或抵达小腹。

医嘱：畅情志，避风寒，勿劳累。

诊疗经过：

2016 年 10 月 25 日二诊：患者治疗 2 周，服汤药 14 剂后，自觉腰部酸痛沉重感减轻，但尿失禁无明显改善，仍无尿意，眠可，大便质软成形。舌暗，苔白，脉沉细。上方去砂仁，加炙黄芪 30g。针灸治疗取穴同前，用大艾炷隔姜隔盐灸神阙穴 7 ～9 壮，关元穴加温针灸，并间断用火针点刺命门、肾俞穴，加强温阳固摄的作用。

2016 年 12 月 20 日：间断针灸、服药两个月，患者诉小腹发热，不甚畏寒，尿失禁症状有所改善，坐下或蹲下时可有尿意，排尿可自主控制，但站立时尿意不明显，仍时有尿失禁。因其家在外地，经济条件有限，需返乡继续治疗，嘱其回家后坚持每日做艾灸，汤药可做成水丸长期服用。

按语：

第一组穴位中，针刺百会、神庭、攒竹，配合心理疏导，贯彻周老“治病先治神”的学术思想。中脘乃胃之募穴，可补中益气；关元为强壮要穴，顾名思义可关住元气，具有温阳固摄之功；水道与关元相伍，可固摄水道；内关、神门宁心安神，与肾经原穴太溪相配，可交通心肾，引火归原；三阴交为足三阴经交会的重要穴位，为治疗泌尿生殖系统疾病的要穴；手、足三里与三阴交同用可补益气血，并可助中脘补中气，升清阳。

第二组穴位中，百会可升提阳气，大椎、至阳、命门、长强均为督脉穴位，督脉贯脊属肾，总督一身之阳气，故可温阳化水；次髎、会阳为足太阳膀胱经分布于骶尾部的穴位，以芒针深刺，使针感向前阴放射，可促进膀胱舒缩以固摄水道，并使局部瘀血得散；“五脏俞 + 膈俞”为“金针王乐亭”用于补益安神、调理脏腑阴阳的经典穴方，使阴平阳秘而治其本。

本案患者为青年男性，于车祸后造成骨盆、膀胱及尿道直接损伤，出现尿失禁，且后来又多次接受膀胱及尿道的手术修复治疗，效果仍不理想，考虑为膀胱括约肌和尿道内括约肌功能失常的真性尿失禁，较以往多见于神经源性膀胱造成的尿失禁更为复杂棘手。患者因外伤所致筋脉失养，多次手术造成筋脉损伤更甚，瘀血阻滞经脉，气血运行不畅，膀胱固摄不力，久之导致肾气疲惫，肾府失养，肾阳日渐衰微。故治以温阳固摄,活血通络。方药以六味地黄之“补三味”（熟地黄、山萸肉、怀山药）合五子衍宗丸、二仙汤加减，用黄精、补骨脂加强补脾益肾之力，鹿角霜助二仙汤温肾阳，金樱子涩精缩泉，丹参、路路通、桃仁活血化瘀通络，再加炒白术、砂仁健运脾胃以防大队补益药物滋腻碍胃。针灸治疗坚持“治神为先，形神同治”，周老根据《诸病源候论 · 小便不禁候》所载“肾气虚，下焦受冷也，不能制约其水液”，抓住患者尿失禁的根本病机，即原动力不足——气血不足使筋脉失于濡养，肾阳不足使膀胱失于固摄，故采用隔姜隔盐灸神阙，此乃周老治疗尿失禁的独到经验，配合关元温针灸及火针点刺肾俞、命门，提升人体的原动力。

该患者年纪轻轻惨遭不幸，因长期尿失禁而不能如常人一样工作、生活，现经三个月针灸、中药治疗调养后，症状有所改善，其因故返乡不能坚持针刺，嘱其回家后继续每日艾灸，中药做成丸散剂以图长久收效。

四、尿闭

姓名：戴某　性别：女　年龄：46岁　初诊日期：2013年6月23日

主诉：尿量减少、面色黧黑1年。

现病史：患者于2012年6月开始出现尿量减少，每天小便仅3～4次，每次尿不多，自认为是饮水过少所致，增加饮水量后不但排尿没有增加，尿量减少反而进一步加重，并出现口干舌燥，皮肤变干变黑，去医院检查肾功，肌酐为1000μmol/L，诊为尿毒症，当即决定透析治疗。第一次透析于2012年10月29日开始，每周2次，规律透析至今，肌酐控制在400μmol/L以内。为了减少透析次数和增强自主排尿功能，患者要求针刺治疗而来应诊。刻下症见：少尿，皮肤干燥，面容困倦，面色黧黑，头晕乏力，脱发，口舌干燥，纳少，眠差，大便干。

既往史：有服龙胆泻肝丸史。近1周出现右眼上睑下垂，睁眼无力，已被诊为眼肌型重症肌无力。

家族史：母亲有单纯眼肌型重症肌无力史。

中医诊查：面色晦暗无华，右眼睁闭无力。舌淡红，苔白，脉沉细。

中医诊断：尿闭、痿证（脾虚湿盛，肝肾两亏）。

西医诊断：慢性肾功能不全（尿毒症期），眼肌型重症肌无力。

立法：健脾化湿，补益肝肾。

取穴：百会、神庭、攒竹、中脘、气海、关元、天枢、右阳白、右四白、手三里、内关、太渊、足三里、三阴交、太白、太冲、水道、丰隆、阴陵泉、太溪、神门。

手法：平补平泻，留针 30 分钟。

诊疗经过：针刺治疗 8 次后，右眼睑下垂、全身无力、失眠、口干舌燥、大便干均明显好转，皮肤干枯、脱发、面色晦暗亦有所改善，尤其值得一提的是，自主排尿功能有所恢复，尿量逐渐增加。患者的喜悦之情溢于言表。

按语：

慢性肾功能不全（尿毒症期），中医很难用某一个病名进行概括，近年来有人用肾衰病来命名，但并无中医诊断特色，反而多数医家因其尿少甚至无尿而以尿闭论之。该病的发生，是指由于各种原因所造成的慢性进行性肾实质损害，导致肾脏功能减退，而出现代谢产物潴留，水、电解质、酸碱平衡失调及全身各系统受累等一系列症候群。中医认为该病多为本虚标实，治疗以补肾健脾为主，利水化湿为辅。

重症肌无力属于中医“痿证”范畴，单纯眼肌型的重症肌无力，则称目胞无力、睑废、胞垂、视歧、头倾等。该病是一种骨骼肌神经肌肉接头处病变为主的自身免疫性疾病，女性多于男性，发病年龄以 15 ～35 岁为多，男性患者在 60 ～70 岁时有一个发病小高峰，可有家族史。中医认为本病以脾胃虚损为主，五脏均可受累，因此邓铁涛邓老提出治疗本病当以“补脾益损，升阳举陷”为治疗大法，以补中益气汤加五爪龙为主。

本案是以慢性尿毒症和重症肌无力兼见，因此病情更为复杂，再兼患者怕服用中药增加肾脏的负担而求助于针灸治疗。从患者的病史及相关文献分析可见，该案已累及多个脏腑器官，如脾、胃、肝、肾、心、肺、三焦、膀胱等，治疗需要考虑更为全面，取穴也相应较多。首先针刺百会、神庭，是周老“治病先治神”的具体体现，尤其是百会，有百脉朝会之意，补之可益气升阳，无论是尿闭，还是重症肌无力，均需阳气的温煦，才能达到促进运化和举陷作用；攒竹为膀胱经腧穴，既可镇静安神，又可通调局部经气，而使眼睑上抬；中脘是胃的募穴和腑会穴，脾胃相表里，不仅可以健脾和胃，且胃主足阳明经，因此有“治痿独取阳明”之意；气海可补气升阳；关元乃人体元气生发之所，是任脉与足三阴经的交会穴，又是小肠经的募穴，既补先天，又益后天，既可补肾，又可健脾，是本案两病的主穴；天枢是足阳明胃经的腧穴，又是手阳明大肠经的募穴，也是“治痿独取阳明”的要穴；手、足三里，一为手阳明大肠经，一为足阳明胃经，既是同名经，又是同名穴，既可补益气血，又可行气活血，是人体的重要强壮穴，是本案二病必用的穴位；右阳白、四白均为局部取穴，可通调局部气血，以利升提举陷；太渊为手太阴肺经的原穴，可以补益肺气，“肺主治节”，故有举陷和利尿作用；阴陵泉、三阴交、太白三穴为足太阴脾经的穴位，功在生化气血，健脾利湿，促进运化，通利小便，有以补为通之意；水道利水，丰隆通便，有利驱邪排毒；太溪为肾经原穴，刺之可以补肾气，利小便；太冲为肝经原穴，可养肝血，补肝阴，与太溪相配，滋水涵木，对脱发、口干、皮肤晦暗等均有一定作用；内关为手厥阴心包经之络穴，神门为手少阴之原穴，二穴相合，可加强百会、神庭的镇静安神作用。

五、阳痿

姓名：宁某　性别：男　年龄：31岁　初诊日期：2010年4月2日

主诉：性功能下降、失眠两年。

现病史：两年前因工作压力大、劳累后出现性功能下降，周身乏力，腰膝酸软，脱发，纳呆，眠差，时有幻听，二便调。

既往史：既往体健。

过敏史：否认食物及药物过敏史。

中医诊查：舌红，苔薄黄，左脉沉滑，右脉沉细。

中医诊断：阳痿（肝肾亏虚）。

西医诊断：勃起功能障碍，失眠（睡眠障碍）。

立法：补益肝肾，镇静安神。

处方：

熟地黄 15g	山萸肉 10g	茯苓 10g	怀山药 10g
黄精 15g	枸杞子 10g	牡丹皮 10g	菟丝子 15g
泽泻 10g	五味子 10g	当归 10g	车前子 10g
党参 10g	炙黄芪 10g	仙茅 10g	巴戟天 10g

水煎服，日 2 次。

取穴：

①百会、神庭、攒竹、内关、神门、手三里、中脘、关元、足三里、三阴交、太冲。

②五脏俞加膈俞、志室、秩边、次髎。

手法：两组穴位交替，平补平泻，留针 30 分钟。

诊疗经过：针刺治疗数次后，患者诸症有所改善，自觉精力旺盛。嘱其条畅情志，规律作息，节制房事，原方继服一个月后可做成水丸长期服用半年至一年，平时可在家自行艾灸命门、肾俞、关元、足三里等穴位，以收全功。

按语：

阳痿为成年男性的常见多发病，40 岁以上的男性有半数存在不同程度的勃起功能障碍，临床表现多为“痿而不举”“举而不坚""坚而不久"。中医称阳痿为"阴痿",古代别名有"不起""筋痿""阳不举""阴器不用",其作为一个独立的病名,首见于《周慎斋遗书》一书,后经张介宾的使用而广为后世医家沿用。本病的发生多因房事不节、过于劳累、高度紧张、惊恐伤肾等,受患者心理因素影响较大,临床治疗时不可只知一味补肾,还应注意调神定志,最好能配合心理辅导。针灸取穴方面,针对本病发病的情志因素,取百会、神庭、攒竹、内关、神门清心安神;手足三里、三阴交补益气血;中脘为胃之募穴,又为腑会穴,具有健脾和胃之功,促进气血生化之源;关元具有温补肾阳之功,与中脘同用,可分别调补先后天。另一组穴位选用五脏俞加膈俞,从整体调节脏腑气血阴阳,加志室补肾益精,秩边及次髎可用3寸长针深刺,使针感向前阴放射,效果尤佳。中药处方为六味地黄丸、五子衍宗丸、二仙汤、当归补血汤加减而来,具有补气养血、补肾填髓、温补命门之功。后续嘱患者保持健康生活方式,尤其注重条畅情志、节制房事,中药制成水丸长期服用,配合艾灸固本培元,使疗效得以巩固。

第五节 气血津液疾病

一、汗证

医案一

姓名:强某 性别:女 年龄:59岁 初诊日期:2017年5月23日

主诉:周身汗出2年。

现病史:患者诉自2015年5月开始,无明显诱因出现周身汗出，静坐时面部、后背、躯干及手足均有汗，活动后出汗更加明显，自诉时有做家务后出大汗，伴气短、周身乏力，症状持续 2 年，1 年前无明显原因出现醒后亦有汗出，睡衣常湿透。平素出汗后稍不注意即感风寒，出现感冒症状，全年身着长衣长裤，怕汗出后感冒，但衣服经常潮湿，患者十分痛苦，曾多家医院就诊，服用各种西药及汤药，效果均不佳，纳食可，夜寐欠安，二便调。

既往史：高血压病史 5 年，冠心病史 3 年，规律服药治疗。

家族史：否认家族遗传病史。

中医诊查：神情萎靡，精神差，形体肥胖，面色皖白，手足面部潮湿，额头时有汗出。舌淡，苔白，脉细弱。

中医诊断：汗证（营卫不和，卫表不固，气阴两虚）。

西医诊断：自主神经功能紊乱。

立法：调和营卫，益气养阴，固表止汗。

取穴：百会、神庭、风池、手足三里、外关、合谷、天枢、中脘、气海、攒竹、复溜、太溪、三阴交、阴陵泉。

手法：泻合谷，补复溜，余穴用补法，留针 30 分钟。

医嘱：饮食清淡，避免风寒，加强体育锻炼。

诊疗经过：

2017 年 6 月 27 日复诊：自觉白日出汗明显减少，但活动后仍有汗出。

2017 年 7 月 20 日复诊：诉白日汗出进一步减少，清晨醒后汗出也明显好转，现在已能穿夏日服装，脱去长衣长裤。继续门诊针灸治疗。

按语：

汗证是中医的证候，是指不正常出汗的一种病证，西医属于植物神经功能紊乱范畴。在正常环境中，全身或局部出汗过多，甚则大汗淋漓。寐则汗出，醒时汗止者称盗汗；不分寤寐而出汗者称自汗。西医认为本病是由于植物神经系统的平衡被打破，出现各种功能障碍，临床表现可涉及全身多个系统，如心血管系统、呼吸系统、消化系统、内分泌系统、代谢系统、泌尿生殖系统等，患者自觉症状繁多，可表现为四肢麻木，手脚心发热，周身皮肤发热，但量体温正常，全身阵热阵汗，常伴随焦虑、紧张、抑郁等情绪变化，按器质性疾病治疗常无效。见于交感神经功能降低或副交感神经功能亢进时，可表现为瞳孔缩小，心率减慢，血管扩张，面部潮红，周身汗出等症状。目前西医治疗主要以调节植物神经功能药物及对症治疗药物为主，并配合抗焦虑抑郁药物，效果多不明显。

中医认为汗证多是由于脏腑气血阴阳失调，营卫不和，卫阳不固，腠理开阖不利，则汗液外泄。

周老用针灸治疗汗证常能起到意想不到的效果。百会，神庭，攒竹，取其“治病先治神”的理论，三穴相伍，具有镇静安神的作用；风池是足少阳胆经腧穴，为足少阳、阳维之会，具有益气通阳、祛风散寒之意；手足三里分别是手阳明大肠经和足阳明胃经的腧穴，两穴既属同名经，又为同名穴，一上一下，相配而用，阳明经为多气多血之经，用补法可起到益气养血、通经活络、强身健体之作用；“一切风寒暑湿邪，头痛发热外关起”，外关为手少阳三焦经络穴，通于阳维脉，具有通经活络、联络气血、补阳益气之功效，为防御外邪入侵的关口；三阴交乃脾肾肝三条足阴经之会，本身属脾经，与阴陵泉相配，补益后天之本，充盛气血生化之源；周老经验穴“腹四针”，即双侧天枢、中脘、气海共四穴，具有健脾和胃、补益气血、升清降浊之功效，且营卫之气出于中焦，中焦气血充盛，则营卫之气自能充足，肌表腠理得固，则汗出自止；合谷、复溜是治疗汗证的要位，具有清热除烦、养阴敛汗功效，合谷为手阳明大肠经之原穴，有清热泻火之功，而复溜为足少阴肾经之穴，不仅可以治疗气虚自汗，阴虚盗汗，而且还可治疗热病之汗，因此两穴是治疗汗证的一代名方，一上一下，一阴一阳，既可清热，又可养阴。但治疗时需注意补泻手法，即汗出不止应泻合谷、补复溜；太溪是肾经原穴，配合复溜滋阴益肾，共奏养阴之功。综上所述，诸穴配合，共同起到益气养阴、调和营卫、固表止汗的效果。

医案二

姓名：范某　性别：男　年龄：34 岁　初诊时间：2013 年 6 月 18 日

主诉：腰腿部多汗、畏寒 3 年余。

现病史：患者 3 年来逐渐出现腰腿部多汗、畏寒，进食热食、天热时汗出过多，颈背腰腿酸沉不适，畏寒惧风，受风寒、进食寒凉、饮酒后胃部不适，自觉胃部寒凉，时有饮酒后约 6 小时出现关节寒痛，自觉“上下不通”，双臀部寒冷，纳眠可，二便调。

既往史：4 年前腰部受凉史，自述患颈椎病、腰椎病。

家族史：否认家族遗传病史。

中医诊查：舌暗淡，苔薄白，脉沉细尺弱。

中医诊断：汗证（脾肾阳虚）。

西医诊断：植物神经功能紊乱。

立法：补肾健脾，益气助阳。

处方：

熟地黄 10g	山萸肉 10g	茯苓 10g	山药 15g
丹皮 6g	泽泻 10g	肉桂 3g	熟附片 9g
干姜 10g	生黄芪 30g	防风 6g	炒苍白术各 10g

水煎服，日 2 次。

取穴：督脉十三针、肾俞、膈俞、环跳、复溜、合谷。

手法：泻合谷，补复溜，余穴平补平泻。

诊疗经过：因患者家在外地，回当地针刺及服药治疗，电话随访，治疗 1 个月后症状明显缓解，后未再治疗。

按语：

汗证是由于人体阴阳失调，营卫不和，腠理不固，开阖不利而引起汗液外泄失常（汗出过多，或出汗时间及颜色异常）的病证，根据汗出的表现，一般可分为自汗、盗汗、战汗、黄汗等。

早在《内经》即对汗的生理及病理有了一定的认识，明确指出汗液为人体津液的一种，并与血液有密切关系，所谓血汗同源，故血液耗伤的人，不可再发其汗，并明确指出生理性的出汗与气温高低及衣着厚薄有密切关系，如《灵枢·五癃津液别》说："天暑衣厚则腠理开，故汗出……天寒则腠理闭，气湿不行，水下留于膀胱，则为溺与气。"在出汗异常的病证方面，谈到了多汗、寝汗、灌汗、绝汗等。《金匮要略·水气病脉证并治》首先记载了盗汗的名称，并认为由虚劳所致者较多。《三因极一病证方论·自汗论治》对自汗、盗汗做了鉴别："无论昏醒，浸浸自出者，名曰自汗；或睡着汗出，即名盗汗，或云寝汗。若其饮食劳役，负重涉远，登顿疾走，因动汗出，非自汗也。"并指出其他疾病中表现的自汗，应着重针对病源治疗，谓"历节、肠痈、脚气、产褥等病，皆有自汗，治之当推其所因为病源，无使混滥”。朱丹溪对自汗、盗汗的病理属性做了概括，认为自汗属气虚、湿、阳虚、痰；盗汗属血虚、阴虚。《景岳全书·汗证》对汗证做了系统的整理，认为一般情况下自汗属阳虚，盗汗属阴虚。但“自汗盗汗亦各有阴阳之证，不得谓自汗必属阳虚，盗汗必属阴虚也”。《临证指南医案·汗》谓：“阳虚自汗，治宜补气以卫外；阴虚盗汗，治当补阴以营内。”《医林改错·血府逐瘀汤所治之症目》说：“竟有用补气、固表、滋阴、降火，服之不效，而反加重者，不知血瘀亦令人自汗、盗汗，用血府逐瘀汤。”补充了针对血瘀所致自汗、盗汗的治疗方药。

该患者为脾肾阳虚之证，针刺处方以督脉十三针为主，可振奋阳气，加肾俞滋补先天之本；周老认为膈俞不仅为血会，还可沟通上下，加强周身血液循环，调节气机升降；补复溜、泻合谷为治疗多汗的重要方法。

中药以桂附地黄丸加减以温补肾阳，干姜温中止汗，生黄芪补气敛汗，防风卫外止汗，炒二术协助健脾，共奏补肾健脾、益气助阳敛汗之功。

二、瘰疬

姓名：朱某　性别：男　年龄：45岁　初诊日期：2017年7月25日

主诉：双腋下肿物10年。

现病史：患者10年前于309医院B超示双腋下多个肿物，诊为“淋巴腺良性肿瘤”，口服小金丸及夏枯草口服液，症状减轻不明显。现上脘胀，食肥甘后双腋下刺痛，双耳鸣、右甚，手足冷，畏寒，久立后腰痛，眠可，大便黏，日一行。

既往史：前列腺炎，结核病史。20 年前诊为神经性皮炎后自觉双腋下汗多。

家族史：否认家族遗传病史。

中医诊查：舌红，苔黄腻，脉弦滑。

中医诊断：瘰疬（肝郁脾虚）。

西医诊断：淋巴腺良性肿瘤。

立法：疏肝健脾，化痰通络。

处方：

熟地黄 10g	山萸肉 10g	茯苓 10g	怀山药 15g
黄精 15g	枸杞子 10g	蝉蜕 6g	生龙齿 20g
浙贝母 10g	夏枯草 10g	橘叶 6g	炒苍白术各 10g
川续断 15g	炒杜仲 15g	葛根 10g	骨碎补 15g

水煎服，日 2 次。

取穴：百会、神庭、攒竹、中脘、气海、天枢、足三里、内关、合谷、太渊、血海、三阴交、丰隆、公孙、太冲、曲池透臂臑。

手法：曲池至臂臑用透刺法，余穴平补平泻，留针 30 分钟。

诊疗经过：

2017 年 8 月 8 日二诊：症状较前减轻，耳鸣腰痛，畏寒，纳眠可，二便调。舌暗红，苔薄白，脉弦滑。

按语：

淋巴腺良性肿瘤属于中医"瘰疬"范畴。周老认为该病发病多由三焦、肝、胆等经风热气毒蕴结，肝肾两经气血亏损，虚火内动所致。可分为急性、慢性两类。急性多因外感风热、内蕴痰毒而发；慢性多因气郁、虚劳而发。该病常恚怒忿郁，谋虑不遂，精神颓靡。

此患者病程有 10 年之久，且平时生活不隧，情志不畅，肝气郁结，脾虚生痰；肝郁则化热，痰热互搏，留于腋下之脉络，而成瘰疬。亦因素体虚弱，肺肾阴亏，致使阴亏而火旺，痰火凝结而成瘰疬。故针刺用安神方（百会、神庭、攒竹）调节情志，补中益气方（百会、中脘、气海、天枢、太渊、足三里、三阴交）补气养血；因久病入络，故加血海、丰隆化痰祛瘀。因肺与大肠相表里，臂臑主治肩臂疼痛、颈项强急、瘿气、瘰疬、肩关节周围炎、急性结膜炎等；曲池转化脾土之热，燥化大肠经湿热，提供天部阳热之气，故用曲池透臂臑调节肺脾之气，奏清热散结之效。汤药为清热散结，补脾益肾之思路。

三、肥胖

姓名：孙某　性别：女　年龄：35 岁　初诊日期：2017 年 4 月 17 日

主诉：体重超标 2 年余。

现病史：患者 2 年前由于生育导致体重超标。身高 164cm，体重 67kg，腹部、大腿脂肪堆积。肩背不适，经常落枕。失眠多梦，纳食尚可，二便调。

既往史：既往体健。

家族史：母亲有高血压病史。

中医诊查：舌淡红，苔薄白齿痕，脉滑略沉短。

中医诊断：肥胖（心脾两虚，痰湿中阻）。

西医诊断：肥胖。

立法：养心健脾利湿。

取穴：百会、神庭、中脘、天枢、水道、列缺、神门、阴陵泉、足三里、丰隆、三阴交、商丘、腹部阿是穴。

手法：章门透关元用 4 寸针透刺皮肤。大腿阿是穴 3 寸针平刺。

医嘱：适当加强运动，饮食忌口及服食时间规律。

诊疗经过：

2017年4月20日二诊：患者体重下降0.5kg，穿衣略感宽松。睡眠缓解。继续前法，水道加用电针。

2017年5月4日三诊：患者体重再降0.5kg，衣服明显宽松。前一天落枕通过快针刺激颈四针及膈俞。电针刺激腹部及大腿阿是穴。

2017年5月8日四诊至5月25日六诊：患者体重再下降3kg，后工作原因停止治疗。睡眠良好，肩背无不适感。总计40天，针6次，体重减轻4kg。

按语：

患者除了通过针刺减肥外，还配合控制饮食。4月份开始主食量减半，后主食量逐渐减少到之前的1/3。2018年1月10日追访时，自述针刺后仍坚持控制饮食2个月，体重又下降2kg，后体重维持，未再增加。百会、神庭、神门镇静安神，助控制食欲；列缺、中脘、丰隆祛痰；列缺、水道、阴陵泉、商丘以利水；天枢、水道、丰隆以通便；足三里、三阴交补益气血。综观整体治则，以宣肺、利水、通便为主，佐以益气养血，以达泄不伤正之效。

四、虚劳

姓名：袁某　性别：女　年龄：42岁　初诊日期：2007年11月16日

主诉：易疲倦，双腿发沉6个月，加重1周。

现病史：半年前患者感冒、发热、头痛、身痛，到当地医院就诊，诊为感冒，予口服退热及中成药治疗。1周后发热及感冒症状消失，但身体易疲倦，精神紧张，有时情绪低落。复诊内科检查，未发现器质性异常，因工作繁忙未予治疗，后间断性低热，有时伴肌肉酸痛，双腿发沉、疲倦，休息后可以缓解。近1周又出现疲倦、腿沉，日间困倦，夜寐欠安，记忆力下降，故来就诊。心理评估：抑郁自评量表（SDS）50分，焦虑自评量表（SAS）48分。

既往史：素体稍弱，易疲劳，腰痛。

家族史：其母患心脏病史。

中医诊查：舌淡红，苔薄白，脉沉细。

中医诊断：虚劳（肝肾不足）。

西医诊断：慢性疲劳综合征。

立法：补益肝肾。

处方：

熟地黄10g	山萸肉10g	茯苓10g	怀山药15g
黄精15g	枸杞子10g	丹皮6g	广郁金10g
泽泻10g	广陈皮10g	香附10g	菟丝子10g
首乌15g	炒苍白术各10g	升麻6g	炙甘草6g

水煎服，日2次。

取穴：

①五脏俞加膈俞。

②百会、中脘、气海、关元、神门、照海、太渊、太溪、太白、丘墟。

手法：两组穴交替针刺，补法，留针30分钟。

诊疗经过：治疗1周后，患者睡眠安稳，疲倦感明显好转，继续服药针刺治疗。经1个月的治疗，患者精力恢复，心情愉快。

医嘱：放松情绪，适当户外运动、劳逸结合。

按语：

疲劳综合征属于正常人的亚健康状态，多与精神压力、劳累及感染因素有关。周老运用“五脏俞加膈俞”治疗多种虚劳损伤之症，五脏俞穴同用，起到调理脏腑气血、增强脏腑机能的作用。“五脏有疾，当取之十二原”，周老针刺多用原穴治疗虚劳之症，如太渊、太白、太溪、神门、丘墟等均为原穴。他认为疲劳综合征多与脾肾两虚、肝肾不足有关，因此在运用中药时以六味地黄丸为基础，加疏肝理气、补益脾气的药物，常常收到较好的疗效。

五、奔豚

姓名：王某　性别：男　年龄：34岁　初诊日期：2007年11月7日

主诉：小腹不适伴心悸阵发1月余。

现病史：近1个月来因工作烦心出现小腹上冲感，伴阵发心悸，夜间眠差，有时影响性生活，自服六味地黄丸治疗，症状始终无改善，今来就诊。

既往史：结婚1年余，无子，平素遇事易紧张。

家族史：否认家族遗传病史。

中医诊查：舌红，苔白，脉弦。

中医诊断：奔豚（肝郁不疏，气逆上冲）。

西医诊断：焦虑状态。

立法：疏肝解郁，降逆平冲。

取穴：期门、膻中、关元、合谷、太冲、行间、内关、神门、三阴交、气冲、公孙。

手法：太冲、行间用泻法，余穴平补平泻，留针 30 分钟。

诊疗经过：

针刺治疗 2 次后：诉小腹上冲之症明显好转，心情较前安定，但性生活时易早泄，针刺取穴加命门、肾俞。

针刺治疗 5 次后：小腹上冲之症不明显，无心悸，睡眠略梦多，情绪稳定。

按语：

周老认为奔豚之气与冲脉有关，与情绪的影响关系密切，取穴以肝经为主。冲脉起于胞中，与任脉相通，而任脉会于膻中（气会）。气冲为专治奔豚之经验穴，配合太冲、行间泻肝火，神门、三阴交养心安神、通调上下，使上逆之气得降；“公孙冲脉胃心胸”，公孙为八脉交会穴之一，通于冲脉，针之可以降冲脉上逆之气。

第六节　经络肢体疾病

一、历节风

姓名：张某　性别：男　年龄：40 岁　初诊时间：2015 年 9 月 25 日

主诉：右侧足大趾间断红、肿、热、痛 6 年余。

现病史：患者 6 年多来，间断出现右侧足大趾红、肿、热、痛，每年发作 2 次，外院诊为痛风，曾服别嘌呤醇等药物。自诉 2015 年 6 月协和医院查尿酸（UA）> 500 μ mol/L（具体不详）。现寻求中医治疗。平素感腰酸、疲乏、无力，夜眠欠安，肾功正常。

既往史：既往体健。

中医诊查：舌淡胖，苔薄白，脉略沉细。

中医诊断：历节风（脾肾不足）。

西医诊断：痛风。

立法：健脾益肾。

处方：

太子参 10g　当归 10g　炙黄芪 30g　茯苓 10g
枸杞 10g　黄精 10g　金银花 15g　连翘 10g
白赤芍各 10g　泽兰 10g　女贞子 10g　丹参 10g
旱莲草 10g　土茯苓 15g　生薏苡仁 15g　赤小豆 10g
虎杖 15g　生山楂 15g

水煎服，日 2 次。

诊疗经过：

2015 年 10 月 20 日：复诊查 UA 570μmol/L、CHO 5.85mol/L、LDL-CH 3.40mol/L，病情平稳。

处方：

熟地黄 10g　山萸肉 10g　茯苓 10g　山药 10g
沙参 15g　天麦冬各 15g　丹参 10g　五味子 6g
丹皮 10g　炒苍白术各 10g　黄精 15g　枸杞子 10g
泽泻 10g　白茅根 15g　莲子 15g　赤小豆 15g
虎杖 15g　生山楂 15g

14 剂，水煎服，日 2 次。

2015 年 11 月 24 日：诉伴有疲乏感。

处方：

生熟地各 10g　山萸肉 10g　土茯苓 15g　炒苍白术各 10g
蒲公英 15g　赤小豆 15g　生薏苡仁 15g　虎杖 15g
生山楂 15g　连翘 10g　泽泻 10g　莲子肉 15g

太子参 30g	菟丝子 10g	桑螵蛸 10g	益智仁 15g
白茅根 30g			

30 剂，水煎服，日 2 次。

2015 年 12 月 29 日：查 UA 340mol/L。

处方：

生熟地各 10g	山萸肉 10g	山药 15g	茯苓 10g
生黄芪 30g	炒苍白术各 10g	郁金 10g	防风 10g
枸杞 10g	路路通 10g	丹参 10g	桑寄生 15g
太子参 10g	芦茅根各 30g	白芷 10g	

14 剂，水煎服，日 2 次。

按语：

痛风属中医“风湿痹痛”“痛风”“历节风”“白虎历节风”“虎口咬”“箭风”等范畴。多由于肌表、经络遭受风、寒、湿、热之邪侵袭，使气血经络被病邪闭阻而引起关节红、肿、热、痛、畸形等症。临床多见下肢红肿疼痛，尤以足踝及足趾部为多，实验室多显示血尿酸高，为嘌呤代谢异常所致。周老指出治宜健脾益气、滋补肝肾为本，活血化瘀、清热利湿为标，标本兼顾，而获痛止肿消、化验正常之较好效果。本例患者为本虚标实证，初诊时处于痛风缓解期，但 UA 高。周老用药时，补气以参、芪、茯苓、二术为主，补肝肾常用六味地黄之三补（地黄、山萸肉、山药）加黄精、枸杞子。即使在缓解期，亦使用清热凉血解毒之品，包括金银花、连翘、土茯苓、丹皮，并很重视利湿药的使用，包括生薏苡仁、泽泻、泽兰、芦茅根等，尤其固定组合生薏苡仁、赤小豆、虎杖、生山楂见于上述各方中，该组合周老常用于治疗高脂血症，而尿酸高为嘌呤代谢异常，与血脂代谢异常之药相同，有异曲同工之妙。

二、厥证

医案一

姓名：杨某　性别：女　年龄：46 岁　初诊日期：2017 年 11 月 2 日

主诉：手足不温 1 年加重半年。

现病史：患者 1 年前开始出现手足不温，无颜色改变，无疼痛，伴有少腹畏寒，遇寒加重，遇热则舒。2017 年 6 月行子宫肌瘤切除术后自觉症状加重。近 1 年曾口服中药治疗，但效果不佳，腰酸腿软，饮食欠佳，寐欠安，大便黏腻，小便可。

既往史：2017 年 6 月行子宫肌瘤切除术。

家族史：否认家族遗传病史。

中医诊查：舌淡，苔白，脉沉。

中医诊断：厥逆（脾肾两虚）。

西医诊断：末梢血液循环障碍。

立法：温补脾肾，通经活络。

处方：

伸筋草 15g　透骨草 15g　木瓜 10g　炙乳香 10g
炙没药 10g　红花 10g　干姜 10g

水煎泡洗，日 2 次。

取穴：

①百会、神庭、中脘、关元、气海、内关、神门、手三里、足三里、丰隆、三阴交、下绝骨（绝骨下一寸）、太白、太渊、太冲。

②督脉十三针、脾俞、肾俞。

手法：两组穴位交替针刺，平补平泻，留针 30 分钟。关元、气海、足三里和脾俞、肾俞两组穴位交替艾灸。

诊疗经过：针灸治疗 16 次，配合中药泡洗，症状消失。

按语：

中医认为脾为后天之本，主运化，主肌肉四肢，脾虚则气血生化乏源，四肢失于气血的温煦和濡养，则手足不温，气血得热则行、得寒则滞，故得热则舒，遇寒加重。脾失健运，则食欲欠佳，水湿停滞，则大便黏腻。肾为先天之本，肾藏精，主骨生髓，腰为肾之府，肾虚则腰酸腿软。百会、神庭、神门镇静安神，内关宁心安神，体现了周老“治病先治神”的学术思想。腑会中脘，亦是胃的募穴，是脏腑精气汇聚之处，足三里为胃经的合穴，二穴相配，健脾和胃，化生气血；气海为任脉之穴位，是人体元气生发之处；脉会太渊，为肺经的原穴，肺主一身之气；三阴交是肝、脾、肾三经的交会穴，可以健脾补气，生血益精；关元为小肠经的募穴，是足三阴经和任脉之会，可以温补人体的元气；足三里属于多气多血的足阳明经，手三里属于手阳明经，二者属同名经、同名穴，作用相辅相成；太白和太冲分别为脾经和肝经的原穴，是脾经和肝经经气的供养之源，可调理脏腑的病变，《灵枢·九针十二原》有言，“五脏有疾，当取之十二原”；绝骨下一寸是周老治疗下肢凉的经验穴；督脉总督一身之阳气，督脉为“阳脉之海”，十二经脉中的手三阳和足三阳都与督脉相交，故“督脉十三针”可以调整和振奋人体的阳气。用中药泡洗加强了温经散寒、活血通络的作用。

医案二

姓名：崔某　性别：女　年龄：25 岁　初诊日期：2017 年

7月1日

主诉：眩晕半日，意识丧失10分钟。

现病史：患者今日上午不慎弄湿衣物，未及时更换，午睡醒来后自觉头晕，不能睁眼，视物旋转，频频干呕，未吐出，无耳鸣头痛，无腹痛腹泻，继则昏倒，不省人事约10分钟，急来就医。现症见：头晕，视物旋转，周身疲倦，肢冷，恶心，纳差，二便调。

既往史：既往体健。

家族史：否认家族遗传病史。

中医诊查：神清，精神弱，面色青白，四肢皮肤凉，语声低微。舌淡，苔白，脉弱缓。

中医诊断：厥证（虚证）。

西医诊断：晕厥。

立法：回阳救逆，补气固脱。

取穴：水沟、内关、合谷、足三里、神阙。

手法：补法刺激水沟、内关、合谷、足三里，神阙隔盐灸7壮。

诊疗经过：

2017年7月1日当日治疗后，患者精神略好转，言语恢复，头晕、视物旋转明显好转，已无恶心，大喜而归。2017年7月2日继续治疗。

2017年7月3日三诊：患者自行到诊，神志清爽，面色泛红，言语流利，尚感微头晕，无其他不适。

按语：

晕厥是指骤起而短暂的意识和行动的丧失，属于中医“厥证”“脱证”的范围。其特征为突感眩晕，行动无力，迅速失去知觉而昏倒，数秒至数分钟后恢复清醒。本病多由元气虚弱，病后气血未复，产后失血过多，每因操劳过度、骤然起立等致使经气一时紊乱，十二经脉气血不能上充于头，阳气不能通达于四末而致；或因情志异常波动，或因外伤剧烈疼痛，以致经气逆乱，清窍受扰而突然昏倒。方中水沟为督脉穴，居任督交接之处，针之以通督脉、醒脑窍，并接续阴阳之经气，回阳固脱，升高血压。取手阳明经原穴合谷与足阳明经合穴足三里，针而补之，可推动气血上奉于头以醒脑复苏。内关属心包经，通阴维脉，有宁心醒神之效。持续运针有升血压和改善心功能的作用。内关、足三里和胃，降逆止呕。神阙隔盐灸，具有回阳救逆、固脱之功，诸穴相配回阳救逆，补气固脱。

第二章 外科疾病

中医外科学是中医学的一个重要临床学科，内容丰富，包括疮疡、乳房病、瘿、瘤、岩、肛门直肠疾病、男性前阴病、皮肤病及性传播疾病、外伤性疾病与周围血管病等。在历史上，跌打损伤、金刃刀伤、眼耳鼻喉口腔等病曾属于外科范围。由于医学的发展，分工愈来愈细，以上各病都先后发展分化成了有关专科。

在临床上，周老诊治的外科系统疾病相对较少，但其中皮科带状疱疹却常见于临床。周老结合数十年临床经验，提出疱疹三步法，临床疗效显著。同时，外科临床诊疗中也体现了周老“治病先治神”“怪病要治痰”的学术思想。

本章设病案 18 例，涉及瘿瘤 3 例，筋瘤 2 例，肉瘤 1 例，斑疹 1 例，带状疱疹 10 例，白疕 1 例，相信周老学术思想在外科临床诊疗中的运用会对读者有所启迪。

第一节 瘿瘤

医案一

姓名：张某 性别：女 年龄：68 岁 初诊日期：2017 年 4 月 14 日

主诉：发现颈部结块数年。

现病史：数年前发现颈部结块，诊为甲状腺结节，曾行右侧甲状腺结节切除术，现左侧有数个结节，B超示左甲状腺结节、囊肿，予口服夏枯草治疗，纳可，入睡困难，大便溏。

既往史：右侧甲状腺结节术，左眼青光眼，高脂血症，失眠数年。

家族史：否认家族遗传病史。

中医诊查：颈部稍肿大，爪甲色淡。舌淡红，苔白干，脉沉细，尺弱。

中医诊断：瘿瘤（肝郁脾虚）。

西医诊断：左甲状腺结节、囊肿；右甲状腺结节切除术后。

立法：疏肝健脾。

处方：

天麻 10g	姜半夏 6g	茯苓 10g	炒白术 10g
炒苍术 10g	浙贝母 10g	夏枯草 10g	橘叶 10g
广郁金 10g	陈皮 10g	合欢花 10g	柴胡 6g
杭菊 10g	远志 10g	炒枣仁 30g	炙甘草 6g
生龙骨 20g	生牡蛎 20g		

水煎服，日2次。

取穴：百会、神庭、攒竹、扶突、中脘、气海、天枢、曲池、内关、神门、足三里、三阴交、公孙、太冲。

手法：扶突透天突，曲池透臂臑，余穴平补平泻。

诊疗经过：

2017年4月21日复诊：患者仍入睡困难，舌淡红，苔白，脉沉细。

上方加川连6g，肉桂3g。

2017年4月28日复诊：患者入睡困难，大便不成形，舌红，苔白，脉沉细。

党参10g	炙黄芪30g	当归10g	炒苍术10g
炒白术10g	柴胡6g	合欢花10g	茯神15g
夏枯草10g	橘叶10g	广郁金10g	玄参10g
炒枣仁30g	川连6g	生龙骨20g	生牡蛎20g
肉桂3g	炙甘草6g		

针刺3次，服药21剂，不寐缓解，大便成形，复查超声，甲状腺结节较前未见增长。

按语：

本患者以甲状腺结节为主诉，查体见甲状腺肿，属中医瘿瘤范畴。四诊合参，辨证肝郁脾虚。周老治疗强调针药并用，方以半夏白术天麻汤为主，加柴胡、菊花、郁金、合欢花以疏肝理气，浙贝母、夏枯草以清热散结，远志、枣仁以宁心安神，龙骨、牡蛎以潜阳安神。后失眠不减，而改逍遥散合交泰丸以交通心肾。更理气散结、调节阴阳之品，略有好转。最后一方以归脾汤加减，诸症均有好转。因某些原因停止治疗。

医案二

姓名：薛某　性别：女　年龄：32岁　初诊日期：2017年10月24日

主诉：发现右侧颈部多发实性结节2月余。

现病史：2个月前体检时B超示右侧甲状腺多发实性结节，最大为0.9cm×0.5cm×0.3cm，促甲状腺激素（TSH）6.806mU/L。

无其他不适。纳眠可，二便调。

既往史：2017 年 2 月行结节性甲状腺肿伴腺瘤切除术。胆囊息肉。

家族史：否认家族遗传病史。

中医诊查：舌红，舌体胖大，苔白，脉细稍滑，尺弱。

中医诊断：瘿瘤（肝郁脾虚）。

西医诊断：甲状腺多发性结节。

立法：疏肝健脾，理气化痰。

处方：

当归 10g　杭白芍 15g　柴胡 6g　炒苍白术各 10g

橘叶 10g　夏枯草 10g　浙贝母 10g　生牡蛎 15g

玄参 15g　清半夏 6g　桔梗 6g　炙甘草 6g

无柄灵芝 10g

水煎服，日 2 次。

取穴：百会、神庭、攒竹、中脘、气海、手足三里、内关、神门、合谷、血海、三阴交、公孙、太冲、曲池、臂臑。

手法：曲池透臂臑，透刺进针后泻法刮针柄，余穴平补平泻，留针 30 分钟。

医嘱：免劳累，畅情志。

诊疗经过：

2017 年 11 月 3 日二诊：取穴扶突透天突，重插轻提 9 次为补法。前方加远志 10g，合欢花 10g。

2017 年 11 月 10 日三诊：症状减轻，前方加郁金 10g。后继续原方加减，明显好转。

按语：

从发病机制来看，结节性甲状腺肿是由于甲状腺素原料碘的缺乏、人体对甲状腺素需求量的增高、甲状腺合成和分泌障碍。甲状腺腺瘤可能与性别、遗传因素、射线照射、促甲状腺激素过度刺激及地方性甲状腺肿疾病有关。周老认为此患者应从肝脾肺三脏入手，故用柴胡疏肝散加散结化痰安神药物治疗，标本兼治。透刺手法上注意补泻。

医案三

姓名：钟某　性别：男　年龄：56岁　初诊时间：2014年3月11日

主诉：气管左前上方发现结节2个月。

现病史：患者2个月前无意中发现气管左前上方结节，遂前往协和医院就诊，查B超后诊断为甲状舌骨囊肿，1.5cm×1.8cm，喉结旁数个小淋巴结，建议手术，但因惧怕遂前来就诊，除此症外，患者工作紧张，纳可，眠欠安，多梦，二便调。

既往史：曾行左侧舌根管瘤切除术。

家族史：否认家族遗传病史。

中医诊查：气管左前上方可触及一个结节，随吞咽移动，边界清晰，质软。舌淡红，苔薄白，脉沉。

中医诊断：瘿病（肝气郁结、瘀血阻络）。

西医诊断：甲状舌骨囊肿。

立法：疏肝理气，活血化瘀。

处方：

当归10g　二芍各10g　柴胡6g　炒二术各10g
茯神15g　合欢皮30g　香附10g　郁金10g
桔梗6g　细生地15g　玄参15g　沙参15g

麦冬 15g	五味子 6g	莲子 15g	炒薏米 15g

水煎服，日 2 次。

取穴：百会、神庭、攒竹、廉泉、天突、璇玑、膻中、大肠俞、中脘、气海、天枢、内关、神门、鱼际、丰隆、照海、太冲。

手法：平补平泻，留针 30 分钟。局部火针。

诊疗经过：

针刺治疗 4 次，加服汤药 7 剂后，仍觉眠差，舌脉同前。

处方改为：

当归 10g	二芍各 10g	柴胡 6g	炒二术各 10g
茯神 15g	合欢皮 30g	香附 10g	郁金 10g
川芎 10g	菊花 10g	泽兰 10g	夏枯草 10g
灵芝 10g	陈皮 10g	远志 10g	炒枣仁 30g

又针刺治疗 4 次，加服汤药 7 剂后，睡眠明显改善，局部肿块明显减少，手触不及。

按语：

甲状舌骨囊肿是临床少见病，属中医瘿瘤范畴。患者颈部的结节，由于工作压力大，致肝郁气滞，气郁日久而致血瘀，血瘀气结则成肿块，故治则为疏肝理气为本，予逍遥散加减，同时予火针消瘀散结。针取百会、神庭、攒竹先安其神；廉泉、天突、璇玑、膻中、大肠俞、中脘、气海诸穴理气化痰，通调气血；内关、神门、太冲疏肝安神；鱼际、丰隆、照海化痰利咽，有助滋阴泻火，化痰散结；尤其局部予火针治疗，可加强消瘀散结之效。临床证明，针药并用可以免去患者开刀之苦。

第二节 瘤

一、筋瘤

医案一

姓名：黄某　性别：女　年龄：42岁　初诊日期：2017年9月23日

主诉：双腿胀疼4年余。

现病史：4年前怀孕生产后，双下肢始感肿胀、疼痛，无法长时行走，休息能缓解，反复发作至今。平时双下肢凉甚，九月已穿秋裤两件，双下肢腘横纹至腓肠肌肌腹之间静脉曲张明显。腰部无不适。月经尚可，无血块，色淡。

既往史：子宫肌瘤切除术后，2016年因崩漏致贫血，月经规律，7/27天，末次月经2017年8月26日。

中医诊查：面色少华，四末冰凉，双下肢肤色正常，形态稍胖，略胀，左小腿静脉色紫盘曲突起如蚯蚓，如根瘤，右小腿静脉色紫，但盘曲突起状况较轻于左腿，无根瘤状突起。双脉细沉弱。舌淡红，苔薄白，略见齿痕。

中医诊断：筋瘤（劳倦伤气）。

西医诊断：下肢静脉曲张。

立法：补中益气，活血疏筋。

取穴：委中、阴陵泉、承山、三阴交、地机。

手法：体表血络病灶明显处，中粗火针刺络放血拔罐，留罐15分钟；余穴行补法，留针30分钟。

诊疗经过：针刺治疗10次后，小腿肿胀感消除，凉感缓解大半，行走已不疼痛不易累。右腿曲张已消失，左腿如根瘤之曲张减轻，如蚯蚓之曲张亦基本消失。精神状态良好，面色红润，腿部不适已无，状态基本如常。

医嘱：平时仍需穿弹力袜，持续下肢锻炼。

按语：

筋瘤者坚而色紫，累累青筋，盘曲甚者结若蚯蚓。此妇育有三子，多次妊娠，劳倦伤气，气滞血瘀而得。双下肢长年倍感凉甚，双脉沉细，故断其阳气不足，气虚血弱。气为血帅，统摄无权，推动无力，造成下肢气滞血瘀，故于病灶处放血拔罐。刺络放血，有强力疏通瘀阻之效，活血祛瘀，去腐生新，加速组织自我修复能力，配合火针行刺络之法，加强通痹之功。《灵枢·官针》曰："凡刺有九，以应九变……九曰焠刺，焠刺者，刺燔针则取痹也。"患者下肢疼痛如痹，血循不畅，阳气不布，火针之"温"亦能刺激经脉，引动元阳，增强气血运行，借火助阳以补其虚。刺络放血，开门去邪，以泻其实。《素问·调经论》言："血气者，喜温而恶寒，寒则泣不能流，温则消而去之。"为其以火针刺络拔罐，留罐 15 分钟后起罐，委中、承山、阴陵泉、三阴交、地机行补法。委中乃膀胱经之合穴，亦为血郄，《图翼》曰："委中，血郄也。"阴陵泉为脾经之合穴，皆为经气流注之处。地机为脾经之郄穴，阴经郄穴多治血症，上三穴亦为病灶发生处。三阴交能活化下肢三阴经经气。承山能缓解下肢小腿胀疼不适。诸穴共用，已达奇效。该患亦可兼用补中益气丸及补阳还五汤口服。

医案二

姓名：夏某　性别：男　年龄：42 岁　初诊时间：2013 年

1月22日

主诉：阴囊周围潮湿伴发热感4年。

现病史：患者4年前逐渐出现阴囊周围潮湿伴不适坠胀感，未予重视，后症状逐渐加重。2010年4月7日于大连医科大学附属第一医院测精液未呈异常，不影响性生活，阴囊左侧蚯蚓状团块。2012年于当地医院明确诊为左侧精索静脉曲张，未予治疗。现为求进一步诊治来诊，现症见：阴囊周围潮湿伴发热感，烦躁易怒，生气后阴囊酸胀感，伴心慌。纳可，眠尚可，受外界刺激后失眠，二便调，性生活正常。

既往史：2008年因工作原因出现情绪压抑、紧张，未诊治用药，予自我调适，后更换单位情绪逐渐好转。

家族史：否认家族遗传病史。

个人史：育1子。

中医诊查：舌红，苔薄白，脉右弦滑，左细弦滑。

中医诊断：筋瘤（肝郁气滞，肝胆湿热）。

西医诊断：精索静脉曲张。

立法：疏肝理气，清热利湿。

处方：

当归10g	炒苍白术各10g	柴胡6g	龙胆草6g
香附10g	郁金10g	延胡索10g	川楝子6g
红花10g	桃仁10g	吴茱萸3g	生甘草10g
远志10g	炒枣仁30g	茯神15g	合欢皮30g

水煎服，日2次。

取穴：百会、神庭、攒竹、中脘、气海、冲门、合谷、太冲、复溜、阴交、大敦。

手法：补合谷，泻复溜，余穴平补平泻，留针30分钟。

诊疗经过：针刺治疗3次，中药服用2剂后：自觉阴囊周围潮热减轻，回当地继续针刺，中药治疗。

按语：

精索静脉曲张是精索内蔓状静脉丛的异常扩张、伸长和迂曲，本病多见于青壮年男性。该患因生气后情志不遂，肝失疏泄，气机郁滞，阻滞脾运，脾胃运化失常，湿浊内生，湿郁化热，湿热蕴结肝胆所致。治疗以百会、神庭、攒竹安神定志，体现周老"治病先治神"理论；中脘、气海补益脾胃；合谷、太冲开四关；复溜、阴交、大敦疏肝行气，利水清热；冲门取局部穴，并健脾化湿，理气解痉。中药在疏肝理气、清热利湿基础上均加活血之品，因郁久易阻滞血气，并稍加安神助眠之品，针药结合，取得不错疗效。

阴囊潮湿，发热疼痛来针灸者较少，特别是诊为精索静脉曲张而来本科就诊的机率更低。对本案的治疗采取了两组治疗方法：一为治汗，以补合谷泻复溜治之；一为治痛，按治疝法取穴（百会、神庭、阴交、大敦）治疗，初见成效。因其为外地患者，嘱其按此法续治，以观后效。

二、肉瘤

姓名：石某　性别：女　年龄：37岁　初诊时间：2017年10月20日

主诉：颈项肌肉肿起如馒2年，加重3个月。

现病史：患者于2年前发现颈项后肌肉肿如"瘤"，2.0cm×3.0cm，触之柔软如绵，外观形肿如馒，推之可以移动，亦不疼痛，今年逐步增大至4.0cm×5.0cm，按之较硬，并由"大椎穴"堆集至枕部，形成三条肌肉隆起带，近3个月来颈项转侧时活动不利，牵及肩部僵硬不适，经病理检查为“脂肪瘤”。近日，时有出现头沉昏蒙症状，影响正常工作，故前来就诊。

既往史：既往体健。

家族史：否认家族遗传病史。

中医诊查：面色萎黄，精神不振，食欲差，脘腹胀满，时有便溏。舌淡胖，边有齿痕，苔薄腻，脉沉滑。

中医诊断：肉瘤（脾失运化，痰阻经络）。

西医诊断：皮下脂肪瘤。

立法：健脾和胃，行气化痰，通络消肿。

取穴：

①中脘、内关、公孙、列缺、丰隆、天枢。

②大椎、肩井、天柱、风池。

手法：大椎用2寸针向下平刺透至身柱。诸穴平补平泻，留针30分钟。

诊疗经过：

2017年10月24日三诊：患者经治疗后，胃脘胀满基本消失，头沉昏蒙也有改善。项肩部僵硬有所减轻。未有便溏发生。继用前法治疗。

2017年10月26日四诊：患者经治疗后胃脘胀满消失，食欲增强，头沉昏蒙基本消除，项肩部僵硬又减，颈项活动已变轻松，未见便溏。肌肉隆起带变软。继用前法治疗。

2017年11月8日共针刺治疗10次：患者项肩至枕部肌肉隆起基本消失，患者颈项活动便利，头脑清爽，精神振作，舌淡胖无齿痕，苔薄白滑，脉缓和，已无其他不适。

按语：

“肉瘤”一病，在《灵枢·刺节真邪》即有记载，但未提及症状；宋《三因极一病症方论》也有病名记载；明《外科枢要·论瘤赘》才有症状与治疗的介绍，曰：“若郁结伤脾，肌肉消薄，外邪所搏而为肿者，其自肌肉肿起，按之实软，名曰肉瘤。”后世医家多宗此说。脾主肌肉，由于思虑过度或饮食劳倦，郁结伤脾，脾气不行，津液聚而为痰，痰气郁结为肿；至于瘤的发生部位，与“肌肉消薄”有关，好发于颈肩、背、臀等处。此病大都发生于成人，特别是中年，以女性为多见。本案治疗取穴，根据对患者症状的辨证分析，以周老的针灸“涤痰方”穴位为基础，加上病变部位的局部取穴，经过针刺取得较好的疗效。中脘为胃之募穴，又为腑会穴，能健脾和胃，行气化痰。内关为心包经之络穴，可清心开窍，宽胸理气，加强中脘开胃化痰的作用；公孙为脾经络穴，“脾为生痰之源”，针刺公孙可健脾养胃，促进水湿运化，以减少生痰之源，治痰之本；内关与公孙相伍，又为“八脉八穴”治病配穴之一，治脾、胃、心、胸之疾疗效颇佳，为历代医家推崇；列缺为肺经络穴，通宣肺气，理气化痰；丰隆为胃经之络穴，是健胃化痰的经验穴。病变局部取大椎、肩井、大柱、风池四穴，以通阳散寒，祛风除湿，通经活络，而达解肌消肿之效。经过多年的临床实践，周老的针灸“涤痰方”可用于各种由痰而引起的病证和水液代谢功能失调出现的病证，今用之于治疗“肉瘤”又获良效。

第三节 斑疹

姓名：康某 性别：女 年龄：50岁 初诊时间：2013年7月25日

主诉：身上淡红色斑37年，加重10年。

现病史：37年前患者双腿外侧出现淡红色斑，伴少量皮屑，被确诊为副牛皮癣，后逐渐加重，于2003年发展至全身，面部未出现色斑，寻求西医治疗5～6年未见好转，遂放弃治疗，现寻求针灸治疗前来诊治，纳可，小便可，眠安，大便2～3次/日，皮肤干，少汗。

既往史：2001年行子宫全切术。

家族史：否认家族遗传病史。

中医诊查：全身广泛红色小斑片。舌淡红，无苔，脉细数。

中医诊断：斑（血虚风燥，热毒阻络）。

西医诊断：副牛皮癣。

立法：凉血解毒，养血祛风。

处方：

当归10g　杭白芍10g　柴胡6g　炒二术各10g
茯神15g　合欢花15g　丹皮10g　炒栀子10g
苦参10g　土茯苓15g　生地黄15g　野菊花15g
生薏苡仁15g　白藓皮10g　豆豉10g　生甘草10g
地肤子15g　白茅根30g

水煎服，日2次。

取穴：百会、神庭、攒竹、风池、中脘、气海、天枢、天井、曲池、外关、合谷、血海、风市、丰隆、三阴交、太冲。

手法：平补平泻，留针30分钟。

诊疗经过：针刺治疗6次，中药7剂后，自觉皮肤斑片颜色变浅，皮肤干明显好转，出汗范围变大。

按语：

副银屑病是一组病因不明的慢性病，无自觉症状的红色鳞屑性皮疹和丘疹性皮肤病，好发于躯干，四肢，以近心端明显。很少侵犯头面，掌趾部及黏膜。临床分四型：点滴型、斑块型、苔藓样型、痘疮样型，此患者根据症、舌、脉辨为热毒阻络，治疗上以清、透、养为主，即清热解毒、从里祛邪，祛风通络、从表祛邪，同时加以养血和血，荣养肌肤，经治疗，患者疗效显著，令人满意。

该病是针灸科少见病，见患者周身粟粒样大小之红斑，远看整个皮肤均成红色，近距离仔细查看，为小米大小，稍大者如绿豆大，疹间可见正常皮肤，皮肤干燥脱屑，中医诊查当属血虚风燥，热毒阻络。先以治神法（百会、神庭、攒竹）安神，中药加味逍遥疏肝解郁，再以清热、凉血、解毒之品治标。后续将以养血、润燥之品施治，希望能有较好前景。

第四节　带状疱疹

医案一

姓名：王某　性别：男　年龄：48 岁　初诊日期：2018 年 1 月 1 日

主诉：左侧前胸、腋下疼痛 1 周。

现病史：患者 1 个月前受凉后渐出现左侧前胸、腋下、肩胛部刺痛，水泡，片状分布，于院外诊为“带状疱疹”，服泛昔洛韦、甲钴胺、洛芬待因后，部分水泡消退结痂，但仍遗留针刺样疼痛，必须口服大量止痛药，夜不能寐，纳可，二便调。

既往史：否认高血压、糖尿病等慢性病史。

家族史：否认家族遗传病史。

中医诊查：舌淡红，苔白腻，脉弦细。

中医诊断：蛇串疮（湿热内阻）。

西医诊断：带状疱疹。

立法：清热祛湿，通络止痛。

取穴：百会、神庭、列缺、中脘、丰隆、蠡沟、公孙。

手法：疱疹周围刺络放血拔罐，余穴平补平泻，留针 30 分钟。

医嘱：放血部位禁止沾水，节饮食，避寒凉、辛辣、刺激食物。

诊疗经过：

治疗 2 次后，患者疱疹均结痂，疼痛明显减轻，但仍在服用止痛药。告知患者停服止痛药物，观察疗效。

继续治疗 2 次疱疹消退，疼痛消失，夜间能安静睡眠。

医案二

姓名：刘某　性别：男　年龄：63 岁　初诊日期：2017 年 8 月 1 日

主诉：左侧胁肋部疼痛 1 个月。

现病史：患者 1 个月前左侧胁肋部至后腰部出现大量水泡，呈带状分布，伴烧灼样疼痛，于院外诊为“带状疱疹”，予口服及外用中药后，水泡消退结痂，但仍遗留针刺样疼痛，衣物碰触后疼痛加重，按压后减轻，夜不能寐，纳可，二便调。

既往史：否认高血压、糖尿病等慢性病史。

家族史：否认家族遗传病史。

中医诊查：舌淡红，胖大，苔白腻，脉弦细。

中医诊断：蛇串疮（气虚血瘀，痰浊内阻）。

西医诊断：带状疱疹。

立法：益气活血，健脾化痰，通络止痛。

处方：

生黄芪 30g	炒白术 10g	茯苓 10g	党参 6g
川芎 10g	桃仁 10g	红花 10g	赤白芍各 10g
当归 10g	柴胡 10g	郁金 10g	醋香附 10g
甘草 10g			

水煎服，日 2 次。

取穴：百会、神庭、攒竹、中脘、天枢、关元、气海、列缺、内关、合谷、丰隆、蠡沟、公孙。

手法：百会、神庭、关元、气海用补法，余穴平补平泻，留针 30 分钟。

医嘱：节饮食，避寒凉、辛辣、刺激食物。

诊疗经过：

针刺治疗 4 次后，患者疼痛明显减轻，夜间能安静睡眠。

针刺治疗 14 次，症状基本消失。

按语：

带状疱疹是一种急性皮肤病，因发病时出现成簇水泡，呈带状分布而得名，伴发剧烈疼痛，若治疗不及时，会遗留发病部位或烧灼样或痒痛，影响患者正常生活。医案一为带状疱疹急性期，治疗以祛邪为主，局部刺络放血拔罐，配合针刺清热祛湿，通络止痛。医案二患者因失治误治，损伤正气，且长期疼痛，夜不能寐，精神紧张，方剂用补阳还五汤加减益气活血，另加白芍、香附、柴胡、郁金疏肝理气，缓急止痛。针刺用百会、神庭、攒竹安神定志，结合针灸“化痰方”中脘、内关、公孙、列缺、丰隆，健脾化痰，关元、气海补益中气。取列缺、丰隆、蠡沟分属肺经、胃经、肝经，为常用“络穴止痛方”，络穴沟通表里，共用活血化瘀，通络止痛。

医案三

姓名：王某　性别：女　年龄：70岁　初诊日期：2016年11月20日

主诉：左侧胁肋部簇集样水疱1周。

现病史：1周前患者左侧胁肋部轻度胀痛，继之出现红斑基底上的簇集样水疱丘疹伴剧烈疼痛，呈带状分布，诊为“带状疱疹”，予静点伐昔洛韦抗病毒、口服B族维生素等营养神经治疗。现左侧胁肋部可见带状分布的簇集样水疱丘疹，疹色焮红，伴剧烈疼痛，并因疼痛而入睡困难，口苦，心烦急躁，便干，溲黄。

既往史：曾有胃溃疡病史，否认糖尿病、结核、肿瘤及风湿免疫系统疾病。

家族史：否认家族遗传病史。

中医诊查：舌淡红，苔薄白，脉沉细弦数。

中医诊断：蛇串疮（肝胆火旺）。

西医诊断：带状疱疹。

立法：清热泻火，通络止痛。

处方：清热除湿汤（龙胆草、白茅根、生地黄、大青叶、车前草、生石膏、黄芩、六一散）。

取穴：左侧胁肋部龙头、龙尾、龙眼；曲池、合谷、列缺、支沟、蠡沟、阳陵泉、行间、侠溪。

手法：龙头、龙尾、龙眼穴放血泻法，余穴平补平泻。

医嘱：忌辛辣、煎炸、黏腻之品。

诊疗经过：

治疗3次后，疼痛明显减轻。

治疗7次后，疱疹干瘪结痂。

治疗10次后，痂脱痊愈。

医案四

姓名：张某　性别：女　年龄：76岁　初诊日期：2015年3月30日

主诉：右侧背胸部簇集样水疱丘疹2周。

现病史：2周前患者出现右侧背胸部轻度灼热感，继之出现簇集样水疱丘疹伴剧烈疼痛，疹色焮红，呈带状分布，经抗病毒、营养神经等规范治疗，2周后疱疹部分消退、结痂，但右侧胸前仍有部分簇集样水疱丘疹，伴局部抽痛，夜间痛醒，纳呆，口干，心烦急躁，大便黏滞不爽。

既往史：干燥综合征3年，平素服用羟氯喹等，否认糖尿病、结核、肿瘤等病史。

家族史：否认家族遗传病史。

中医诊查：舌红，苔黄腻，脉沉细弦滑且数。

中医诊断：蛇串疮（湿热阻络）。

西医诊断：带状疱疹。

立法：清热利湿，解毒通络，祛瘀止痛。

取穴：右侧背胸部龙头、龙尾、龙眼；曲池、合谷、列缺、支沟、丰隆、阳陵泉、行间。

手法：龙头、龙尾、龙眼处放血泻法，余穴平补平泻。

方药：清热除湿汤（药物组成同上）。

医嘱：忌辛辣、煎炸、黏腻之品。

诊疗经过：

治疗4次后，疼痛明显减轻。

治疗8次后，疱疹干枯结痂脱落痊愈。

医案五

姓名：吴某　性别：女　年龄：76岁　初诊日期：2017年12月5日

主诉：右侧头面部簇集样水疱丘疹1周。

现病史：1周前出现右侧头面部簇集样水疱丘疹伴剧烈疼痛，诊为"带状疱疹"，经抗病毒、营养神经等规范治疗，现右侧头面部仍可见部分簇集样水疱丘疹，伴局部抽痛，夜间痛醒，纳呆，疲乏无力，心烦急躁，口干，大便稀。

既往史：否认糖尿病、结核、肿瘤及其他风湿免疫性疾病等病史。

家族史：否认家族遗传病史。

中医诊查：舌淡红，苔白，脉沉细弦滑数。

中医诊断：蛇串疮（脾虚湿困，湿热阻络）。

西医诊断：带状疱疹。

立法：健脾除湿，清热泻火，通络止痛。

取穴：头面部龙头、龙尾、龙眼；百会、神庭、攒竹、曲池、列缺、支沟、丰隆、阳陵泉、解溪、侠溪。

手法：龙头、龙尾、龙眼放血泻法，余穴平补平泻。

方药：清热除湿汤（药物组成同上）。

医嘱：忌辛辣、煎炸、黏腻之品。

诊疗经过：

治疗1次后，疼痛明显减轻，夜间痛醒次数减少，醒后可再入睡。

治疗5次后，症状明显减轻，疱疹大部分干瘪结痂。

治疗 10 次后，疱疹痂皮脱落，疼痛基本缓解。

医案六

姓名：柳某　性别：女　年龄：85 岁　初诊日期：2015 年 10 月 27 日

主诉：右下肢后侧抽痛 2 个月。

现病史：患者 2 个月前右侧腰及下肢后侧曾见簇集样水疱丘疹，伴较剧烈抽痛，诊为“带状疱疹”。经抗病毒及营养神经等治疗后，现疱疹消退、痂皮脱落，唯遗留右侧腰及下肢后侧抽痛，伴局部触痛明显，夜寐不安，五心烦热，口干，大便干，小便频。

既往史：否认糖尿病、结核、风湿病等。

家族史：否认家族遗传病史。

中医诊查：舌红，苔少，脉细弦数。

中医诊断：蛇串疮（阴虚内热）。

西医诊断：带状疱疹后神经痛。

立法：养阴清热，降火祛瘀，通络止痛。

取穴：肺俞、膈俞、肝俞、胆俞、肾俞、大肠俞。

手法：平补平泻，留针 30 分钟。

医嘱：忌辛辣、煎炸、黏腻之品。

诊疗经过：

治疗 5 次后，疼痛明显减轻，夜间睡眠较前佳。

治疗 10 次后，抽痛及触痛大部分缓解，仅局部轻微疼痛，天气变化时略加重，后继续治疗两个疗程而愈。

按语：

带状疱疹，中医称为“蛇丹”“缠腰火丹”“蛇串疮”，民间称为“串腰龙”，是由水痘－带状疱疹病毒引起的疱疹性皮肤病，多见于胸背、腰腹，头面及四肢亦可发生，因称带状分布，色红，形似蛇行，故有上面一些病名的出现。患者多于初次感染病毒后，病毒潜伏于脊髓背根神经节或三叉神经节中，当人体免疫力低下时，病毒开始沿神经走形进行复制繁殖，进而出现相应皮肤损害。其特点为突然起病，可有发热、倦怠、全身不适、患处皮肤烧灼感或疼痛等前驱症状，继之在患处出现不规则红斑，在红斑基础上发生密集成簇的丘疱疹，大小如绿豆或黄豆状的水疱，累累如珠，簇拥成团，排列成带，色焮红而痛，疱疹初期透明，后呈混浊，约两三周以后结痂，最后痂退，而疱疹消退后，部分患者因各种原因可遗留后遗神经痛。

周老认为本病多有肝胆郁火，肺胃蕴热，复感风、火、湿、热等时邪，熏于皮肤而成。治疗上宜清热泻火利湿，解毒祛瘀止痛，常用“刺络放血”疗法。放血部位包括龙头（疱疹的起点）、龙尾（疱疹的终末端）、龙眼（小指第2指关节尺侧缘横纹端），起于头面部者加百会、太阳、大椎放血；起于躯干部位者，加大椎、膈俞、委中放血；起于上肢者加尺泽放血；起于下肢者加委中放血。疱疹结痂后仍遗留后遗神经痛者，可用梅花针在局部轻轻叩击，以轻度充血为度，方法是围绕疱疹边缘等距离地连叩3圈，往往可以取得满意的效果。同时配合体针治疗。

体针取穴：

（1）曲池、合谷、列缺、支沟、丰隆、阳陵泉、蠡沟、行间。

（2）肺俞、膈俞、肝俞、胆俞、气海俞、大肠俞等。

方中曲池、合谷为手阳明大肠经腧穴，丰隆为足阳明胃经的络穴，因本病为风、热、湿、毒等邪气，与气血相搏而致发，阳明乃多气多血之经，刺之以达清热解毒、引邪外出之效。支沟为手少阳三焦经穴，阳陵泉为足少阳胆经之穴，两经同名，两穴一上一下，相互为用，可清解少阳之邪。列缺乃肺经的络穴，可解肺与大肠两经之邪热，宣达肌表，引邪外出；行间为肝经的荥穴，荥能泄热，具有清热、凉血、解毒之功；蠡沟为肝经络穴，可沟通肝胆两经，且依周老经验“络穴止痛”，该穴与列缺、丰隆等穴相伍，可具有很好的止痛作用。

如病延日久，正气不足，可遗留带状疱疹后神经痛，证属气阴两虚，可取背俞穴如肺俞、膈俞、肝俞、胆俞、气海俞、大肠俞等穴为主进行治疗。如阴虚火旺则加肾俞（去气海俞）。背俞穴是脏腑精气输注于背部的腧穴，与脏腑关系密切，其中肺俞、肝俞、脾俞、气海俞可调理脏腑，益气养阴，扶正祛邪；膈俞、肝俞可凉血解毒；胆俞、胃俞和大肠俞可清热解毒利湿；肺俞可清解透达蕴于肌肤之邪热，肺俞、肾俞同用可滋阴清热，加用气海俞可益气补虚，诸穴合用可共奏益气养阴、清热凉血、解毒利湿和疏解余热之功，从而达到扶正祛邪、治愈疾病之效。

医案七

姓名：李某　性别：女　年龄：56岁　初诊日期：2017年9月13日

主诉：左侧腰骶连及左髋部疼痛10天，伴疱疹3天。

现病史：患者10天前出现腰骶连及左髋部、左腹股沟、左下腹部疼痛，呈烧灼样疼痛，于外院未明确诊断，予止痛药口服后，疼痛症状无明显缓解。3天前仍感左腰骶、左髋部、左腹股沟、左下腹疼痛，疼痛呈烧灼样，局部可见散在红色米粒大小疱疹，于门诊就诊。刻下症见：左腰骶、左髋部、左腹股沟、左下腹疼痛，疼痛呈烧灼样，沿神经带走行，触痛明显，左髋部局部可见散在米粒大小粉红色小疱疹，平素性情急躁，时有头晕，怕热，汗出，纳可，睡眠差，夜尿1～2次/日，大便干燥，每日1次，时有干燥成球。

既往史：高血压病、高脂血症、冠心病、糖尿病数年。

过敏史：否认药物、食物过敏史。

家族史：否认家族遗传病史。

中医诊查：舌暗淡，苔白，脉弦。

中医诊断：蛇串疮（肝经郁热）。

西医诊断：带状疱疹。

立法：清热利湿，解毒止痛。

取穴：

①风门、肺俞、膈俞、肝俞、胆俞、胃俞、大肠俞。

②曲池、合谷、列缺、支沟、丰隆、阳陵泉、行间。

③龙头、龙尾、龙眼、委中。

手法：①②两组穴交替使用，泻法，留针30分钟；龙头、龙眼、龙尾、委中放血。

诊疗经过：

2017年9月15日二诊：患者皮损可见部分结痂，皮损处疼痛稍减轻，时有烧灼样疼痛，触痛明显，皮损局部毫针围刺。

治疗1周后：患者皮损处疱疹基本吸收，可见结痂及色素沉着，疼痛明显减轻，触痛可及，疼痛以夜间为著，用梅花针在局部轻轻叩击，以充血为度，方法是围绕疱疹边缘等距离连叩3圈。

治疗 2 周后：患者皮损处疼痛基本缓解，疱疹结痂基本脱落，可见瘢痕及色素沉着。

按语：

该患取穴，第一组穴为膀胱经背部的腧穴，背俞穴是脏腑精气会聚于背部的腧穴，都隶属于足太阳膀胱经，太阳主表，有清解透达蕴于肌肤之邪之效。其中风门和肺俞以清热解表祛风为主，膈俞、肝俞以凉血解毒为主，胆俞、胃俞和大肠俞以清热利湿为主，诸穴合伍，可共奏疏风散邪、清热凉血和解毒利湿之效，从而达到驱邪外出、治愈疾病之目的。第二组穴曲池、合谷为手阳明大肠经腧穴，丰隆为足阳明胃经的络穴，因本病为风、热、湿毒等邪气与气血相搏而致发，阳明乃多气多血之经，刺之以达清热解毒、引邪外出之效。支沟为手少阳三焦经穴，阳陵泉为足少阳胆经之穴，两经同名，两穴一上一下，相互为用，可清解少阳之邪。列缺乃肺经的络穴，可解肺与大肠两经之邪热，宣达肌表，引邪外出。行间为肝经的荥穴，荥能泄热，具有清热、凉血、解毒之功。

医案八

姓名：黄某　性别：女　年龄：75 岁　初诊日期：2012 年 11 月 9 日

主诉：右上臂疱疹后疼痛 1 月余。

现病史：患者 1 个月前右上臂出现疱疹、灼痛，前往医院诊断为带状疱疹，经 20 天的西医治疗（具体不详）后皮损已经消失，但仍遗留局部疼痛，不经意间的触碰会加重疼痛，自行服用维生素、田七等，未见好转。今前来寻求针灸治疗，现症见：右上臂沿神经走行疼痛，皮损基本消失，胸闷憋气，爱叹息，纳可，二便调，眠欠安。

既往史：心律不齐，心肌缺血史。

家族史：否认家族遗传病史。

中医诊查：舌淡红，苔薄白，脉微弦。

中医诊断：蛇串疮（气虚血瘀，经络失养）。

西医诊断：带状疱疹后神经痛。

立法：益气活血，通络止痛。

取穴：百会、神庭、攒竹、神门、内关透郄门、龙眼、曲池、膻中、天枢、中脘、关元、肩髃、合谷。

手法：细火针病变局部点刺后，针刺上述诸穴，留针 30 分钟。

诊疗经过：针刺治疗 5 次后，患者疼痛消失。

按语：

带状疱疹，是由带状疱疹病毒引起的，这种病毒具有神经毒性，皮损呈带状分布，急性期通常为肝胆火旺，或湿热内蕴所致，若治疗及时、恰当，疼痛会随着皮损一起消失，若不然则会遗留神经痛，针灸科临床较常见，疗效肯定。在 10 日之内的急性期，多以三棱针点刺出血为主，取穴为龙头、龙尾及龙眼，或印堂、太阳、大椎、肺俞、膈俞、大肠俞等。在龙头、龙尾放血，称为截法，具有截断邪路之意；后遗症期根据临床辨证施治，根据此患者舌脉症，中医辨证为气虚血瘀、经脉失养。予局部火针点刺，曲池、合谷活血通络，膻中、天枢、中脘、关元益气活血，肩髃为局部取穴，百会、神庭、攒竹、神门为“治神方”。龙眼为经外奇穴，位于小肠经脉走行中，刺之有清热利湿、活血化瘀之功。内关透郄门是周老继承贺老治疗胸闷经验组穴。

医案九

姓名：王某　性别：男　年龄：70岁　初诊日期：2017年5月5日

主诉：左侧胸胁部疱疹后疼痛45天。

现病史：患者45天前左侧胸胁部出现簇状疱疹，在外院诊断为带状疱疹，给予输液及维生素B族治疗，2周后疱疹全部消退，但左侧胸胁部遗留有持续性烧灼样疼痛，轻微刺激，如穿衣和走路即可加剧，自觉疼痛范围比带状疱疹区大，夜晚翻身时也诱发疼痛，严重影响睡眠，患者伴焦虑抑郁，经常发脾气。纳食可，二便调，睡眠较差。

既往史：既往冠心病史3年，规律服药。

家族史：否认家族遗传病史。

中医诊查：神情焦虑，痛苦面容，左侧胸胁区可见带状疱疹遗留的色素沉着，感觉迟钝。舌红，少苔，脉弦滑。

中医诊断：蛇串疮（肝郁气滞）。

西医诊断：带状疱疹后神经痛。

立法：疏肝解郁，理气止痛。

取穴：百会、神庭、攒竹、列缺、丰隆、蠡沟、曲池、合谷、支沟、阳陵泉、太冲、丘墟。

手法：平补平泻，局部梅花针叩刺放血拔罐。

医嘱：调畅情志，避免辛辣刺激食物。

诊疗经过：

2017年5月5日：经放血拔罐及针刺后，疼痛大减。

2017年5月25日：自觉疼痛已减少90%，现在换衣服、床上翻身已无明显疼痛感觉，洗澡时有少许疼痛，对治疗十分满意，继续针灸巩固治疗。

按语：

疱疹后神经痛是指皮肤疱疹痊愈后 4 ～6 周仍然持续存在的皮肤疼痛。疼痛可表现为持续性烧灼感、刀割感、电击样疼痛，很少是阵发性疼痛，日常生活刺激可使症状加剧，严重影响生活质量。目前西医治疗主要是给予抗抑郁药及抗癫痫类药物、维生素类药物治疗，疗效多不明显且副作用较大。

中医针灸对于本病的治疗效果较好，中医认为本病在疱疹期多由肝胆郁火、肺胃蕴热，又复感风、火、湿热等时邪，熏于肌肤而成。而疱疹消失后多是肝气郁结、气滞血瘀所致。早期治疗宜清泄肝胆及肺胃之热，而后期则以疏肝解郁、理气止痛为主。所选穴位百会、神庭、攒竹为周老常用镇静安神处方，体现“治病先治神”的学术思想。列缺、丰隆、蠡沟，分属肺经、胃经、肝经络穴，又称“络穴止痛方”，是周老著名止痛处方，络穴可沟通表里内外，达到疏肝理气、活血化瘀、通络止痛的效果。曲池、合谷为手阳明大肠经腧穴，阳明为多气多血之经，刺之以达通络止痛、引邪外出之效。支沟为手少阳三焦经穴，阳陵泉为足少阳胆经之穴，两经同名，两穴一上一下，相互为用，可疏肝胆之气机。丘墟为胆经原穴，太冲为肝经原穴，针灸二穴可起到疏肝利胆、理气止痛的功效。疱疹后神经痛最重要的一项治疗措施是用梅花针在局部轻轻叩击，以充血为度，围绕出疹部位，进行放血拔罐，瘀血得出，邪气外除，效如桴鼓。

医案十

姓名：陈某　性别：女　年龄：49 岁　初诊日期：2017 年 8 月 25 日

主诉：右额及右眼区疼痛 2 月余。

现病史：患者 2 个月前感冒后出现右额及右上睑带状疱疹，当时由于临床症状较重，被收入 304 医院住院治疗，主要采用止痛药及局部理疗，2 周后疱疹结痂脱落而出院。但遗有右额及右眼疼痛，疼痛呈持续性，阵发加剧，伴局部紧皱感，右眼干涩，疼痛较剧时常常影响睡眠。患者情绪急躁，形体消瘦。现症见：患者右眉上有 3cm × 5cm 的皮损瘢痕，色素沉着，触摸时疼痛加重，右眼巩膜轻度充血。

既往史：既往体健。

家族史：否认家族遗传病史。

中医诊查：舌暗红，苔白，脉弦。

中医诊断：蛇串疮（气滞血瘀）。

西医诊断：带状疱疹后神经痛。

立法：活血通经，祛瘀止痛。

取穴：攒竹、太阳、大椎、龙眼、合谷、外关。

手法：攒竹或太阳处（有时在痛区敏感点上）用三棱针点刺后，再用酒精棉球涂之，以便多出几滴（一般 5 ～10 滴）；大椎点刺后再拔罐，一般放血 3 ～5mL 为佳。用毫针在皮损痛区围刺，向中心斜刺入 0.5 寸。龙眼以三棱针点刺，挤压出黄色黏液或暗红血液 1 ～2 滴。合谷、外关皆用泻法，留针 30 分钟。

诊疗经过：

治疗 1 次后，患者即觉疼痛减轻，自诉疼痛减轻一半。

治疗 5 次后，患者疼痛明显缓解，但仍觉局部发紧，随即配合局部用温和灸 10 分钟。

治疗 10 次后（为时 1 个月），患者疼痛消失，停止治疗。

按语：

带状疱疹之所以病后仍遗有疼痛，是因为发病时治疗不够彻底，致使邪气流连于肌肤，阻滞经络，所以治疗时仍以刺血法为主，以祛瘀生新。点刺攒竹、太阳、大椎相当于龙头、龙尾放血，是针灸“截法”的治疗手段，同时以点刺两侧龙眼穴辅助治疗。这种治疗方案关键在于将疱疹发病后的发展方向拦腰截断，通过放血，祛邪除恶，进而阻止疱疹范围的进一步扩大，遏制疾病发展，故而谓之“截”。这种治疗方法由金针王乐亭所创，关键在于放血部位的选择应是龙头以前、龙尾而后的尚未病变的部位。龙眼穴位于小肠经脉走行中，是经外奇穴，针刺该穴能够有清除湿热、活血通络的作用。另小肠与心为对应脏腑，互为表里，是故针刺龙眼穴可清心火泄血热。结合“菀陈则除之”之中医理论，把针灸治疗过程中的针刺、放血、拔罐适时适当结合，既可以收到显著效果，又不存后遗症，是一种非常可取的治疗方案。

第五节　白疕

姓名：王某　性别：男　年龄：44 岁　初诊日期：2015 年 5 月 22 日

主诉：周身泛发红色丘疹伴脱屑、瘙痒 5 天。

现病史：患者 5 天前无明显诱因周身出现红色丘疹、脱屑，伴明显瘙痒，发展迅速，以双上肢后方、双上肢以及躯干等泛发。纳食少，大便两日一行，夜眠欠安。

既往史：银屑病反复发作8年，近2年来持续服用中药汤剂，难以有效控制。

中医诊查：舌红，苔黄，脉弦滑。

中医诊断：白疕（血热证）。

西医诊断：银屑病。

取穴：大椎、肺俞、脾俞、大肠俞、曲池、委中。

手法：委中放血拔罐；余穴泻法，留针 30 分钟。

诊疗经过：治疗 3 次后，丘疹色泽明显转淡，瘙痒减轻，大便较前通畅，睡眠改善，心情舒畅。继续放血为主法治疗，3 周后皮疹大部分消失。继续针刺五脏俞加膈俞调理。

按语：

周老治疗银屑病的发作期均用此法清热泻火，效果显著、快速，属贺普仁教授三通法的强通法范畴。泛发严重者疗效愈突出；病情缓解时，针刺五脏俞加膈俞，调补五脏功能，以减少复发。

第三章　妇科疾病

妇科疾病概指女性生殖系统所患的疾病。中医妇科疾病包括月经不调、崩漏、带下、妊娠、产后、乳疾、癥瘕、前阴诸疾及杂病等。相当于西医学的月经不调、子宫肌瘤、卵巢囊肿、阴道炎、宫颈炎、盆腔炎、功能性子宫出血、乳腺疾病、不孕症等。

周老在治疗妇科疾病过程中遵循妇女脏腑、气血、经络的活动规律，重视肾、肝、脾及天癸、气血、冲任的生理、病理特点，结合毫针、火针、艾灸等不同方法，灵活运用“针灸六治”理论及各经验穴方，必要时配合中药汤剂，共同发挥调治作用。“四神方”“四关穴”“调气止痛方”“补中益气方”“五脏俞加膈俞”等穴方的应用均体现了治病先治神、理气止痛、补中益气、养血生血、调经固冲等治疗思路。次髎、十七椎下、膻中、膈俞、归来、关元等为周老治疗妇科疾病常用腧穴。

本章设病案 15 例，涉及月经病 9 例，产后病 1 例，杂病 5 例，经辨证治疗，均取得满意疗效。

第一节　月经病

一、月经过少

医案一

姓名：徐某　性别：女　年龄：38岁　初诊日期：2017年9月18日

主诉：月经量少2年。

现病史：患者2年前开始出现月经量少。曾在某院妇科就诊，化验性激素6项，性激素水平略低；子宫彩超示子宫内膜略薄。予口服中药治疗，效果不显，现来就诊。现症见：月经量少，经色暗红，有血块，月经周期正常，腰酸腿软，眼干，心烦易怒，多梦，食欲尚可，二便可。平素性情急躁易怒。

既往史：高血压病史1年，坚持口服降压药，血压基本维持正常。

家族史：否认家族遗传病史。

中医诊查：舌红，少苔，脉弦细。

中医诊断：月经过少（肝肾亏虚，肝气郁结）。

西医诊断：月经过少。

立法：补益肝肾，理气调经。

取穴：

①百会、神庭、神门、合谷、中脘、天枢、关元、气海、足三里、中极、归来、大赫、三阴交、太溪、太冲。

②五脏俞、膈俞、次髎。

手法：两组穴位交替，平补平泻，留针30分钟。

诊疗经过：患者每周针刺4次，针刺4周后，月经来潮，经量增多。继续针刺治疗。

按语：

百会、神庭、神门可以镇静安神。腑会中脘，亦是胃的募穴，是脏腑精气汇聚之处；足三里是足阳明胃经的合穴，多气多血，脾胃为后天之本，气血生化之源，二穴合用可以健脾和胃。天枢可以调理气机。气海为任脉之穴位，是人体元气生发之处，可以益气助阳，培元固本。大赫为肾经穴，有温补肾阳的作用。中极为膀胱经募穴，是任脉和足三阴之会，调通冲任，可以补肾培元，理气调经。归来可以疏肝理气调经；关元培气固本；三阴交是肝、脾、肾三经的交会穴，可以健脾疏肝补肾。太冲和太溪分别为肝经和肾经的原穴，可以疏肝健脾，益肾补虚，调理脏腑的病变，《灵枢·九针十二原》言："五脏有疾，当取之十二原。"此外合谷和太冲，一上一下、一阴一阳，合称为"四关穴"，既可疏肝解郁，又可镇静安神。背俞穴位于膀胱经上，肾与膀胱相表里，膀胱下络于肾而达胞宫，背俞穴为脏腑之气输注于背腰部的重要腧穴，对调理脏腑功能有重要的作用。膈俞为血会，女子以血为本，与五脏俞合用，可以调气和血，扶正固本。次髎为治疗月经病的要穴，可以益肾调经。

医案二

姓名：张某　性别：女　年龄：33岁　初诊时间：2011年6月24日

主诉：月经量少6月余。

现病史：患者近6个月，月经量少，色暗有血块，月经时间提前或错后，3个月前去医院检查诊断为卵巢早衰。遂来门诊治疗。现症见：月经量少，色暗有血块，月经时间提前或错后，易怒，大便偏干，眠差梦多，神疲乏力，健忘。

既往史：既往体健。

家族史：家族无遗传病史，家族无发育不良病史。

中医诊查：舌红，苔薄，脉弦细。

中医诊断：月经量少（肝肾不足，脾虚夹瘀）。

西医诊断：卵巢早衰。

立法：滋补肝肾，健脾化湿。

处方：

柴胡 15g	白芍 20g	当归 15g	赤芍 15g
生地黄 20g	山药 15g	川芎 15g	枸杞子 15g
党参 20g	炒白术 15g	红花 10g	鸡血藤 30g
泽兰 12g	桑寄生 30g	川续断 20g	菟丝子 15g
郁金 10g	酸枣仁 15g	首乌藤 30g	炙甘草 10g

取穴：

①神庭、百会、内关、神门、手三里、合谷、中脘、天枢、关元、中极、足三里、血海、三阴交、太溪、太冲。

②五脏俞加膈俞、大椎、长强、次髎。

手法：两组穴位交替，平补平泻，留针 30 分钟。

医嘱：调情志，保睡眠，忌生冷。

诊疗过程：针刺治疗 32 次，配合中药 3 个月后，患者月经量基本正常，色红无血块，月经时间提前或错后 1 天，余症愈。

按语：

神庭、百会、内关、神门宁心安神；中脘健脾和胃；天枢调理肠胃之气；中极调胞宫局部气血；手三里、足三里、三阴交补益气血；血海行气活血，助祛瘀血；合谷、太冲为“四关穴”，合谷为阳明经穴，多气多血，太冲为肝经穴，疏肝养血，调理气血，阴阳调和则愈；五脏俞加膈俞，行气活血，调补五脏；大椎和长强为督脉腧穴，益气助阳；次髎为女子调经要穴。诸穴配合五脏功能和谐则愈。

二、经期延长

姓名：郭某　性别：女　年龄：40 岁　初诊时间：2017 年 10 月 25 日

主诉：月经期延长半年余。

现病史：经期长至 2 周，已有半年余。曾于一年前怀孕早产，其子半年后夭折，内心备受打击，自此身心状况逐渐下降。出现月经量少，淋漓不尽，长达 2 周。平素常感腰酸体乏，精神不济，胸闷，腹胀，活动即嗳气，四末少腹及后腰常凉，偶发心慌，目干涩，纳少，大便不成形，日一次，夜寐不安，不易入眠，自服药酒能助眠。曾于外院就诊，诊为排卵性功能失调性子宫出血病、黄体萎缩不全。末次月经 2017 年 10 月 16 日。月经量极少将尽，但自服前医汤药后月经复来不尽。

既往史：10 年前有人流史。

中医诊查：面色少华，肢体略有浮肿。舌淡红，苔薄白，寸脉沉，右缓左弱，关脉缓，尺脉沉弱。

中医诊断：经期延长（心脾不足，冲任不固）。

西医诊断：排卵性功能失调性子宫出血病、黄体萎缩不全。

立法：益气摄血，固冲调经。

取穴：百会、神庭、攒竹、手三里、内关、太渊、中脘、气海、天枢、足三里、三阴交、太冲、太白、隐白、神阙、关元。

手法：中脘、气海、手足三里施以补法，隐白针尖向上斜刺；

余穴平补平泻，留针 30 分钟；神阙、关元行灸法。

诊疗经过：针灸治疗 2 日后复诊，诉针后隔日经水即停，二诊遂依前法再行巩固。

按语：

经期延长乃月经周期基本正常，行经超过 7 天以上，甚或 14 天方净。此患者因冲、任之气虚损不固，经血失于约制而致经期延长，治应补中益气，固经摄血。加之其心脾不足，夜寐不安，纳少便溏，需兼以安神健脾。穴位组成以“补中益气方”“安神方”及调经固冲穴位加减。方中百会、中脘、气海、足三里、三阴交、太渊，升阳举陷，健脾益气，补虚益损，调和营卫；配以神庭、攒竹、内关，安神宁心；配以手三里、天枢、太白，健脾祛湿止泻，以实大便；配以三阴交、太冲、隐白，疏肝益脾，调经固冲。其中中脘、气海、手足三里施以补法，隐白针尖向上斜刺，升提塞流；余穴施以平补平泻法，并辅以艾灸于神阙、关元处，增强温补之力。其于初诊之时尚服前医汤药，方以滋肝益肾、阴阳双补、活血化瘀之法，服后反见淋漓更甚，故嘱其停药。

三、月经先期

姓名：陈某　性别：女　年龄：37 岁　初诊时间：2011 年 5 月 24 日

主诉：月经提前 2 年余。

现病史：患者 2007 年开始月经提前，大约 2 周一次，伴有眠差，烦躁，潮热，汗出，2008 年开始就诊，被诊为“卵巢早衰”，一直不孕，去年于中医妇科就诊，服汤药调理，为促进疗效，同时寻求针灸治疗。

既往史：既往体健。

中医诊查：舌暗，苔薄白，脉沉细。

中医诊断：月经先期（气血亏血，冲任失调）。

西医诊断：卵巢功能早衰。

立法：补益气血，调理冲任。

取穴：

①神庭、百会、内关（双侧）、神门（双侧）、合谷（双侧）、中脘、天枢（双侧）、关元、中极、足三里（双侧）、三阴交（双侧）。

②五脏俞加膈俞、大椎、长强、次髎。

手法：两组穴位交替，平补平泻，留针 30 分钟。

诊疗经过：针刺治疗 1 次后（第一组穴）即感烦躁之症大减，经过一个月的针刺治疗，诸症消退，顺利怀孕，现已生子。

按语：

周老第一组穴以神庭、百会、内关（双侧）、神门（双侧）以宁心安神；中脘健脾和胃；天枢（双侧）调理气机；关元补益先天真阴真阳；中极以调胞宫局部气血；足三里（双侧）、三阴交（双侧）补益气血。周老第二组穴以五脏俞加膈俞调理五脏气血，膈俞为八会穴之一，为血会，既可养血又可活血；大椎、长强为督脉的穴位，督主一身之阳，针之可助阳益气；次髎为女子调经要穴。诸穴合伍，取得如此佳效，同时表明针药结合的重要性。

四、经行乳房胀痛

姓名：于某　性别：女　年龄：36 岁　初诊日期：2017 年 8 月 24 日

主诉：月经前乳房胀满疼痛 3 年，加重 2 个月。

现病史：患者于 3 年前因情绪不畅而引起月经前乳房胀满

疼痛，一般每月在临经前 3 至 7 天发生，逐渐加重，至月经前 2 ～3 天乳胀最甚，乳房按之则疼痛，乳头作痒，曾服“逍遥丸”调理，经前乳房胀疼时轻时重。近 2 个月因工作繁忙而致焦虑、易怒及乳房胀满疼痛加剧，经前半个月左右即感乳胀，经前 3 ～5 天乳头胀疼明显，不能接触衣物，经行不畅，色暗红，经行第 2 天症状逐渐消失，伴经行小腹胀痛，胸闷胁胀。现为经前半月，乳房始胀，特来就诊。B 超检查示双侧乳腺小叶增生。

既往史：既往体健。

家族史：否认家族遗传病史。

中医诊查：精神抑郁、焦躁，时欲叹息，乳房胀，乳房按之胀满稍疼。舌淡红，苔薄白，脉弦。

中医诊断：经行乳房胀痛（肝气郁滞）。

西医诊断：乳腺小叶增生。

立法：疏肝理气，通络止痛。

取穴：膻中、期门、归来、内关、太渊、足三里、三阴交、太冲。

手法：膻中用 1.5 寸针、期门用 2 寸针均向乳头方向平刺，得气后小幅度捻转使酸胀感向乳房扩散；归来、内关、足三里、三阴交、太冲诸穴用 1.5 寸针直刺；以上穴位均用平补平泻手法，留针 30 分钟。太渊用 1 寸针直刺 0.2 寸，行捻转平补平泻法。1 周针刺治疗 2 次，至月经来临。

医嘱：正确对待行经前出现的症状，保持心身愉悦，戒暴怒，避免情志过度刺激；上身内衣宜柔软、宽松，减少对乳房的刺激。

诊疗经过：

2017 年 8 月 27 日二诊：患者经上次治疗，乳房胀满及按之压痛减轻，胸闷胁胀消失。

2017年9月1日三诊：患者经针刺治疗后乳房胀满继减，按之基本不痛，小腹胀痛未再出现，继用前法治疗。

2017年9月5日四诊：患者经针刺治疗乳房仍轻度胀满，乳头出现轻微胀痛症状，衣物触之疼痛不甚，余症消失；继用前法治疗。

2017年9月10日五诊：患者今天月经来临，乳房轻度胀满，乳头胀痛无加重，患者感觉疗效满意，继用前法针刺治疗一次。嘱其下一月经周期中，月经来临半月前再就诊。

后又经2个月经周期中的治疗，患者乳房胀满疼痛、乳头胀痛不可触及等诸症消失，未再有周期性发作情况。

按语：

中医认为，经行乳房胀痛（胀满）是由肝郁气滞脉络不畅或肝肾阴虚，脉络失养，以致经前、经后或经行期间乳房胀痛或乳头胀痛作痒，甚至不能触及衣物的病变；乳房（头）胀痛或胀硬作痛，呈周期性发作，一般在经后消失，并要排除乳房实质性肿块所致的乳房胀痛。西医学研究认为本病与卵巢功能失调、黄体素分泌减少、雌激素分泌相对增加所致。针灸可通过调节下丘脑－垂体－卵巢功能而发挥治疗作用。乳房所经过的经络有足阳明胃经、足太阴脾经、足厥阴肝经、足少阳胆经、足少阴肾经、手少阴心经、手厥阴心包经、手太阴肺经、任脉、冲脉等经络。

本案为肝气郁滞而致病变，“经脉所过，主治所及”，周老针刺治疗“经行乳房胀痛（胀满）”首选乳房附近的膻中、期门两穴。膻中属任脉，位于两乳之间，为“八会穴”之气会，又为手厥阴心包经之募穴，具有宽胸理气、调任通络之功效；期门穴属足厥阴肝经，是肝经募穴，在乳头直下，第六肋间隙中，具有疏肝理气、平肝潜阳、健脾和胃的作用，向上平刺针感传至乳房又加强了疏乳通络止痛之功。周老认为，两穴相伍为治疗肝气郁滞所致经行乳房胀痛（胀满）之要穴。归来属足阳明胃经，位于小腹部，本穴最早见于《针灸甲乙经》，《会元针灸学》说："归者，轨道；来，去而复来。男子妇人胃气归原，谷化阴精，精化阳气，气和化质，质和精血，如归去而又复来，故名归来也。"归来具有活血化瘀、调经止痛之效。内关属手厥阴心包经，为"八脉交会穴"之一，通阴维脉，为"四总穴"之一，"心胸内关谋"，具有宁心安神、和胃降逆、宽胸理气、镇静止痛的作用。太渊是手太阴肺经的原穴，又是"八会穴"中的脉会，《灵枢·经筋》有云"手太阴之筋……上结缺盆，下结胸里"，《针灸大全·席弘赋》有云"气刺两乳求太渊"，太渊具有补肺气、行气血、通经脉的作用。足三里是足阳明胃经的合穴，是人体"四总穴"之一，具有健脾和胃、扶正培元、通经活络、升降气机的作用。三阴交属足太阴脾经，足少阴肾经、足厥阴肝经交会于此，具有健脾益气、调补肝肾、补血调经的作用；又因冲脉起于胞中，下出会阴，其一分支沿腹腔前壁，挟脐与足少阴肾经相并上行，散布于胸中，冲脉能调节十二经气血，为十二经脉之海，针刺三阴交穴也能起到调节冲脉的作用。太冲是足厥阴肝经之原穴，有疏肝理气、养血活血、平肝息风的作用。以上诸穴共用以达疏肝理气、调理冲任、通经活络、镇静止痛之效。周老在治疗本案中，还注重与患者的沟通及时调理其精神状态，稳定其思想情绪，为患者病痛的治疗奠定了基础。

五、痛经

医案一

姓名：金某　性别：女　年龄：28 岁　初诊日期：2017 年

3月10日

主诉：经期小腹冷痛，月经量少色暗1年。

现病史：痛经1年多。患者近1年来，经期前及行经第1～2天小腹冷痛，喜温喜按，得温则痛减，并伴有腰骶疼痛、酸冷、下坠感，严重时还伴有恶心呕吐。月经量少，色暗，有血块及膜样剥脱。每次行经需服止痛药，影响正常生活和工作。此次行经症状加剧，至就诊时腰腹有轻度冷痛，白带多，清稀。患者述病前饮冷较多，患病后节制生冷饮食。平素喜暖，纳可，睡眠欠佳，无特殊不适。

既往史：既往体健。

家族史：否认家族遗传病史。

月经史：初潮14岁，行经天数3～5天，月经周期26～28天。

中医诊查：面色发青，手脚发凉。舌淡暗，苔白润，脉沉。

中医诊断：痛经（阳虚寒凝）。

西医诊断：原发性痛经。

立法：补肾暖宫，活血止痛。

取穴：列缺、丰隆、蠡沟、足三里、神阙、气海、关元。

手法：采用提插补法，足三里用温针灸法，腹部以神阙为中心采用温灸盒灸。

诊疗经过：

2017年3月12日二诊：腰腹冷痛减轻，仍需服止痛药，睡眠好转，守方重灸神阙、气海、关元。

2017年3月14日三诊：腰腹冷痛明显缓解，月经量可色红，血块减少，手中有温热感。

继续治疗，1个疗程10次，隔日一次，3个疗程后未见痛经发作。

按语：

痛经，是指经期前后或行经期间，出现少腹部痉挛性疼痛，有全身不适，严重影响日常工作和生活者。分原发性和继发性痛经两种。经过妇科临床检查没有发现盆腔器官有明显异常者，称原发性痛经，也称为功能性痛经。继发性痛经是指生殖器官有明显病变者，例如子宫内膜异位症、肿瘤、盆腔炎等。属祖国医学“经行腹痛”范畴。按照中医理论，女性痛经有两种情形：一种是“不通则痛”，指的是气血不畅而导致的痛经；另外一种情形是“不荣则痛”，指的是肝肾不足，身体过于虚弱，气血空虚而导致的痛经。分清虚实，辨证施治，故针之而愈。

列缺、丰隆、蠡沟，分属肺经、胃经、肝经络穴。肺主一身之气；胃经是多气多血之经；肝主疏泄，性喜条达，肝气郁结最易导致气血不畅。络穴可沟通表里内外，三穴共用可以疏肝理气，活血化瘀，通络止痛。气海、关元均属任脉，前者为任脉之气所发，元气之海，有通调下焦之功；后者为小肠募穴，足三阴经与任脉之会。上穴通过针刺与艾灸，能起到温经散寒、祛瘀通络、调理冲任的作用。根据“寒则温之”的治则，重灸神阙、气海、关元，胞宫得暖，寒凝得散，痛经自愈。

医案二

姓名：余某　性别：女　年龄：40 岁　初诊日期：2009 年 6 月 18 日

主诉：经行腹痛 11 年。

现病史：患者经行腹痛 11 年，西医诊为子宫腺肌症。经行腹痛剧烈，痛时连带腰椎痛，曾痛至晕厥，常服芬必得镇痛，自觉浑身有沉紧感，纳可，寐可，二便调。

既往史：既往体健。

家族史：否认家族遗传病史。

中医诊查：舌淡红，苔薄白，脉弦细滑。

中医诊断：痛经（肝郁气滞，冲任失和）。

西医诊断：继发性痛经（子宫腺肌症）。

立法：疏肝理气，调理冲任。

取穴：

①百会、神庭、气海、关元、气冲、列缺、丰隆、蠡沟、地机、三阴交、合谷、太冲。

②大椎、百会、神庭、至阳、膈俞、筋缩、肝俞、命门、肾俞、十七椎下、次髎、环跳、太溪、绝骨。

手法：平补平泻，两组交替针刺，留针30分钟。

诊疗经过：针刺治疗30次后，经行疼痛症状消失，观察半年，未见复发。

按语：

根据周老“治病先治神”之法，先以百会、神庭镇静安神，再以合谷、太冲疏肝理气；列缺、丰隆、蠡沟活血止痛；地机、三阴交通调脾经经气；气海、关元、气冲可补元益气，调理冲任；至阳、膈俞、筋缩、肝俞、命门、肾俞补五脏，主调气血，益气助阳，安神定志，通经活络止痛；次髎、环跳为临近取穴，可通局部气血，气血通则不痛。久病伤肾，肾主骨生髓，绝骨为髓之会，取绝骨意在补肾益髓，温阳通络。

医案三

姓名：魏某　性别：女　年龄：35岁　初诊日期：2017年12月5日

主诉：经行腹痛 6 年。

现病史：患者 6 年前生育后出现经行腹痛，每次月经前 1 周开始出现少腹坠胀疼痛，并伴有腰痛，月经第一二天腹痛更甚，痛至汗出，严重时需要使用止痛针。曾在妇产科就诊，查妇科超声诊断为子宫腺肌症，口服止痛药治疗。也曾口服中药，可减轻疼痛，停药后反复。刻下症见：月经如期，经前及经期腹痛、腰痛，均为坠痛，月经色淡，血块多，面色苍白，乏力，畏寒，纳可，二便调，眠安。

既往史：贫血。

家族史：否认家族遗传病史。

中医诊查：面色苍白，眼睑苍白。舌淡，苔薄白，脉沉涩无力。

中医诊断：痛经（寒凝经脉）。

西医诊断：继发性痛经（子宫腺肌症）。

立法：温经通络。

处方：温经汤。

制吴茱萸 10g　桂枝 10g　川芎 15g　党参 12g
白芍 18g　当归 12g　麦冬 12g　丹皮 9g
阿胶 10g　法半夏 9g　生姜 9g　炙甘草 12g

取穴：关元、百会、中脘、气海、太渊、足三里、三阴交。

手法：百会向前平刺，其余穴位直刺，留针 30 分钟，关元处使用温灸盒艾灸。

医嘱：避风寒，加强营养支持，多食大枣、山药等。

诊疗经过：针灸治疗 1 个月后，自觉有凉气自针眼冒出，畏寒减轻。后月经来潮，无腹痛，月经血块减少，经色鲜红，腰部酸痛，较治疗前减轻，患者不需口服止痛药，且正常生活与工作，无畏寒，面色有所改善。针对腰痛针刺后，腰痛亦减。

按语：

子宫腺肌症是子宫内膜腺体和间质侵入子宫肌层形成弥漫或局限性的病变，与子宫内膜异位症一样，属于妇科常见病和疑难病。子宫腺肌症多发生于30～50岁的经产妇，但也可见于年轻未生育的女性，这可能与各种宫腔操作手术增多有一定关系。

本病的治疗可用药物干预，也可行手术治疗，但根治较难，只有患者绝经后子宫腺肌症方可逐渐自行缓解。中医认为子宫腺肌症与瘀血内阻有关，而血瘀的形成又与气虚、寒凝、气滞、痰湿等致病因素有关。所以在治疗方面，亦要以活血化瘀为原则。

本患者生育后出现，结合患者四诊，属于寒凝经脉，故采用针药并用，以温经汤温经散寒，养血祛瘀。方中吴茱萸、桂枝温经散寒，通利血脉，共为君药。当归、川芎活血祛瘀，养血调经；丹皮既助诸药活血散瘀，又能清血分虚热，共为臣药。阿胶甘平，养血止血，滋阴润燥；白芍养血敛阴，柔肝止痛；麦冬甘苦微寒，养阴清热。三药合用，养血调肝，滋阴润燥，且清虚热，并制吴茱萸、桂枝之温燥。党参、甘草益气健脾，以资生化之源，补益气血；半夏、生姜辛开散结，通降胃气，以助祛瘀调经；其中生姜又温胃气以助生化，且助吴茱萸、桂枝以温经散寒，以上均为佐药。甘草尚能调和诸药，兼为使药。诸药合用，共奏温经散寒、养血祛瘀之功。

针灸取穴采用周老“补中益气方”，补中益气，养血生血。用关元、三阴交行气活血调经，温灸关元，可以温暖胞宫，治疗宫寒。

医案四

姓名：李某　性别：女　年龄：46岁　初诊日期：2017年6月3日

主诉：经行腹痛10年余。

现病史：患者10年前开始出现经行腹痛，发病后曾到某医院妇科就诊，诊断为子宫内膜异位症，给予口服药物治疗，效果不显。后分别于2007年和2015年行两次手术治疗，但术后仍有经行腹痛。曾于广安门医院就诊，予口服中草药治疗，效果不显。现仍经行腹痛，经前乳房胀，月经周期正常，月经量少，有血块，食欲欠佳，下腹部怕凉，得热则舒，畏寒，手足欠温，腹胀，排气不畅，腰酸，大便黏，寐差，夜尿多。

既往史：1993年患急性粒细胞白血病，已治愈。

家族史：否认家族遗传病史。

中医诊查：舌淡，苔白，脉沉。

中医诊断：痛经（脾肾阳虚，气滞血瘀）。

西医诊断：继发性痛经，子宫内膜异位症。

立法：温补脾肾，活血止痛。

取穴：

①百会、神庭、合谷、中脘、天枢、关元、中极、气冲、水道、足三里、列缺、丰隆、蠡沟、大赫、地机、公孙、三阴交、太冲。

②五脏俞加膈俞、命门、次髎。

手法：两组穴位交替，平补平泻，留针30分钟。火针点刺关元、足三里，每周两次。交替艾灸关元、足三里、脾俞、肾俞。

诊疗经过：针灸治疗3次后，症状缓解。继续针灸治疗，于每次经前1周左右开始针灸治疗，每周针灸4次，每个月经周期针灸治疗8次，坚持治疗3个月经周期，经行腹痛痊愈。

按语：

痛经是临床中的一个常见疾病，是指妇女正值经期或行经前后出现周期性小腹疼痛，或痛引腰骶，甚至剧痛难忍，影响正常的工作和生活。痛经中医又称为“经行腹痛”，其发病多与情志失调、起居不慎、六淫外侵、脾肾亏虚、冲任胞宫亏虚等有关，引起痛经的因素很多，病机也非常复杂，有虚证、实证及虚实夹杂证之分。周老认为痛经一证首辨虚实寒热：一般而言痛在经前期,并且拒按者为实证；痛在月经后期,并且喜按者，多为虚证。得热则舒为寒症，遇热痛甚为热证。

本例患者为子宫内膜异位症属继发性痛经，属虚实夹杂证。百会、神庭为督脉穴，可以镇静安神，也是周老“治病先治神”的学术思想的重要内容。中极、大赫、气冲益肾壮阳，调理冲任。列缺为手太阴的络穴，丰隆为足阳明胃经的络穴，蠡沟为足厥阴肝经的络穴，三穴为周老自拟的经验方“络穴止痛方”，可以调经止痛。公孙与冲脉相通，冲为血海，刺之可行气活血止痛。关元为元气之本，可补肾阳，调冲任。地机为足太阴脾经的郄穴，具有调理脾经经气、行气活血之效。三阴交为足太阴脾经的穴位，是肝脾肾三经的交会穴，可以补先天、益后天。合谷、太冲为“四关方”，最早见于《灵枢·九针十二原》。《针灸大成》言：“四关四穴，即两合谷、两太冲穴是也。”根据临床经验，周老更多地将之用于理气活血，镇静安神。腑会中脘，亦是胃的募穴,是脏腑精气汇聚之处；足三里为胃经的合穴,二穴相配，有较强健脾胃的功能。天枢为足阳明大肠经的募穴，有健脾和胃的作用。次髎为足太阳膀胱经的腧穴，属膀胱络肾，肾主生殖，此穴位于腰骶部与子宫临近，具有通调局部气血、活血化瘀止痛之功，周老认为此穴为治疗痛经的经验效穴。背俞穴位于膀胱经上，肾与膀胱相表里，膀胱下络于肾而达胞宫，背俞穴为脏腑之气输注于背腰部的重要腧穴，对调理脏腑功能有重要的作用；膈俞为血会，女子以血为本，与五脏俞合用，可以调气和血，扶正固本，加上督脉之命门以补肾壮阳，温养胞宫。火针点刺及艾灸加强温补之功。

第二节　产后病

姓名：张某　性别：女　年龄：26　初诊日期：2017 年 9 月 14 日

主诉：产后 34 天，乳汁稀少。

现病史：患者平素体弱，1 个月前顺产一女婴，产后乳汁分泌少，乳汁清稀，伴心悸气短，不能满足婴儿需要，需加用奶粉。纳可，眠欠安，二便调。

既往史：既往体健。

家族史：否认家族遗传病史。

中医诊查：面色苍白无华，两侧乳房柔软，无胀感。舌淡红，苔薄白，脉细弱。

中医诊断：乳汁不行（气血虚弱，化源不足）。

西医诊断：产后缺乳。

立法：补气养血，化乳通络。

取穴：百会、中脘、气海、足三里、三阴交、太渊、少泽、膻中、乳根。

手法：百会用 1 寸针向前顺经平刺，太渊用 1 寸针避开桡动脉直刺；中脘、气海、足三里、三阴交诸穴用 1 寸针直刺；少泽用 0.5 寸针浅刺，小幅捻转 1 分钟；乳根用 1.5 寸针向上平刺，膻中穴用1.5寸针向乳平刺，上两穴捻转1～2分钟，使酸胀感向乳房扩散。上述穴位用平补平泻手法，留针30分钟。

诊疗经过：

2017年9月16日二诊：患者乳房有轻度胀感，心悸气短减轻，乳汁略有增多。继用上次针刺方法，加以治疗。

2017年9月18日三诊：患者乳房胀感明显，心悸气短基本消除，乳汁增多有变稠状况。“效不更方”，继续用前方治疗。

至2017年9月30日共治疗九次，患者乳房胀感、硬度明显增强，乳汁明显增多，变稠，基本满足哺乳需要。

按语：

产后缺乳，亦称“产后乳汁不行”，在当前临床中较为常见。乳汁含丰富的营养物质，最适宜喂养婴儿，故加强缺乳的防治十分重要。妇人经水与乳汁均为气血所化生，气血源于脾胃水谷精微所化，气血充沛则乳汁充盈。古人云：乳房属胃、乳头属肝，肝气条达则乳道通畅。因而缺乳多以气血虚弱、化源不足和气机郁滞、乳道滞涩为主。宋·陈自明的《妇人良方大全》亦云：妇乳汁乃气血所化，若元气虚弱则生子乳短少。

本案患者素体虚弱，产中又伤气失血，造成化源不足而乳汁稀少，不能正常哺乳。针刺治疗时，用周老针灸“补中益气方”为基础处方，以补中健脾和胃，益气养血化乳。督脉的百会位于身体高颠之上，为“诸阳之会”，有益气升阳、通经活络之功；任脉的中脘是胃之募、腑之会，具有健脾和胃、消食导滞、温中散寒之用；足阳明胃经为多气多血之经，足三里为胃经的合穴，是人体的四总穴之一，“合治内腑”，又具有补益气血、通经活络之效；任脉的气海为人体元气生发之处，具有补气固元、温煦气化之效；肺主一身之气，太渊是手太阴肺经的原穴，“五脏有病，当取之十二原”，此穴又是“八会穴”中的脉会，具有补肺气、行气血、通经脉的作用；三阴交属于足太阴脾经，足少阴肾经、足厥阴肝经交会于此，具有健脾益气、调补肝肾、补血调经之效。此上诸穴相伍，相当于中医方剂“补中益气汤”中黄芪、党参、柴胡、升麻、白术、陈皮、当归等诸药相伍，以达健脾和胃、益气升阳、补血调经、通经活络等效果。

周老在针灸治疗产后缺乳时选取此病之要穴少泽、乳根、膻中三穴。少泽为手太阳小肠经井穴，是临床治疗产后缺乳的经验效穴，《类经图翼》认为少泽“疗妇人无乳”，心与小肠相表里，手太阳小肠经之经脉、经别及络脉皆入于心，手少阴经筋“挟乳里，结于胸中”（《灵枢·经筋》），心主血，乳为血化，心血不足，则乳汁稀少，针少泽可调达气血而通乳汁。膻中属任脉，位居两乳之间，又为“气”之会穴，《针灸大成》认为膻中治“妇人无乳”，针刺该穴以宽胸理气，疏调气机，宣通乳络，而下乳。《针灸聚英》云：“无乳膻中少泽烧。”少泽、膻中合用则相得益彰。乳根穴属足阳明胃经，位于乳下方，针刺之，能理气宽胸，活络通乳。本案的针刺治疗，处方用穴严谨细致，针刺手法得当，并嘱患者产后调摄，收到了满意的疗效。

第三节　杂病

一、不孕不育

医案一

姓名：刘某　性别：女　年龄：38 岁　初诊日期：2016 年

10月3日

主诉：不孕7年。

现病史：患者结婚9年余，2008年底曾胎停育一次，后无避孕措施，至今未孕。经北医三院系统检查发现重度宫腔粘连伴输卵管阻塞，双侧输卵管开口不可见，先后九次宫腔镜手术、羊膜植入术、输卵管整形术、激素治疗，仍无内膜，无法行试管，今来求诊。男方经北医三院男科精液动态分析检查未见异常。刻下症见：心情不畅，乏力，睡眠不安、多梦，纳谷不馨。以芬吗通行人造周期，末次月经9月24日，月经色淡量极少，二日净，使用护垫即可。少腹发凉，坠胀，腰酸腿软，四末不温，大便时溏，起夜二次。

既往史：既往体健。

家族史：否认家族遗传病史。

辅助检查：抗穆勒管激素（AMH）0.11ng/mL，促卵泡生成激素（FSH）28.3mIU/mL，促黄体生成素（LH）9.65mIU/mL，促甲状腺激素（TSH）2.60 mIU/L。

中医诊查：体形中等，面色白。舌淡红，边有齿痕，苔薄白，脉沉细。

中医诊断：不孕（脾肾不足，胞宫虚寒）。

西医诊断：继发不孕，卵巢功能早衰。

立法：补脾益肾，暖宫调经。

处方：圣愈汤合五子衍宗丸加味。

北黄芪 15g　潞党参 9g　当归身 9g　大川芎 6g
熟地黄 12g　杭白芍 9g　菟丝子 9g　覆盆子 9g
枸杞子 9g　五味子 3g　车前子 9g　淫羊藿 15g

十剂。水煎服，日2次。

取穴：

①百会、神庭、气海、关元、中极、手三里、足三里、三阴交。

②五脏俞加膈俞、次髎。

手法：两组穴交替使用。第一组穴平补平泻；第二组穴补法，每周四次，每次留针 30 分钟。

医嘱：适当锻炼，放松心情，勿食生冷，保暖避寒。芬吗通续服。5 ～7 天同房一次，采取避孕措施。

诊疗经过：

2016 年 10 月 15 日：针刺治疗 6 次，服药 10 剂后自觉食欲、乏力好转，多梦依旧，大便仍溏，时有腰酸，手足不温，上方白芍改为炒白芍，当归、车前子改 6g，加怀山药 15g，仙茅 6g。穴方不变，将气海、关元、足三里、脾俞、肾俞改用细火针点刺。

2016 年 10 月 24 日复诊：诸症好转。10 月 22 日始停芬吗通，10 月 24 日经至，色红量少，无少腹发凉、四末不温，仍有小腹隐痛，腰酸腿软减轻。舌淡红，脉沉细稍数。取穴五脏俞加膈俞、次髎、合谷、三阴交。

处方：

北黄芪 15g	潞党参 9g	当归尾 9g	大川芎 6g
生地黄 12g	赤芍药 9g	淫羊藿 15g	怀牛膝 15g
附子 6g	制香附 6g	益母草 15g	炙甘草 6g

停服芬吗通改服叶酸。

2016 年 10 月 31 日复诊：10 月 24 ～27 日行经色红量少，10 月 31 日此次月经结束，较前增加二日。纳眠可，二便调，舌淡红，苔薄白，脉沉细略滑。穴方仍照 10 月 15 日，手法依旧，毫针加火针。

处方：

北黄芪 15g 潞党参 9g 当归身 9g 大川芎 6g
熟地黄 12g 炒白芍 9g 菟丝子 9g 覆盆子 9g
枸杞子 9g 五味子 3g 车前子 6g 淫羊藿 15g
仙茅 6g 仙鹤草 30g

2016 年 11 月 14 日复诊：诸症平稳，昨日有蛋清样分泌物，偶有小腹隐痛，腰酸，乏力，纳眠，二便可。舌淡红，苔薄白，脉沉滑尺稍弱。上方续服七剂续针刺之。

2016 年 11 月 23 日复诊：昨日经潮，色红量中等偏少，小腹胀痛，胸胀腰坠。舌淡红，脉沉滑稍数。穴方取五脏俞加膈俞、十七椎下、次髎、合谷、三阴交。

处方：

北黄芪 15g 潞党参 9g 当归尾 9g 大川芎 6g
生地黄 12g 赤芍药 9g 五灵脂 9g 怀牛膝 15g
附子 6g 蒲黄 9g包 益母草 15g 炙甘草 6g

2016 年 11 月 30 日复诊：11 月 22 ～25 日行经色红量中等偏少，11 月 30 日此次月经结束，纳眠可，二便调，舌淡红，苔薄白，脉沉滑。穴方仍照 10 月 15 日，手法依旧，毫针加火针。

处方：

北黄芪 15g 潞党参 9g 当归身 9g 大川芎 6g
熟地黄 12g 炒白芍 9g 菟丝子 15g 覆盆子 9g
枸杞子 12g 五味子 3g 车前子 6g 淫羊藿 15g
附子 6g 穞豆衣 30g

服叶酸，3 ～5 天同房一次，不避孕。

2016 年 12 月 17 日复诊：诸症平稳。12 月 4 日妇科阴道超声示：子宫前位，大小型态正常，轮廓规则，回声均匀，未见明显异常团块回声，宫腔线居中，内膜双层厚 0.48mmB，右卵巢大小 23mm×25mm，内见 5 ～6 个卵泡，最大卵泡 14mm×13mm。左卵巢大小 23mm×21mm，内见 3 ～4 个卵泡，最大卵泡 6mm×6mm，子宫直肠窝未见积液。纳眠可，二便调，舌淡红，苔薄白，脉沉滑稍数。取穴百会、神庭、气海、关元、中极、手三里、足三里，平补平泻，留针 30 分钟。

处方：

北黄芪 15g　潞党参 9g　当归身 9g　大川芎 6g
熟地黄 12g　炒白芍 9g　菟丝子 15g　覆盆子 9g
枸杞子 12g　五味子 3g　车前子 6g　淫羊藿 15g
坎炁 3g　稆豆衣 30g

2016 年 12 月 25 日复诊：月经未至，纳可眠安，二便调，舌淡红，苔薄白，脉沉滑稍数。取穴百会、神庭、手三里、足三里，行补法。

处方：

北黄芪 15g　潞党参 9g　当归身 6g　炒白芍 9g
熟地黄 12g　菟丝子 15g　覆盆子 9g　五味子 3g
枸杞子 12g　桑寄生 20g　川续断 15g　炒白术 6g

嘱明晨尿早孕试纸，若为阳性，第一时间查黄体酮（P）、人绒毛膜促性腺激素（HCG）、雌二醇（E2）。

2016 年 12 月 28 日复诊：12 月 26 日早孕试纸阳性，HCG 568IU/L，P 19.2ng/mL，E2 482pg/mL，情绪焦虑，恐惧流产，小腹坠胀痛，手足心热，纳呆，眠多梦，二便调，舌尖红，苔薄白，脉沉滑数。取穴百会、神庭、手三里、足三里，补法。

处方：

菟丝子 15g　覆盆子 9g　桑寄生 20g　炒白芍 9g

川续断 15g　　炒白术 6g　　春砂仁 3g　　阿胶珠 6g
广陈皮 3g　　青竹茹 6g

医嘱：绝对静养，卧床休息，放松心情，勿食生冷，不适随诊。

2016 年 12 月 31 日复查：HCG 4928IU/L，P 23.4ng/mL，TSH 2.13mIU/L。

2017 年 1 月 6 日复查：HCG 37278IU/L，P 28.7ng/mL，妇科阴道超声示子宫前位，宫体大小约 56mm×48mm×52mm，形态规则，边界清晰，宫壁回声均匀，内膜厚约 9mm，回声欠均。宫腔内可见一胎囊回声，大小约 29mm×28mm×22mm。其内可见胎芽回声及胎心搏动。宫颈、附件、子宫直肠窝未见异常。提示：早孕、活胎（6w+1）。

2017 年 1 月 8 日复诊：因各项检查正常，情绪平稳，诸症向好。舌红，苔薄白，脉沉滑数。嘱其安心养胎，不适随诊，暂停针刺、续服原方十剂。

2017 年 8 月 23 日剖腹产一子，体重 6 斤 6 两，母子平安。

医案二

姓名：李某　性别：女　年龄：34 岁　初诊日期：2014 年 7 月 2 日

主诉：不孕 6 年。

现病史：患者结婚 6 年余，性生活正常，至今未孕，服中药 5 年，求诊过三位国家级妇科名老中医，期间经协和医院、北医三院、复兴医院、胸科医院系统检查发现盆腔结核、宫腔粘连伴输卵管阻塞、子宫内膜息肉，曾行宫、腹腔镜联合手术，羊膜植入术，双侧输卵管结扎术，激素治疗，抗结核治疗，曾行三次试管，因内膜菲薄均告失败，主治医生建议其放弃。今求诊。男方经北医三院男科精液动态分析检查未见异常。刻下症见：情绪不振，眠多梦，纳差，食后胃脘胀满，不易消化，疲劳乏力，日晡身低热，月经错后 1 ～2 周，下腹隐痛不适，白带多。末次月经 6 月 11 日，经前乳胀，偏头痛，月经色暗红量少，2 ～3 日净，伴少量血块，少腹冷痛坠胀，喜按，得热缓解，或月经期发热，体倦乏力，大便干，小便可。现口服补佳乐 10 片、脱氢表雄酮（DHEA）和辅酶 Q10、斯利安。

既往史：既往体健。

家族史：否认家族遗传病史。

中医诊查：面黄消瘦，神疲懒言。舌红，苔少细裂纹，脉沉细稍数。

中医诊断：不孕，痨瘵（气阴两虚，肝郁脾虚）。

西医诊断：原发不孕，卵巢功能早衰，盆腔结核。

立法：补脾益肾，暖宫调经。

辅助检查：

2014 年 3 月 9 日：AMH 0.48ng/mL，FSH 18.7mIU/mL，LH 12.65 mIU/mL，P 8.60ng/mL，E2 24pg/mL，催乳素（PRL）25.3ng/mL，TSH 1.52mIU/L。宫腔镜示：内膜缺失，出血呈点线状，双侧输卵管开口不可见。

2014 年 6 月 23 日：妇科阴道超声示子宫后位，宫体大小为 44mm × 38mm × 33mm，形态规则，边界清晰，宫壁回声欠均，内膜厚约 2.2mmB，回声欠均。右卵巢大小为 33mm × 27mm，内见 2 ～3 个卵泡，最大卵泡 11mm × 9mm。左卵巢大小为 33mm × 23mm，内见 3 ～4 个卵泡，最大卵泡 5mm × 5mm，子宫直肠窝未见积液。

处方：左归丸合二仙汤加减。

生熟地黄各 12g	枸杞子 10g	山萸肉 10g	山药 15g
鹿角霜 10g	龟甲 15g	菟丝子 30g	杜仲 15g
淫羊藿 12g	仙茅 6g	知母 12g	巴戟天 9g
当归 9g	杭白芍 15g	玳玳花 6g	生麦芽 30g

水煎服，日 2 次。

取穴：

①百会、神庭、气海、关元、手足十二针。

②五脏俞加膈俞、次髎。

手法：两组穴交替使用，以补法，留针 30 分钟。

医嘱：适当锻炼，调适心情，注意休息，保暖避寒。勿食辛辣生冷刺激食物，补佳乐停服，DHEA、辅酶 Q10、斯利安续服。正常夫妻生活，采取避孕措施。

诊疗经过：

2014 年 7 月 16 日：针刺治疗 6 次，服药 10 剂后，自觉饭量增加，日晡低热、精神明显好转，白带正常，多梦依旧，药时大便调、停药则略干，时手足心热，今日下腹时有隐痛。舌红，苔少细裂纹，脉沉稍数。取穴五脏俞加膈俞、十七椎下、次髎、合谷、三阴交。

处方：

醋鳖甲 30g	当归尾 18g	大川芎 6g	生地黄 12g
赤芍药 18g	石楠叶 9g	制香附 6g	益母草 15g
桃仁泥 6g	草红花 6g	生山楂 6g	川牛膝 9g
延胡索 9g	炙甘草 6g		

2014 年 7 月 23 日复诊：7 月 17 日行经，无经前乳胀、偏头痛，月经色红量较前略增，少量血块，少腹坠胀、身热、体倦乏力减轻，二便调。眠多梦，舌红，苔少细裂纹，脉沉稍数。效不

更方，取穴仍按首诊不变，处方于首诊方加紫河车粉 3g 冲服。

2014 年 8 月 13 日复诊：针刺 10 次，服药 15 剂后，诸症平稳，基础体温上升 8 天，伴有蛋清样分泌物，偶有小腹隐痛、身热汗出，纳眠，二便可。舌红，苔薄白细裂纹，脉沉滑稍数。取穴不变，处方去紫河车粉。

2014 年 8 月 20 日复诊：8 月 18 日行经，经期诸症大减，月经色红，量较前增加，伴血块，二便调，眠多梦。舌红，苔薄白细裂纹，脉沉滑稍数。取穴五脏俞加膈俞、次髎、合谷、三阴交。

处方：

醋鳖甲 18g	当归尾 15g	大川芎 6g	生地黄 12g
赤芍药 18g	石楠叶 9g	制香附 6g	益母草 15g
桃仁泥 6g	草红花 6g	生山楂 6g	炙甘草 6g

2014 年 8 月 24 日复诊：此次行经 5 天（8 月 18 ～22 日），色红量中等，伴血块，纳眠可，二便调。舌红，苔薄白细裂纹，脉沉滑稍数。取穴仍遵首诊，气海、关元、脾俞、肾俞四穴改细火针点刺，余穴毫针。处方守方，照首诊方送服紫河车胶囊 3g。

2014 年 8 月 31 日妇科阴道超声示：子宫中位，宫体大小为 45mm × 38mm × 34mm，形态规则，边界清晰，宫壁回声均，内膜厚约 7.2mmA，回声欠均。右卵巢大小 34mm × 28mm，内见 3 ～4 个卵泡，最大卵泡 6mm × 6mm。左卵巢大小 37mm × 33mm，内见 3 ～4 个卵泡，最大卵泡 15mm × 14mm，子宫直肠窝未见积液。

2014 年 9 月 24 日复诊：此次行经 5 天（9 月 22 ～26 日），色红量中等，少量血块，基本无不适。女性激素六项：促卵泡生成激素（FSH）8.23 mIU/mL，促黄体生成素（LH）7.35 mIU/mL，黄体酮（P）5.60 ng/mL，雌二醇（E2）134 pg/mL，催乳素（PRL）

0.52nmol/L，睾酮（T）1.1nmol/L。嘱继续针刺、中药治疗，同时前往北医三院诊察再次准备剩余胚胎移植。

2014 年 10 月 1 日复诊：症情平稳，情绪紧张，刻下使用尿促性素、补佳乐、DHEA、斯利安。二便调，眠多梦。舌红，苔薄白细裂纹，脉沉滑稍数。预计 10 月 6 日移植。取穴百会、神庭、气海、关元、中极、手三里、内关、足三里、公孙、太冲，平补平泻，留 30 分钟。

处方：左归丸合寿胎丸加减。

生熟地黄各 9g　枸杞子 10g　山萸肉 6g　山药 15g
鹿角霜 6g　龟甲 15g　菟丝子 15g　杜仲 10g
桑寄生 20g　续断 15g　炒白术 6g　白芍 15g
佛手花 3g　砂仁 3g

2014 年 10 月 6 日顺利移植 4BC 冻胚 2 个，刻下黄体酮 40mg 注射，口服达芙通、补佳乐、DHEA、斯利安。10 月 17 日 β-HCG 1826 mIU/mL，P ＞ 40ng/mL。

2014 年 10 月 19 日复诊：患者情绪喜忧交加。嘱其平常心视之，安心休息静养，放松心情，扮演好母亲的角色，勿食辛辣、生冷、刺激食物。舌红，苔薄白细裂纹，脉滑数有力。暂停针刺治疗，中药仍以左归丸合寿胎丸加减。

处方：

生熟地黄各 6g　枸杞子 6g　山萸肉 3g　山药 15g
鹿角霜 6g　龟甲 15g　菟丝子 15g　杜仲 10g
桑寄生 15g　续断 10g　炒白术 6g　白芍 10g
佛手花 3g　苏叶 6g

2014 年 10 月 28 日：β-HCG 125325mIU/mL，P>40ng/mL，血值良好。阴道超声示：子宫后位，子宫体积增大，

68mm × 68mm × 54mm，轮廓清楚，肌壁间回声均质，宫腔内分别见孕囊结构回声。一个胎囊大小 25mm × 19mm × 26mm，胎芽长 11mm；另一个胎囊大小 23mm × 16mm × 22mm，胎芽长 10mm，均可见原始心管搏动。右卵巢长径 33mm，左卵巢长径 36mm，未见明显异常回声，子宫直肠窝未见积液。提示：宫内早孕（双卵双胎、活胎）。

2014 年 11 月 12 日：早孕反应较重，时有恶心作呕感，体倦乏力，食后腹胀，不喜油腻，眠安，二便调。舌红，苔薄白细裂纹，脉滑数有力。

处方：寿胎丸和香砂六君子加减。

南沙参 12g　菟丝子 15g　杜仲 10g　桑寄生 15g
川续断 10g　炒白术 6g　茯苓 6g　姜半夏 3g
春砂仁 3g　紫苏叶 6g　佛手 3g　生姜片 6g

水煎服，日一剂，分 4 次温服，每服 80mL。

医嘱：定期产检，保持乐观愉快情绪，清淡易消化饮食，忌肥甘厚味辛辣刺激之品，少量多餐，不适随诊。

2015 年 7 月 8 日剖腹产龙凤胎一对，母子健康平安。

医案三

姓名：朱某　性别：女　年龄：36 岁　初诊日期：2017 年 2 月 26 日

主诉：不孕 5 年。

现病史：患者结婚 5 年余，夫妻生活正常，至今未孕。女方既往月经错后、量少，就诊于北京大学人民医院、北医三院欲行试管婴儿，经系统检查发现，卵巢功能早衰，卵巢储备功能下降，无法行试管，故转求中医治疗。男方经北大男科精液动态分析检查示精液不液化。刻下症见：心情低落，失眠多梦，时有耳鸣，纳差，食后易腹胀。末次月经2月17日，经前乳胀，偏头痛，月经色暗红量少，时有血块，少腹冷痛坠胀，喜按得热缓解，汗出乏力，大便里急后重，小便清长。现口服补佳乐、达芙通、DHEA、爱乐维。

既往史：既往体健。

家族史：否认家族遗传病史。

辅助检查：AMH 0.01ng/mL，FSH 48.2mIU/mL，LH 22.35mIU/mL，TSH 0.92 mIU/L。

2017年2月26日妇科阴道超声示：子宫前位，宫体大小为32mm×30mm×28mm，形态规则，边界清晰，宫壁回声均匀，内膜厚约6mm，回声均匀。宫颈内见多枚无回声囊，较大者约3mm×3mm。右侧卵巢19mm×12mm，未见明显发育卵泡；左侧卵巢大小约28mm×19mm，内见三枚卵泡声像，较大者12mm×10mm，子宫直肠窝未见积液。提示：子宫偏小，宫颈纳囊。

中医诊查：患者体形偏瘦，面色黄。舌暗红，苔薄白，边有齿痕，脉沉稍弦尺弱。

中医诊断：不孕（脾肾阳虚，寒湿阻胞）。

西医诊断：原发不孕，卵巢功能早衰。

立法：温补脾肾，散寒通络。

处方：四二五合剂加减。

炙黄芪12g　当归身9g　大川芎6g　熟地黄12g
杭白芍9g　菟丝子15g　覆盆子12g　枸杞子9g
五味子3g　淫羊藿12g　绿萼梅3g　佛手6g
紫石英30g　净坎炁3g

水煎服，日 2 次。

取穴：百会、神庭、手三里、五脏俞、膈俞、气海、关元、中极、足三里、三阴交、太冲。

手法：五脏俞加膈俞毫针点刺；气海、关元、中极、足三里细火针点刺；百会、神庭、手三里、三阴交、太冲平补平泻，留针 30 分钟。因家住山东烟台，建议当地针灸治疗或自行艾灸关元、足三里。隔日一行，每穴 15 分钟。

医嘱：合理运动，放宽心情，注意休息，勿食辛辣生冷刺激食物，保暖避寒。补佳乐、达芙通停服，DHEA、爱乐维续服，经潮后复诊。建议丈夫早晚各服一次复方丹参片，每次 6 片；戒烟，限酒、咖啡、浓茶等刺激食物，适当锻炼，多饮白开水。3 天同房一次，正常夫妻生活，无须避孕。

诊疗经过：

2017 年 3 月 26 日二诊：针药后诸症减轻，月经未至，口淡无味，喜酸厌油，手足心热，小腹偶有胀痛，神疲肢倦，嗜睡多梦，二便调。此有孕育佳兆，以早孕试纸试验，果为阳性。患者情绪激动落泪，嘱其平复心情，平常心对待，就近医院急查 HCG 4862IU/L，P 16.2ng/mL，E2 342pg/mL。因接诊大夫告知黄体酮过低，恐有流产之虑，便觉小腹坠胀痛加重，情绪不安，耳鸣头痛，舌尖红，苔薄白，脉沉滑稍数。安抚其心，给予心理建设。先毫针针刺百会、神庭，行平补平泻法，足三里穴位注射黄体酮注射液 20mg（1mL），针后小腹不适感消失。予益肾保胎、疏肝和胃之剂。

处方：

菟丝子 15g	覆盆子 9g	桑寄生 20g	炒白芍 9g
川续断 15g	炒白术 6g	春砂仁 3g	炒杜仲 6g

广陈皮 3g　　佛手花 6g

医嘱：静养休息，放宽心情，勿食生冷刺激之物，不适随诊。口服达芙通、DHEA、爱乐维。

2017 年 4 月 2 复查 HCG 42669IU/L，P 22.8ng/mL，妇科阴道超声示：子宫前位，宫体大小约 61mm×58mm×52mm，形态规则，边界清晰，宫壁回声均匀，内膜厚约 12mm，回声均匀。宫腔内可见一胎囊回声，大小约 32mm×30mm×26mm。其内可见胎芽及原始胎心搏动。宫颈、附件、子宫直肠窝未见异常。提示：早孕、活胎（6w+3）。

2017 年 4 月 9 日三诊：诸症平稳，舌红，苔薄白，脉沉滑数。嘱其烟台当地医院建档，定期产检，安心养胎，不适随诊，续服原方 10 剂。

去年底来京出差询问有无通乳良方，知其 2017 年 11 月 23 日顺娩一女，母女均安。

按语：

不孕症是指夫妇同居而未避孕，经过 2 年未能怀孕者为原发性不孕；曾怀孕又连续 2 年以上未再怀孕者，为继发性不孕。后者应接受西医学检查，确定或排除生殖系统炎症、肿瘤、子宫内膜异位症、阻塞性不孕，以及先天性生殖发育异常等。三例患者均多年未孕育，刘女乃先天肾气不足，脾虚不健；李女先天禀赋不强，后天失养，肝郁脾虚，体衰气亏，外受“痨虫”所染，邪乘虚而入，客于胞中，而致发病，加之二人因多次手术治疗损伤胞宫，胞宫虚寒，冲任二脉失其精血，冲任不荣所致。朱女属先天不足，后天不调，求嗣心切，加重肝气不疏，而脾虚日重。

百会、神庭为周老镇静安神常用穴，多年不孕定当情绪低落，身心俱疲，先治其神才能得以调脏腑气血。内经云：女子七岁肾气盛……二七天癸至，任脉通，太冲脉盛，月事以时下，故有子。周老认为受孕须赖肾气旺盛，精血充沛，任脉通而太冲脉盛，月事以时下，则两精相抟，才能受孕。冲任二脉同起于胞宫，与孕育机能密不可分。冲脉为十二经之海，又称血海。任主胞胎，为阴脉之海，与足三阴经、阴维及冲脉相合在腹部，连接相通肝、脾、肾。取任脉之气海生发元气，通调任脉。关元培肾固本，理气生阳。中极为足三阴经与任脉之会，可滋阴养血，调经助孕。三阴交为足三阴经之会，健脾益气，疏肝养肾。五脏俞可调节脏腑整体功能，血会膈俞，通利气血，以助五脏俞联系更为顺畅。次髎是膀胱经邻近胞宫的妇科要穴。脾统血，为气血生化之源，后天之本；肝藏血，主疏泄，司血海；肾藏精，司二阴，为先天之本；调理五脏六腑功能，使阴阳平和，气血充盛，任通冲盛，胞宫得暖，定能助孕促育。此组穴的应用充分体现出周老从脏腑议病，重视脾胃治疗疑难病的特点。太冲配内关以疏肝解郁理气。足太阴脾经公孙穴，与冲脉相通，增其通调血海之功。《扁鹊心书》载："妇人产后热不退恐渐成痨瘵，急灸脐下三百壮。"临床操作上灸三百壮不现实，于是以火针代之。

三例病案汤药则多遵妇科张松柏老师的思路，也就是妇科泰斗刘奉五老先生的思想以益气养血，滋补肾气的四二五合剂，补血养血的四物汤补脾益肾，暖宫调经圣愈汤合五子衍宗丸，活络通经的血府逐瘀汤，阴阳双补的左归丸合二仙汤，益肾保胎、疏肝和胃之寿胎丸合香砂六君。适时对症的加入专药比如坎炁、紫河车、龟甲、鳖甲等血肉有情之品，以峻补精血，温养胞宫，非此类药物无以滋其长期亏虚之精血故常有殊功。

随着体外受精等现代助孕技术的进步，排卵功能障碍及内膜条件差而导致的不孕更加受到人们的关注。这三个病案都是通过国内西医学最高水平的系统治疗，而仍无法满足孕育胎儿的疑难病例，充分证明中医虽不能在微观上检查其输卵管不通，但能在客观上辨证施治。常有使不通者通、不调者调、不孕者孕之功。七年不孕之体，中医药针灸三个月的调理，即获弄璋之喜，足以证明中医辨证论治的优越性和科学性。这既使我们看到中医不足之处，也正显示中医独到之处，所以保持发扬中医特色，坚持中西医并重是提高临床疗效的关键所在，也是周老五十余载的临床观念方针，也为将来更多的疑难重症的治疗提供了新思路。

二、阴挺

姓名：孟某　性别：女　年龄：32 岁　初诊日期：2017 年 5 月 11 日

主诉：小腹坠胀 6 个月，劳累后加重 1 个月。

现病史：2016 年 12 月分娩时用力过大，之后感觉小腹坠胀，伴头晕，腰酸乏力，尿频，带下量多，色白质稀，畏寒心悸。产期满四个月后上班时，又从事强体力劳动，自觉上述症状明显加重，阴道内有肿物脱出，如鹅卵大，某院确诊为Ⅲ度子宫脱垂。后经多家医院中西医治疗效果不佳，又恐惧手术，故来就诊。

既往史：既往体健。

家族史：否认家族遗传病史。

月经史：初潮 17 岁，行经天数 5 天，月经周期 28 天。

中医诊查：面色苍白无华，形体偏胖。舌淡白，苔薄白，脉细弱。

中医诊断：阴挺（气虚下陷）。

西医诊断：Ⅲ度子宫脱垂。

立法：补中益气，升阳举陷。

取穴：百会、中脘、神阙、气海、太渊、足三里、三阴交。

手法：针刺足三里、三阴交时直刺，行补法。神阙隔盐灸7壮。

诊疗经过：针刺1疗程（4周）后自觉阴道异物感消失，头晕不适感好转，经3个疗程治疗并配合适量提肛锻炼，诸症消失，妇科检查子宫位置恢复正常。

按语：

子宫脱垂是因多种原因而致中气不足、气虚下陷的疾病，病情顽固，迁延难愈。针刺百会，能振奋阳气，升阳举陷，通经活络；中脘为胃之募穴，腑之会，是脏腑精气汇聚之处，可健脾和胃，消食导滞，温中散寒；神阙隔盐灸，具有回阳救逆、固脱之功；气海为任脉穴位，任脉乃阴脉之海，气海为阴中之阳，有蒸腾气化之功；太渊是肺经原穴，八会穴的脉会，可益气养血，行气活血；足三里是足阳明胃经之合穴，针之可调理脾胃，补益后天之本，与中脘合用发挥补中益气、调和气血、升清降浊之效；三阴交可调肝、脾、肾三脏，理脾养血。诸穴相配为周老的针灸补中益气方。周老曾说该方具有广泛的治疗作用，可益气行血，通经活络；补中益气，升阳举陷；健脾和胃，温中散寒；脾肾双补，化湿利水；补虚益损，调和营卫。较中药补中益气汤还要得心应手，疗效更佳。

三、妇人腹痛

姓名：黄某　性别：女　年龄：34岁　初诊时间：2017年11月20日

主诉：少腹疼痛4月余。

现病史：少腹持续隐痛4月余，月经量少2年余。2017年8月曾进行妇科阴道B超检查，结果显示子宫后位4.1cm×4.3 cm×4.0cm，表面平肌层回声不均，内膜中等不均，厚0.5cm；右卵巢（-），左卵巢内非纯囊肿1.3cm×1.0cm；盆腔游离液2.8cm；彩色多普勒超声示子宫血流信号正常。2016年行宫腔粘连分离术后，经量曾恢复正常量一次，后反复。行第二回分离术后，经量依旧减少。末次月经2017年11月9日，二日即净，经行腰酸。平素亦有鼻炎，伴头蒙晕沉，咽紧，入冬后加重。平躺或气急时咽堵感加重。纳可，二便调，夜寐不安，不易入眠。血压90/55mmHg。

既往史：人流史，宫腔粘连，低血压。

中医诊查：双目黑眼圈明显。舌淡暗，有齿痕，苔薄白，舌下络脉紫粗较显，脉沉细缓。

中医诊断：妇人腹痛（脾肾不足，痰浊瘀阻）。

西医诊断：慢性盆腔炎。

立法：燥湿化痰，化瘀止痛。

取穴：百会、神庭、攒竹、迎香、天突、中脘、气海、关元、天枢、归来、水道、子宫、列缺、内关、合谷、足三里、丰隆、蠡沟、三阴交、照海、太冲、太白。

手法：平补平泻，留针30分钟。

诊疗经过：针刺治疗10次后，腹痛及其余诸症皆有不同程度的缓解与解除，故嘱其再去复查B超，得知积液及卵巢囊肿皆已消除。

按语：

妇人腹中痛不同于痛经，为妇女经期、妊娠及产褥期以外所发生的小腹或少腹疼痛，或痛连腰骶，痛感尚能忍受。此患者伴有盆腔积液及卵巢囊肿，下焦湿痰凝聚，阻滞气机通畅，气滞血瘀，造成腹痛。且其外形略偏浮肿，肤白无泽，目眶黧黑，还有鼻症，头晕体乏，为水湿上泛，痰浊上蒙，治应燥湿化痰，化瘀止痛。方中百会、神庭、攒竹安神宁心助眠，缓解紧张；迎香、天突通窍利咽；中脘、气海、足三里、三阴交补中益气，助化水湿；内关、丰隆、列缺清心化痰通络，配蠡沟亦能软坚散结；天枢、关元、水道、归来、子宫温经通络，疏利水道；照海为八脉交会穴，通阴跷，助眠利咽，通经活络；太白为脾经输穴及原穴，健脾燥湿；太冲为肝经原穴，疏肝理血调经。以上诸穴施以平补平泻法。

第四章　儿科疾病

儿科疾病是指从胎儿至青少年这一时期小儿在生长发育过程中所涉及的疾病。其特点为疾病的发生与生长发育密切相关。本章所述疾病包括：咳嗽、动证、惊风、五迟五软、小儿遗尿等，分别相当于西医学的呼吸道感染、儿童多动症、惊风、小儿生长发育迟滞、小儿遗尿等疾病。

西医学认为，儿童时期是机体不断生长发育的阶段，其在疾病种类、临床表现及内在规律上与成人有非常大的差别，两者不能混淆或替代。

儿科疾病的中医治疗要在掌握小儿生长发育规律的基础上，结合其发病特点，因人而异地施治。其中小儿的生长发育是形与神的同步增长，所以临床诊疗也体现了周老“治病先调神”理论在儿科疾病中的应用。临床以“四神方”多用,而首选百会、神庭。在五迟五软的治疗中，多以督脉十三针、任脉穴位调节元神。

此外,“动证”为周老提出的特有概念,是周老“针灸治动”学术思想的独特体现。周老认为“动证”与中医理论的心、肝、脾、肺、肾均相关，临床分虚、实两型。实证病机为肝风内动、痰火扰心，治以清肝息风、化痰宁心、镇静安神；虚证属气血不足、筋脉失养，治以健脾益气、养血荣筋、补虚安神。

在其他疾病的治疗中也要结合小儿喂药难、畏针等实际情况，采取穴少药精、药物浓煎、快针点刺等措施以取得患儿的配合。

本章设医案 19 例，涉及咳嗽 1 例，动证 12 例，惊风 1 例，五迟五软 4 例，小儿遗尿 1 例。相信读者会有所收获。

第一节　肺系疾病

咳嗽

姓名：郭某　性别：女　年龄：3 岁　初诊时间：2008 年 10 月 12 日

主诉：干咳、厌食 2 周。

现病史：2 周前感冒咳嗽，经服药至今仍有干咳，纳食不馨。大便偏干，遂来就诊。

既往史：患儿平素经常吃零食，易咳嗽，便偏干。

家族史：否认家族遗传病史。

中医诊查：舌红，苔厚，脉细数。

中医诊断：小儿咳嗽（肺热胃燥）。

西医诊断：气管炎。

立法：滋阴润燥，清肺胃余热。

处方：

麦冬 20g　　胖大海 10g　　芦茅根各 30g　　炙甘草 6g

焦三仙各 10g

浓煎 100mL，分四次服用。

取穴：列缺、照海、足三里、中脘、鱼际。

手法：快速点刺不留针，隔日针 1 次。

诊疗经过：针刺治疗 3 次后，患儿大便通畅，干咳已愈。

医嘱：不食零食，正常进食，忌寒凉。

按语：

周老认为八脉交会穴中的列缺、照海专治肺系、咽喉之疾病。列缺为肺经络穴，通手阳明大肠经；照海为肾经之穴，滋阴之用；鱼际清肺之余热；中脘、足三里健运脾胃功能。但根据幼儿喂药难、惧针不配合之特点，周老认为必须穴少药精，施以快速点刺方法，药需浓煎，分四次服用，以取得满意效果。

第二节　心肝疾病

一、动证

医案一

姓名：陈某　性别：男　年龄：8 岁　初诊日期：2017 年 7 月 12 日

主诉：注意力不集中伴情绪不稳定 3 余年。

现病史：患儿自上学前班时即有注意力不集中和多动现象，同时伴不能自控，急躁易怒，不听家长及老师说教，上小学以来不能正常学习，影响学业，近几年前往各中、西医院就诊，均无明显好转。刻下症见：多动，注意力不集中，情绪时好时坏，波动较大，不听从父母说教，小便色淡且频，大便干结，2 日一行。

既往史：既往体健。

中医诊查：面红。舌红少津，苔黄略腻，脉弦数。

中医诊断：动证（肝肾阴虚，心火旺盛）。

西医诊断：注意力缺陷多动障碍。

立法：滋补肝肾，清心安神。

取穴：百会、神庭、神门、大陵、太溪、太冲。

手法：大陵穴采用泻法，太溪穴采用补法，余穴施平补平泻。

诊疗经过：

患者隔日治疗一次，1个月后症状较前明显改善，小动作明显减少，情绪较前平稳，学习兴趣明显提高。

医案二

姓名：赵某　性别：男　年龄：14岁　初诊日期：2017年7月17日

主诉：躁动不安伴间断性情绪失控3年余。

现病史：患儿自3年前升初中以来就经常与同学发生争执，甚或肢体冲突，家长和老师劝说无果，打架斗殴的次数越来越频繁，情节越来越严重，独处时仍急躁易怒，无法自制，要父亲强制劝阻才勉强平静下来。近1年多更是无法与之正常交流。3年前前往当地西医院就诊，诊断为“轻微脑功能障碍综合征”，具体治疗不详，治疗效果不佳。刻下症见：坐立不安，语声洪大，问答不配合，脾气暴躁，纳眠差，小便色黄，大便少，不规律。

既往史：既往体健。

中医诊查：面红，舌红，苔黄腻，脉弦滑。

中医诊断：动证（痰热内扰）。

西医诊断：注意力缺陷多动障碍。

立法：清热化痰，镇静安神。

取穴：百会、神庭、神门、内关、足三里、丰隆、内庭、公孙。

手法：丰隆、内庭采用泻法，余穴采用平补平泻。

诊疗经过：

患者隔日治疗1次，针刺一个半月之后，情绪波动较小，躁动不安较前明显改善，可正常交流，食欲和睡眠都有改善。

医案三

姓名：张某　性别：男　年龄：4岁　初诊日期：2013年11月29日

主诉：多动易怒，难与他人合作3年余。

现病史：患儿自1岁能行走后即表现出多动、急躁、易哭闹。3岁幼儿园入学后，与他人难以玩耍，急躁、好斗。就诊于儿童医院，诊断为“小儿多动症”，为寻求进一步中医治疗收入我科。刻下症见：坐立不安，询问不配合，随便抓脉枕，纳可，小便调，大便偏干，2～3日/次，眠欠安，易惊。

既往史：既往体健。

中医诊查：体格检查不配合。舌苔、脉象无法诊查。

中医诊断：动证（风痰上扰）。

西医诊断：注意力缺陷多动障碍。

立法：祛风化痰，镇静安神。

处方：

天麻10g　法半夏6g　茯苓10g　炒二术各6g
钩藤10g　天竺黄6g　决明子10g　陈皮10g
生龙齿15g　紫石英15g　紫贝齿15g　合欢花10g
珍珠母15g　黄精10g　枸杞子10g

水煎服，日3次。每周服5剂，停2天，共服4周。

患者无法配合针灸治疗。

医嘱：适当饮食。

诊疗经过：

2013年12月27日二诊：家属述患儿变得安静，有时还能自己安静地玩儿十几分钟，睡眠易惊改善。观察患儿，情绪较前稳定，能配合诊脉，仍不愿伸舌。上方减生龙齿15g、紫石英15g、紫贝齿15g，加生黄芪10g、炒薏米15g。继续服20剂。每周服5剂，停2天，共服4周。患儿脾气明显改善，与小朋友玩耍时打人次数明显减少，患儿来自外地，带上方药回当地继续治疗。

医案四

姓名：王某　性别：男　年龄：8岁　初诊日期：2007年10月30日

主诉：不自主眨眼、耸鼻2年余。

现病史：患儿自上学开始经常出现频繁眨眼、耸鼻动作，家长多次提醒，症状反复加重，时有注意力不集中，烦躁，曾于当地医院就诊，服中药治疗无效，故来此就诊。

既往史：体健，智力正常。

家族史：否认家族遗传病史。顺产。

中医诊查：形体偏胖。舌红，苔薄白，脉数。

中医诊断：动证（脾虚痰热）。

西医诊断：小儿抽动－秽语综合征。

立法：疏肝健脾，清热化痰。

处方：

天麻10g	法半夏10g	茯苓10g	广陈皮10g
黄精15g	枸杞子10g	钩藤10g	杭菊花15g
全蝎3g	白僵蚕6g	鳖甲15g	龟甲15g

胆南星 10g　　蜈蚣 3 条　珍珠母 30g[先煎]

取穴：百会、神庭、本神、四神聪、中脘、内关、丰隆、绝骨、照海、太冲。

手法：平补平泻，留针 30 分钟。

诊疗经过：

经 1 周三次的针刺治疗，患儿烦躁眨眼、耸鼻动作发作次数减少，但仍注意力不集中。改用针刺风池、大椎、长强配五脏俞加膈俞。前后两组穴位交替针刺，施以补法，经 4 周的治疗，患儿的抽动症状明显减少，可以专注活动及学习。

医案五

姓名：秦某　性别：男　年龄：13 岁　初诊日期：2013 年 7 月 20 日

主诉：频繁眨眼、耸鼻伴嗽嗓，反复发作 7 年。

现病史：患儿自 6 岁起即出现挤眉弄眼、噘嘴、嗽嗓，还有甩手、摇头等动作。曾经某医院诊为抽动症，初期有较好疗效，因上学后压力增大，病情反复，但学习成绩尚好。至 6 年级毕业前病情明显加重，经中西医综合治疗，病情仍得不到有效控制。刻下症见：上述症状全面复发，略显急躁，纳可，眠安，二便调。

既往史：既往体健。

家族史：否认家族遗传病史。

中医诊查：急躁不安。舌淡红，苔薄白，脉细滑。

中医诊断：动证（肝风内动，痰浊内扰）。

西医诊断：小儿抽动 – 秽语综合征。

立法：柔肝息风，化痰解痉。

处方：

天麻 10g	法半夏 6g	茯苓 10g	炒苍白术各 6g
钩藤 10g（后下）	杭白芍 10g	白僵蚕 6g	白芷 6g
羌活 6g	陈皮 10g	黄精 10g	枸杞子 10g
菊花 10g	决明子 10g	胆南星 6g	羚羊角粉 0.3g（分冲）

取穴：百会、神庭、攒竹、风池、中脘、天枢、手三里、内关、合谷、血海、足三里、丰隆、列缺、公孙、太冲。

手法：平补平泻，留针 30 分钟。

医嘱：家人与患儿多沟通，与其多参加体育活动。

诊疗过程：针刺治疗 18 次，服中药 1 个月后，烦躁症状明显好转，抽动症状基本消失。经过约 2 个月的治疗基本治愈。随访 2 年没有较大反复。

医案六

姓名：单某　性别：男　年龄：10 岁　初诊时间：2010 年 4 月 30 日

主诉：眨眼、嗽嗓、双手抖动 1 年半。

现病史：2009 年初家人发现其不时地挤眉弄眼，伴嗽嗓、双手抖动，今年 4 月份至儿研所神内科，诊断为抽动症。因恐西药有副作用而来就诊。纳可，眠安，二便调。

既往史：既往体健。

过敏史：否认食物及药物过敏史。

中医诊查：不时地挤眉弄眼、清嗓子、双手抖动。舌淡红，苔薄白，脉细滑。

中医诊断：动证（痰浊内蕴，肝风内动）。

西医诊断：小儿抽动 – 秽语综合征。

立法：宁心化痰，镇肝息风。

取穴：百会、神庭、攒竹（双侧）、中脘、关元、合谷（双侧）、内关（双侧）、丰隆（双侧）、绝骨（双侧）、太冲（双侧）、公孙（双侧）。

诊疗经过：针刺治疗10次，已经基本痊愈。

医案七

姓名：杨某　性别：男　年龄：15岁　初诊日期：2013年8月26日

主诉：不自主抽动伴喉间发声2年。

现病史：患者2年前出现挤眉弄眼，努嘴，喉间发声，点头，耸肩，腹部肌肉抽动等，伴有轻度注意力不集中，完成学业困难，学习成绩下降。外院诊断为抽动症，曾在儿科服药2年，初有疗效，但每逢感冒、劳累或情绪紧张后加重。

既往史：既往体健。

家族史：否认家族遗传病史。

中医诊查：舌淡红，苔薄白，脉弦滑。

中医诊断：动证（痰热内蕴，肝风内扰）。

西医诊断：小儿抽动－秽语综合征。

立法：清肝息风，安神化痰。

处方：

天麻10g	法半夏6g	苍术10g	钩藤10g
白芍10g	羌活6g	僵蚕6g	白芷6g
陈皮10g	黄精10g	菊花10g	决明子10g
胆南星6g	枸杞子10g		

取穴：百会、神庭、本神、四神聪、攒竹、中脘、天枢、丰隆、

内关、神门、合谷、公孙、太冲。

手法：平补平泻，留针 30 分钟。

医嘱：畅情志，适当运动，嘱家人多与患儿沟通。

诊疗过程：其后每周针灸 3 次，服药治疗。经过一暑期的治疗，症状明显缓解。

医案八

姓名：韩某　性别：女　年龄：3 岁　初诊日期：2015 年 11 月 20 日

主诉：喉间出现“咳咳”声，耸肩 1 月余。

现病史：患儿于 1 个月前感冒后喉间出现“咳咳”声，耸肩，易急躁，偶有挤眉弄眼，注意力尚可，汗多，紧张时有小动作，纳可，二便调，眠可。

既往史：既往体健。

家族史：否认家族遗传病史。

中医诊查：舌淡红，苔薄白腻，脉弦。

中医诊断：动证（肝风内动，痰浊上扰）。

西医诊断：小儿抽动 – 秽语综合征。

立法：化痰息风。

处方：

天麻 6g　法半夏 3g　茯苓 6g　炒苍白术各 6g
生黄芪 15g　浮小麦 10g　白芍 10g　五味子 6g
陈皮 10g　麻黄根 10g　全蝎 3g　僵蚕 4g
白芷 6g　羌活 6g　钩藤 10g　决明子 10g

水煎服，日 2 次。

患儿家住较远，未进行针灸治疗。

诊疗经过：

治疗1周后诸症减轻，按照上方继续服用约1个月，诸症逐渐消失。

2016年3月11日：感冒后上述症状偶有出现，继续中药治疗

处方：

生黄芪15g　防风6g　炒苍白术各6g　茯神10g
合欢花10g　柴胡6g　黄芩6g　姜半夏6g
桔梗6g　杭菊花6g　决明子10g　陈皮10g
全蝎3g　白芷6g　羌活6g

水煎服，日2次。服药后诸症减轻。继续服药1月余，诸症消失。

2017年10月31日：感冒后再次出现清嗓、面部抽动动作，入睡困难，面部时有抽动，舌红，苔白，脉细。

处方：

当归尾6g　生黄芪15g　茯神10g　合欢花6g
天麻10g　炒苍白术各6g　红花6g　桃仁6g
全蝎3g　白僵蚕6g　钩藤10g　决明子10g
白芍10g　枸杞子10g　黄精10g　炙甘草10g

水煎服，日2次。服药后诸症消失。

医案九

姓名：程某　性别：男　年龄：13岁　初诊日期：2014年10月10日

主诉：不自主抽动2年，加重半月。

现病史：患者上中学之前，曾出现过眨眼、不自主点头动作，

逐渐自愈。2014年9月开学后，再次出现眨眼、不自主点头症状。半月前突然加重,眨眼及不自主点头发作频繁,学习成绩可，无注意力不集中。平时纳少，夜眠多梦，二便可。

既往史：否认重大病史。

家族史：否认家族史。

过敏史：否认药、食物过敏史。

中医诊查：舌淡胖，苔白腻，脉缓。

中医诊断：动证（痰热内扰，肝风内动）。

西医诊断：小儿抽动－秽语综合征。

立法：清热化痰，平肝息风。

处方：

天麻10g　　法半夏6g　　茯苓10g　　炒苍术6g
炒白术6g　　胆南星6g　　天竺黄6g　　竹茹6g
菊花6g　　决明子10g　　陈皮10g　　炙甘草6g
鳖甲10g　　龟甲10g

水煎服，日2次。

取穴：百会、神庭、攒竹、中脘、关元、天枢、内关、合谷、丰隆、公孙、太冲、廉泉、风池、天容、承泣。

诊疗经过：

2014年10月14日复诊：针刺治疗1次后，不自主点头明显减少，专注做事时几乎未出现不自主点头，平时仍有，偶见眨眼。

2014年10月17日三诊：诉10月14日看电影后不自主点头、眨眼略加重。周老予双风池穴捻转各30秒，针刺结束后点头症状已明显减轻。

2014年10月24日四诊：症状明显改善，平素睡眠多梦不实也明显好转。

医案十

姓名：张某　性别：男　年龄：22岁　初诊日期：2012年11月13日

主诉：右侧面部不自主抽动15年，加重1周。

现病史：患者15年前在上小学期间，出现了右侧面部不自主抽动，上课注意力不能集中，曾于儿研所及多家医院就诊，诊为“小儿抽动症”，曾服中药治疗（具体不详），担心西药副作用故未服用，症状控制平稳，但每于天气变凉症状加重，尤以冬季为著。最近1周因为工作紧张症状加重，影响工作。为求中医治疗而前来就诊，现症除了右侧面部不自主抽动，尚觉表情紧张。纳可，便调，眠安。

既往史：既往体健。

家族史：否认家族遗传病史。

中医诊查：可见右侧面部时有抽动，偶有噘嘴。舌暗红，苔薄白腻，脉沉弦。

中医诊断：动证（风痰阻络）。

西医诊断：抽动－秽语综合征。

立法：疏肝解郁，镇静安神，化痰息风。

处方：

当归10g	杭白芍15g	柴胡6g	炒苍白术各10g
茯神15g	合欢皮30g	胆南星6g	天竺黄6g
香附10g	郁金10g	天麻10g	珍珠母30g
白芷10g	白僵蚕6g	羌活10g	炙甘草6g

水煎服，日2次。

取穴：百会、神庭、攒竹、承浆、颊车、中脘、内关、合谷、丰隆、公孙、太冲。

手法：平补平泻，留针 30 分钟。

诊疗经过：

上方服用 14 剂，针刺治疗 7 次后：患者自觉抽动减少，舌脉同前。继续针刺，取穴同前，中药改为：

天麻 10g	法半夏 6g	茯苓 10g	炒苍白术各 10g
白芷 10g	白僵蚕 6g	钩藤 10g	杭白芍 15g
菊花 10g	决明子 10g	葛根 10g	珍珠母 30g
香附 10g	郁金 10g	胆南星 6g	天竺黄 6g

服用 7 剂后，抽动频次及程度均明显减少，不再紧张，症状明显改善。之后正常参加工作。

医案十一

姓名：陈某　性别：女　年龄：9 岁　初诊时间：2010 年 3 月 26 日

主诉：注意力不集中、眨眼频繁 4 年。

现病史：4 年前无明显诱因出现注意力不集中、挤眉弄眼，被诊为抽动症合并多动症，以抽动症为主，抽动症所有的症状都先后出现过。近来摇头明显，脾气暴躁，不时自拔头发，以发泄烦躁不安，注意力严重不集中。

既往史：自幼夜间遗尿。

中医诊查：舌淡红，苔薄白，脉弦。

中医诊断：动证（痰浊内蕴，肝风内动）。

西医诊断：小儿抽动 – 秽语综合征合并注意力缺陷多动障碍。

立法：宁心化痰，镇肝息风。

取穴：百会、神庭、攒竹（双）、本神、四神聪、承浆、遗尿点、列缺、内关（双）、中脘、天枢（双）、关元、中极、丰隆、绝骨、公孙、太冲

手法：平补平泻，留针30分钟。

诊疗经过：

针刺治疗1次后：摇头症状减轻50%，当天夜里即没有出现遗尿。

针刺治疗2次后：摇头症状又减轻20%。

针刺治疗7次后：摇头症状基本消失，偶有遗尿。

医案十二

姓名：陆某　性别：男　年龄：22岁　初诊日期：2017年7月7日

主诉：反复嗽嗓、眨眼近1个月。

现病史：近1个月无明显诱因反复出现嗽嗓、眨眼，玩手机、下棋时症状加重，晚间加重，有时磨牙，曾行头颅CT未见异常。纳食一般，眠欠安，二便可。

既往史：8岁时患儿童抽动症，于儿童医院口服药物，1个月后愈。

中医诊查：舌淡，苔白，脉弦滑。

中医诊断：动证（风痰上扰）。

西医诊断：抽动-秽语综合征。

立法：疏肝健脾，化痰息风。

处方：

天麻10g　法半夏6g　茯苓10g　炒苍白术各10g

陈皮 10g	胆南星 6g	柴胡 6g	合欢皮 15g
桔梗 6g	杭菊花 10g	钩藤 10g	决明子 10g
香附 10g	广郁金 10g	白芷 10g	炙甘草 6g

水煎服，日 2 次。

取穴：百会、神庭、攒竹、风池、中脘、气海、天枢、天突、璇玑、内关、神门、鱼际、照海、丰隆、公孙、太冲。

手法：平补平泻，留针 30 分钟。

医嘱：合理安排生活，避免过度兴奋、紧张、劳累、感冒发热等，从而避免诱发或加重病情。加强支持性心理治疗、认知治疗、家庭治疗。

按语：

所谓动证系指西医的多动症与抽动症。多动症亦称“轻微脑损伤综合征”,或“轻微脑功能失调”,属于中医的“失聪”“健忘”等病范畴。主要表现为与其年龄不相称的活动过度，注意力高度涣散，不能集中，情绪不稳，容易激动、任性，认知障碍，学习困难等一系列的思维、意识、心理等层面的功能失调。

抽动症则是以自身的某部肌肉或肌群突然出现的、快速而不自主的、反复收缩的运动，如眨眼、耸鼻、皱额、歪嘴、摇头、耸肩、甩手、踢腿、腹部抽动、喉中发声、清嗓子、污言秽语等外观即可观察到的一系列症状。

本节动证共收录 12 例患者，其中多动症 3 例，抽动症 8 例，并病（既有抽动，又有多动）1 例，12 例患者中成人 2 例，伴清嗓子、喉咙发声者 5 例。

在多动症（内动）取穴上，医案一为百会、神庭、神门、大陵、太溪、太冲；医案二为百会、神庭、神门、内关、足三里、丰隆、内庭、公孙；医案三因其无法配合而以祛风化痰、镇静安神之中药治疗。其方药为天麻、法半夏、茯苓、炒苍白术、钩藤、天竺黄、决明子、陈皮、生龙齿、紫石英、紫贝齿、合欢花、珍珠母、黄精、枸杞子，浓煎100mL，每日分三次口服。

抽动症（外动）之医案四取百会、神庭、本神、四神聪、中脘、内关、丰隆、绝骨、照海、太冲；医案九取百会、神庭、攒竹、中脘、关元、天枢、内关、合谷、丰隆、公孙、太冲、廉泉、风池、天容、承泣。药用天麻、法半夏、茯苓、炒苍白术、胆南星、天竺黄、竹茹、菊花、决明子、陈皮、炙甘草、鳖甲、龟甲等清热化痰、平肝息风药治疗。其中医案十和医案十二为成年男性发病。医案十取穴为百会、神庭、攒竹、承浆、颊车、中脘、内关、合谷、丰隆、公孙、太冲；中药则以疏肝解郁、镇静安神、化痰息风之当归、白芍、柴胡、炒苍白术、茯神、合欢皮、胆南星、天竺黄、香附、郁金、天麻、珍珠母、白芷、白僵蚕、羌活、炙甘草治疗。而医案十二则取百会、神庭、攒竹、风池、中脘、气海、天枢、天突、璇玑、内关、神门、鱼际、照海、丰隆、公孙、太冲穴治疗。中药方剂为疏肝健脾、化痰息风的天麻、法半夏、茯苓、炒苍白术、陈皮、胆南星、柴胡、合欢皮、桔梗、杭菊花、钩藤、决明子、香附、广郁金、白芷、炙甘草等药治疗。

抽动伴喉中发声、干咳清嗓子的5例，包括医案五、医案六、医案七、医案八、医案十二（成年），其治疗取穴除医案八因年龄小（3岁），离家远，未予针灸治疗外，其他四例全部用到了中脘、内关、丰隆、公孙理气化痰；医案五加肺经列缺，医案十二加鱼际、照海滋肾水清肺热以清咽化痰，亦取得了较好疗效。

医案十一为抽动与多动合并的患儿，取穴为百会、神庭、攒竹、本神、四神聪、承浆、遗尿点、列缺、内关、中脘、天枢、关元、中极、丰隆、绝骨、公孙、太冲。既有理气化痰穴方，又有安神健脑穴方。治痰、治神相伍，取得了复杂多变的多动与抽动并病的较好疗效。

现代研究表明，儿童多动症与抽动症的发病率越来越高，男多于女，男女比例为在（5～7）：1。本文 12 例，男 10 女 2，其比例为 5 ：1，符合概率。本病发病年龄多在 10 岁之前，而 90% 发生在学龄前后。本文 12 例中有 3 例超过 10 岁发病。本病预后一般较好，有效率为 80%～90%。少数迁延至成年人，疗效较差，甚至伴随终身。我们还观察到儿童抽动症较多动症疗效较好。

中医本无多动症与抽动症之病名，遇此病均以西医病名论之。但中医典籍中的“失聪”“健忘”与多动症相近。“痉症”“瘛疭”“慢惊风”“抽搐”“筋惕肉瞤”“肝风”等与抽动极为相近。而二者之病因、病机、临床表现确有很多相同，甚至二者可同时出现在同一患儿身上，故周老将多动症与抽动症统称为“动证”。并且将注意力涣散、活动过度、情绪不稳、容易激动、任性、认知障碍、学习困难等心理层面的功能失调等称为“内动”；而将眨眼、耸鼻、皱额、歪嘴、摇头、耸肩、甩手、踢腿、腹部抽动、喉中发声、清嗓子、污言秽语等外观可察觉到的一系列症状，称其为“外动”。

在治疗上周老将“动证”分为三类，第一类是先天禀赋不足、气血亏虚之证，以益气养血、滋补肝肾为法；第二类为痰蒙清窍，化火生风，治以开窍豁痰，清热息风；第三类为虚实夹杂之成年患者，其病迁延日久，久病则虚，然而又因焦虑重重，肝郁气滞，郁而化火，进而生风，因此治疗也较为棘手，既应疏肝解郁，清热息风，又需益气活血，以达血行风灭之效。

二、婴儿痉挛症（惊风）

姓名：翁某　性别：男　年龄：2岁半　初诊日期：2017年11月7日

主诉：发作性四肢痉挛、双目上视1年7个月。

现病史：患者于2016年4月注射进口乙脑疫苗后出现发热，约持续一天，未做特殊治疗，1个月后逐渐出现双目上视、四肢痉挛，经多方诊治，具体治疗不详。2016年8月在北大妇幼医院诊断为婴儿痉挛症。经过中药、按摩、西药治疗（具体不详），效果不明显，遂来诊。刻下症见：四肢痉挛、双目上视时常发作，平均几分钟发作一次，睡眠时也有发作，可以自行行走，发作时出现摔倒，不识父母，不能言语，注意力下降，脾气暴躁，二便失禁。

既往史：1岁之前无明显异常。

家族史：否认家族遗传病史。

中医诊查：伸舌不能配合，脉弦数。

中医诊断：痉证（风痰上扰）。

西医诊断：婴儿痉挛症。

立法：重镇息风，化痰止痉。

取穴：百会、神庭、本神、四神聪、神门、督脉十三针、风池、鸠尾、中脘、天枢、关元、手三里、合谷、足三里、丰隆、悬钟、筑宾、太溪、照海、申脉、公孙、太冲。

手法：本神、神庭、百会、四神聪，采用平补平泻的方法，留针30分钟。先取百会，采用直刺的方法，四神聪采用斜刺的方法，针尖朝向百会穴；本神、神庭斜刺，针尖朝向前额部。小儿存在好动的特征，不能配合肢体留针，因此其余穴位采用快速点刺不留针的方式。

诊疗经过：

2017 年 11 月 14 日：针刺治疗 4 次后，患儿每日四肢痉挛及双目上视发作次数减少，睡眠时没有发作。

2017 年 12 月 26 日：针刺治疗 11 次后，患儿每日四肢痉挛及双目上视发作次数明显减少，偶有发作。认知能力有所提高，认识家中亲人，言语能力也有所改善，能叫爸爸、妈妈、奶奶，能哼唱喜欢的歌曲。

按语：

针灸四神方（本神、神庭、百会、四神聪）用于调节患者的元神，具有镇静安神的作用。百会、神庭均为督脉经穴，百会穴具有安神镇静、益气升阳之功，与神庭穴相配，具有较强的镇静安神、开窍醒神和益气健脑作用。四神聪为经外奇穴，有宁心安神、开窍醒神之功；本神为胆经穴位，具有定惊安神、止痛解痉之功；神门是针灸进行安神定志的常用穴位。选用风池加强息风止痉的功效。督脉十三针具有较强的重镇息风的功效。任脉为阴脉之海，督脉穴与任脉穴配合使用，可以调节人体的阴阳。《素问 · 生气通天论》曰："阴平阳秘，精神乃治，阴阳离决，精气乃绝。"这指的也是通过调理阴阳，达到调神的目的。任脉上选用鸠尾、中脘、关元穴。鸠尾为任脉的络穴，可以治疗各种痫证。中脘为任脉穴位、胃之募穴、八会穴之腑会，取之可以理气化痰。关元位于任脉，为小肠之募穴，为重要的强壮要穴，取之可补益元气，使元气充盛。手三里、足三里为临床常用对穴，分别属于手足阳明经，阳明经多气多血，同时应用可以补益气血，使后天得养，气血充盛。合谷、太冲合用为"开四关"，是常用的醒神开窍的对穴，太冲还可以起到息风止痉的作用。丰隆为足阳明胃经之络穴，与天枢相配，共奏化痰之功。以上这三组穴位为临床常用化痰利水之对穴，取之可起到健脾化痰的功效。筑宾为肾经穴位、阴维脉之郄穴，太溪为肾经之输穴、原穴，两者共同应用可以起到补肾填精的作用。悬钟归属于足少阳胆经，八会穴之髓会，取之可以补益脑髓。申脉为足太阳膀胱经穴位、八脉交会穴通阳跷脉；照海为足少阴肾经穴位、八脉交会穴通阴跷脉，阴、阳跷脉同时取穴，可以调节阴阳从而调节运动及平衡功能。公孙为足太阴脾经之络穴，八脉交会穴交冲脉，取之可以健脾化痰，防止冲气上逆。诸穴相配，共奏重镇息风、化痰止痉之功。

第三节 肾系疾病

一、五迟五软

医案一

姓名：张某 性别：男 年龄：2岁 初诊日期：2017年2月19日

主诉：患儿不能站立，言语不能，神情呆滞1年。

现病史：患儿1周岁时，不能站立、言语不能、呼唤时反应不明显，至北京儿童医院就诊，经检查后诊断为先天发育不良。先后会诊各儿科专家及赴美就诊，经历近1年的西医治疗，效果不明显。现症见：患儿不能站立、言语不能、呼唤时反应不明显，神情呆滞，纳差，二便调。

既往史：既往体健。

家族史：家族无遗传病史，家族无发育不良病史。

中医诊查：神情呆滞，呼之不应，言语不能，不能站立。舌淡，苔薄白，脉细。

中医诊断：五迟（脾肾不足）。

西医诊断：脑发育迟缓综合征。

立法：补肾健脾，益气养血，坚骨填精，补髓益智。

处方：补中益气汤与五子衍宗丸化裁。

做成水丸，每日 2 次，每次 2g。

取穴：百会、四神聪、神庭、本神、手三里、内关、神门、太渊、合谷、中脘、天枢、关元、足三里、丰隆、绝骨、太溪、三阴交、太冲、至阳、五脏俞加膈俞。

手法：百会、四神聪、神庭、本神留针 30 分钟，余穴采用手法针刺得气不留针。

医嘱：避风寒，避免感冒发热。与患儿多沟通交流。

诊疗过程：针刺治疗 6 个月后，患儿在家长手扶状态下可以站立，与其交流可以得到反馈，可以简单进行言语表达，神情较前活泼。

按语：

百会为诸阳之会，阳主动，益气升阳，帅血运行，通经活络；四神聪、本神、神庭、神门，安神益智；手三里、太渊、中脘、天枢、关元、足三里、三阴交、丰隆、绝骨、太溪，补中益气，健脾益肾，化痰益智，通经活络；天枢为大肠经募穴，清泻阳明经，化痰通便；合谷、太冲为四关穴，合谷为阳明经穴，阳明经多气多血，为气血生化之源，太冲为肝经穴，疏肝养血；至阳、五脏俞加膈俞，行气活血，调补五脏，五脏功能和谐则愈。

医案二

姓名：陈某　性别：男　年龄：6岁　初诊日期：2009年11月8日

主诉：不与他人交流2年余。

现病史：2年前发现患儿有攻击行为，语言、理解能力差，目不视人。纳可，便干，小便频。

过敏史：否认食物及药物过敏史。

家族史：否认家族遗传病史。

中医诊查：舌红，苔薄白腻，脉滑数。

中医诊断：五迟（痰瘀互结，肝风内扰）。

西医诊断：儿童自闭症。

立法：滋肝益肾，化痰息风。

处方：

天麻10g　法半夏6g　茯苓10g　炒苍白术各6g
黄精10g　枸杞子10g　鳖甲15g　败龟甲15g
白芷6g　白僵蚕6g　钩藤10g　珍珠母15g
熟大黄6g　广陈皮10g　生地黄10g　甘草梢6g

取穴：百会、神庭、内关、中脘、天枢、关元、丰隆、绝骨、照海、太冲。

手法：平补平泻，留针30分钟。

诊疗过程：患儿治疗至次年2月初，已基本无攻击行为，语言能力较前增强，但说话时仍不正视对方，后又针治月余，病情转归稳定。

医案三

姓名：衣某　性别：男　年龄：16岁　初诊日期：2010年

9 月 14 日

主诉：不与他人交流 10 余年。

现病史：10 余年前家长发现患儿语言、行为及智力障碍，发育迟钝，无法与人交流；挑食，只食用几种食物，能够简单算术、认识简单文字；与人无沟通，烦躁；睡眠差，每晚只睡 5 小时。

既往史：否认其他疾病。

家族史：否认家族遗传病史。

过敏史：否认食物及药物过敏史。

中医诊查：舌红，少苔，脉细数稍弦。

中医诊断：五迟（肝肾阴虚，痰蒙清窍）。

西医诊断：儿童自闭症。

立法：滋补肝肾，化痰益智。

处方：

熟地黄 10g	山萸肉 10g	茯苓 10g	怀山药 10g
石菖蒲 10g	广郁金 10g	沙参 15g	五味子 6g
麦冬 15g	益智仁 15g	黄精 15g	枸杞子 10g
胆南星 6g	天竺黄 6g	陈皮 10g	炙甘草 6g
鳖甲 15g	败龟甲 15g	砂仁 6g	

因喂药困难，以上诸药共研细末，装入 0.5g 胶囊，4 粒 / 次，每日 3 次。

取穴：百会、神庭、本神、四神聪、神门、内关、中脘、天枢、气海、神阙、足三里、丰隆、太冲。

手法：平补平泻，留针 30 分钟。神阙温灸盒行灸法。

诊疗过程：

患儿开始并不配合针灸，只选取百会、神门等少量穴位，后按方逐渐增加余穴。

针药结合治疗约1个月后，家长反映其对话交流较前灵敏。

针药结合治疗2个月后，患儿可进行简单对话交流，能较直白地表达自己的意愿。

至2011年1月初，患儿与人沟通交流欲望增强，挑食现象基本消失，夜眠佳，但理解思维能力无明显增加。

又针药结合治疗约2个月后，患儿理解力、与人沟通能力明显改善，病情转归稳定。

按语：

百会位于颠顶，交会于足太阳膀胱经、手少阳三焦经、督脉、足厥阴肝经，有平肝息风、聪脑醒神的作用。神庭其功用在于神，《文子·守清》认为“神者，智之渊也”，凡有关神识之症皆可取此穴，周老每取此二穴以治神为先。本神、四神聪、神门发挥开郁、宁神、养阴的作用，以助患儿安眠。手厥阴心包经腧穴内关穴位于腕上，行于上焦，以理气强心为要，《素问·调经论》认为“心藏神”，故内关可治神明被扰之症。关元为精血之室，元气之关隘，功专培肾固本、补益元气、强壮保健。天枢穴为中、下焦之气升降出入的枢纽，为大肠经募穴，又为胃经经气所发，有调中和胃、理气健脾、整肠通便、扶土化湿之功。胃之募穴、腑会中脘穴是手太阳经、手少阳经、足阳明经及任脉的交会穴，手太阳经和手少阳经相表里，其经脉络于心，足阳明之别，上通于心，手少阳经脉布膻中，散络心包，故其可健脾和胃，兼治神智。丰隆穴为胃经络穴，与脾经相通，与中脘伍用，相得益彰，可健运脾胃，化痰降浊。土中之土穴足三里补养中气，补益气血。绝骨为髓会，可养髓，充脑，强肾。水不涵木，肝失濡养，阳升风动，故患儿有攻击人的行为，足少阴经照海通于阴跷脉，阴跷脉主治人的活动，可选取照海滋养肾水，以安稳患儿。太冲为肝经原穴，针刺之可使其原气通达，从而维护正气，疏肝解郁。

医案二中，患儿舌红，苔白腻，脉滑数，为痰瘀互结、肝风内扰之证，周老以半夏白术天麻汤健脾燥湿、化痰息风为主方，配以滋阴潜阳之品。医案三中，患儿舌红少苔，脉细数稍弦，为肝肾阴虚、肝郁化火、夹痰上扰之症，周老以六味地黄丸为主方，滋补肝肾，再配以平肝息风、养心安神、化痰益智之品。两例中，有周老惯用的经验药对，如鳖甲、败龟甲合用可滋阴清热，潜阳散结，治疗虚风内动、手足蠕动、夜间烦躁，或骨软骨弱，有特殊功效，常配伍用于治疗小儿抽动症、智障、自闭等疾病中；石菖蒲芳香，辛温行散，宣发通窍，郁金行气解郁，活血祛瘀，疏肝利胆，合用可开窍醒脑，常配伍应用于脑病、耳鸣、耳聋、神经及精神疾病。

孤独症，又称自闭症或孤独性障碍等，是广泛性发育障碍的代表性疾病，其主要症状是社会交往障碍，交流障碍，兴趣狭窄，刻板重复的行为方式，约 3/4 的该症患儿存在精神发育迟滞，1/3 ～1/4 患儿合并癫痫。部分患儿在智力低下的同时可出现“孤独症才能”，如在音乐、计算、推算日期、机械记忆和背诵等方面呈现超常表现。目前没有特效药物治疗，根据其主要症状表现，似与中医概念中的“癫证”（不认亲疏、喃喃自语、沉默呆滞、表情淡漠、精神抑郁、行为刻板、语无伦次）、“五迟”（立、行、齿、语、发迟）相近似，多与先天胎禀不足或后天失养有关。《素问·灵兰秘典论》说：“心者，君主之官也，神明出焉。”自闭症患儿不认亲疏、精神抑郁、表情淡漠等症都因心神失养所致；《素问·阴阳应象大论》说：“心主舌”，心失所养，经脉不通，则舌强语謇，言语失利；《灵枢 · 脉度》曰：“脾气通于口”，脾气不通口不开故患儿或喃喃自语，或沉默呆滞；肝主疏泄，肝气调达则气机疏畅，心情开朗，反之则精神抑郁难解；肝开窍于目，故眼睛的活动也与肝有关，自闭症患儿目不视人，也可认为是肝失疏泄，升发不利的缘故。总之，自闭症的产生主要责之于脑神惑乱，心肝脾肾脏腑功能不足。此症为慢性病程，预后较差，家长要接受现实，平衡心态，处理好孩子的治疗、矫正训练教育和正常生活工作的关系，并长期坚持，以助于改善预后。

医案四

姓名：王某　性别：男　年龄：1岁1个月　初诊日期：2017年10月17日

主诉：发育迟缓1年余。

现病史：患儿为早产儿，孕24周+13天因胎膜破裂导致早产，出生时身高40cm，体重为1400g。出生后在保温箱观察40天，应用营养药物（具体不详），随后出现病理性黄疸，经过4个多月的治疗，黄疸逐渐消退。2017年5月26日诊断为发育迟缓，当时患儿实际月龄为8个多月，智力和运动水平相当于6个月月龄的幼儿。此次患儿来诊时运动和智力水平相当于8个月幼儿。现症见：不能站立，不能行走，只能发单音节，如da da、ba ba，不能说出多音节及词组。头发稀少，牙齿萌出4颗。目光呆滞，反应迟钝。身高74cm，体重8.5kg。

既往史：否认。

家族史：否认家族遗传病史。

中医诊查：伸舌不能配合，脉细数。

中医诊断：五迟（元神失用，肾精亏虚）。

西医诊断：小儿发育迟缓。

立法：健脑益智，填精益髓。

取穴：本神、神庭、百会、四神聪；督脉十三针（百会、风府、大椎、陶道、身柱、神道、至阳、筋缩、脊中、悬枢、命门、腰阳关、长强）；中脘、关元、天枢、手三里、内关、神门、合谷、足三里、筑宾、悬钟、太溪、太冲、照海、申脉。

手法：本神、神庭、百会、四神聪，平补平泻，留针30分钟。先取百会直刺，四神聪斜刺，针尖朝向百会穴；本神、神庭斜刺，针尖朝向前额部。小儿存在好动的特征，不能配合肢体留针，因此其余穴位采用快速点刺不留针的方式。

诊疗经过：

针刺治疗3次后，患儿四肢力量增强，可以自己手扶围栏站立。

针刺治疗7次后，患儿目光灵活，反应灵敏，理解力明显提高，手势增多，复述能力提高。

针刺治疗14次后，患者认知功能明显提高，可以手扶围栏行走。

按语：

五迟、五软是小儿生长发育障碍的常见病症，五迟指立迟、行迟、语迟、发迟、齿迟；五软指头项软、口软、手软、足软、肌肉软。五迟以发育迟缓为特征，五软以萎软无力为主症，两者既可单独出现，也常互为并见，多数患儿由先天禀赋不足所致。小儿的生理特点为脏腑娇嫩，形气未充，古人谓之稚阴稚阳之体；小儿还存在生机蓬勃、发育迅速的特点。因此治疗时也存在脏腑轻灵、随拨随应的特点。治疗及时、方法得当往往可取得意想不到的效果。

五迟、五软属于临床疑难杂症，中医病机属于肾精亏虚、脑髓失养、元神失用，取穴以治神为主，应用针灸“四神方”、督脉十三针、任脉穴位以调节元神的功能，同时取肾经、手足阳明经穴位以补先天和后天，共同达到健脑益智、填精益髓的功效，临床效如桴鼓。百会、神庭均为督脉经穴，百会具有安神镇静、益气升阳之功，与神庭相配，具有较强的镇静安神、开窍醒神和益气健脑作用；四神聪为经外奇穴，有宁心安神、开窍醒神之功；本神为胆经穴位，具有定惊安神、止痛解痉之功；神门是针灸进行安神定志的常用穴位。督脉统领一身之阳气，督脉行于后背正中而入脑髓，通过选取督脉穴位以达到补髓益脑、醒神开窍的目的。中脘、关元穴位于任脉上，任脉为阴脉之海，督脉与任脉配合使用，可以调节人体的阴阳。《素问·生气通天论》曰："阴平阳秘，精神乃治，阴阳离决，精气乃绝。"指的也是通过调理阴阳，达到调神的目的。天枢位于足阳明胃经，为大肠经的募穴，取之可以调节胃肠的气机。手三里、足三里为临床常用对穴，分别属于手、足阳明经，阳明经多气多血，同时应用可以补益气血，使后天得养，气血充盛。内关为心包经络穴，八脉交会穴通阴维脉，具有双向调节的作用，取之可醒神开窍，也可镇静安神。合谷、太冲合用为"开四关"，是常用的醒神开窍的对穴。筑宾为肾经穴位、阴维脉之郄穴；太溪为肾经之输穴、原穴，两者共同应用可以起到补肾填精的作用。悬钟归属于足少阳胆经，八会穴之髓会，取之可以补益脑髓。申脉为足太阳膀胱经穴位、八脉交会穴通阳跷脉；照海为足少阴肾经穴位、八脉交会穴通阴跷脉，阴、阳跷脉同时取穴，可以调节阴阳从而调节运动及平衡功能。

二、小儿遗尿

姓名：王某　性别：男　年龄：15 岁　初诊日期：2017 年

6月13日

主诉：小便自遗6年。

现病史：患者于2011年8月份开始出现夜间小便自遗，秋冬季节明显，曾口服药物及针灸治疗，效果不佳。饮食可，寐安，二便调。

既往史：既往体健。

家族史：否认家族遗传病史。

中医诊查：舌淡，苔白，脉沉细。

中医诊断：小儿遗尿（脾肾亏虚，下元不固）。

西医诊断：遗尿。

立法：温补脾肾。

处方：补中益气汤合五子衍宗丸加减。

党参10g	生炙黄芪各15g	柴胡6g	炒苍白术各10g
茯苓10g	菟丝子10g	黄精10g	枸杞子10g
巴戟天6g	女贞子10g	熟地黄10g	山萸肉10g
泽泻10g	五味子6g	砂仁6g	鹿角霜10g

水煎服，日2次。

取穴：百会、神庭、承浆、夜尿点、中脘、天枢、关元、内关、足三里、三阴交、太白。

手法：平补平泻，留针30分钟。

诊疗经过：针刺治疗3次后，症状开始好转，又继续治疗7次，症状明显缓解。后仅针刺十余次而告痊愈。

按语：

遗尿是指3岁以上的儿童或成人，在睡眠中小便自遗，醒后方知，除夜间尿床外，白天也常有尿频、尿急。小儿先天脾常不足、肾常亏虚，脾肾两脏与水液代谢有关，脾肾亏虚，下元不固，故出现遗尿。百会、神庭可以镇静安神，也是周老“治病先治神”学术思想的具体体现。百会位于颠顶，为诸阳之会，有益气升阳之功。夜尿点亦称遗尿点，位于小指掌侧远端指横纹中点,《针灸大词典》认为“夜尿点……可治疗夜尿多,尿频”；承浆为任脉和足阳明经之交会穴，二者合用可以缩泉止尿，均为周老治疗尿频的经验穴。天枢为足阳明大肠经的募穴，有健脾和胃的作用。关元为小肠经的募穴，又是人体先天之元气汇聚生发之处，有较强的补益之功，可以温肾壮阳。腑会中脘穴，亦是胃经的募穴，是脏腑精气汇聚之处；足三里为胃经的合穴，脾胃相表里，二穴相配，有较强的健脾胃功能。三阴交穴是肝、脾、肾三经的交会穴，可以健脾补肾，加强肾与膀胱的约束功能。太白穴为脾经的原穴，具有健脾益气的作用。内关穴为手厥阴心包经的络穴，可以宁心安神。再配以补中益气汤与五子衍宗丸的合方，针药并施而取得佳效。

第五章　伤科疾病

中医伤科疾病是外伤、六淫等引起的骨关节及其周围筋肉损伤的疾病。常见病有筋伤、痹证等。痹证是人体肌表、经络因感受风、寒、湿、热兼有正气不足，引起的以关节肌肉疼痛重着、屈伸不利，甚或关节肿大灼热为特征的一种常见疾病。西医学的肢体关节疼痛疾病可参照本病论治。筋伤是各种暴力或慢性劳损等原因所造成的筋的损伤，相当于西医学的软组织损伤。

伤科疾病多见痛证,治痛为大法。中医学认为不通则痛。《素问·痹论》说："风寒湿三气杂至，合而为痹也。"又说："痛者，寒气多也，有寒故痛也。"以此，周老总结出活血化瘀、温阳散寒、补益气血、通经活络的针灸治痛法则，并延承了国医大师贺普仁教授的针灸"三通法"。周老治痛的独到之处在于以"治病先治神"作为临床总则，创立"调气止痛方""络穴止痛法"，总结出一些止痛经验穴，治疗上以整体和局部相结合为主，针药并用，取得良效。对于腰痛的治疗，周老认为久病多虚多瘀，在个人经验处方"腰五针"的基础上常加至阳、膈俞，对于颈肩病变，"颈四针"为周老独到取穴法，疗效令人满意。

本章设医案35例,收录痹证21例(包括项痹8例,膝痹4例)、筋伤14例。选取案例为临床伤科疾病中常见病、多发病，针药治疗后效佳，供读者参考。

第一节　痹证

医案一

姓名：冯某　性别：女　年龄：60岁　初诊日期：2017年10月17日

主诉：后背发凉5年余。

现病史：5年前受寒后出现后背发凉，受寒加重，热敷后缓解，无活动受限。刻下症见：后背凉、紧，伴乏力，气短，善太息，纳可，眠欠安，不易入睡，二便调。

既往史：既往体健。

家族史：否认家族遗传病史。

中医诊查：舌淡红，苔薄白，脉弦滑。

中医诊断：痛痹（寒凝阻络）。

西医诊断：背肌筋膜炎。

立法：温阳散寒，行气活血。

处方：

桂枝10g　杭白芍10g　防风6g　炒苍白术各10g
干姜10g　炮附片10g　丹参10g　生龙骨牡蛎各20g
葛根10g　羌独活各10g　茯神15g　炙甘草6g
水煎服，日2次。

取穴：

①督脉十三针、下绝骨、后溪，膀胱经走罐。

②百会、神庭、攒竹、中脘、气海、天枢、膻中、内关、合谷、足三里、三阴交、公孙、太冲。

手法：第一组和第二组穴位交替使用，加红外线照射，隔日针一次，每次留针 30 分钟。

诊疗经过：

2017 年 10 月 24 日：针 4 次，服 7 剂药后，背部发凉明显好转，诉口干，继续针刺，处方调整如下：

生熟地黄各 10g	石斛 15g	山萸肉 10g	茯苓 10g
怀山药 15g	黄精 15g	枸杞 10g	麦冬 15g
北沙参 15g	玄参 15g	五味子 6g	桂枝 6g
生白芍 15g	香附 10g	广郁金 10g	炙甘草 6g

2017 年 11 月 3 日：患者后背已无明显凉感，近两日微有咳嗽，继续针刺，处方调整如下：

桂枝 6g	杭白芍 15g	桔梗 6g	化橘红 10g
玄参 15g	北沙参 15g	麦冬 15g	五味子 6g
香附 10g	生熟地黄各 10g	辛夷 6g	苍耳子 6g
浙贝母 10g	鱼腥草 15g	前胡 10g	炙甘草 6g

2017 年 11 月 10 日：患者自诉后背已有温热感，乏力明显好转。

按语：

患者 60 岁，肝肾渐衰，气血亏虚，表现为乏力、怕冷，而又有口干、烦躁之象，根本原因在于寒凝阻络后，脏腑阴阳失衡。针灸取穴从调整阴阳、气血入手，第一组穴督脉十三针、下绝骨、后溪，膀胱经走罐，主要取阳经穴位，督脉为阳经之海，调动一身之阳气，温阳散寒。而患者又有口干、乏力、失眠等症状，第二组百会、神庭、攒竹、中脘、气海、天枢、膻中、内关、合谷、足三里、三阴交、公孙、太冲，旨在调整脏腑，宁心安神，调气机，健脾胃，促进脏腑功能。两组穴交替使用，一阴一阳，使周身气机条畅，阴阳调和，调整脏腑功能。药物里主要选用桂枝、附子温阳；葛根、羌独活通经活络；再加上患者年逾六旬，素体阴虚，选用生龙骨牡蛎养阴滋阴，茯神宁心安神，再随之症状加减。中医治疗讲究“四两拨千斤”之效，周老用针刺导气调神调阴阳，中药每 7 天随之加减用药，温阳通络后再加补益气血，以达扶正祛邪之效。

医案二

姓名：徐某　性别：女　年龄：41 岁　初诊日期：2013 年 4 月 7 日

主诉：项背部疼痛、僵硬，活动受限 5 月余。

现病史：患者于 5 个月前出现项背活动不利，逐渐发展至酸痛、僵硬，晨起及受凉或长时间伏案工作后加重，由颈项部向两侧肩胛间放射，左肩胛骨内侧旁有条索状改变，活动后和遇暖则疼痛减轻。颈椎 X 线示颈椎退行性改变，颈椎生理曲度变直；胸椎 X 线检查无明显异常，化验多在正常范围。

既往史：既往体健。

家族史：否认家族遗传病史。

中医诊查：面色苍白，舌淡胖，边有轻度齿痕，苔白薄腻，脉沉细紧。

中医诊断：痛痹（气虚血瘀，寒湿阻痹）。

西医诊断：项背肌筋膜炎。

立法：益气活血，散寒除湿，通络止痛。

取穴：风池、天柱、颈夹脊、大椎、肩井、风门、膏肓、膈俞。

手法：风池用 1.5 寸针向对侧眼球方向斜刺；天柱、颈夹脊、肩井用 0.5 寸针直刺；大椎用 2.5 寸针向下 15°角透刺，行平补平泻针法；风门、膏肓、膈俞均取双侧穴，用 2.0 寸针向下 15°角透刺，行平补平泻针法；在项背部加红外线灯照射，留针30分钟。

诊疗经过：

2013年4月9日二诊：颈背部疼痛僵硬症状轻度缓解，颈项转侧活动仍受限，左肩胛内侧条索状无明显改善；取肩井、膏肓两穴加用电针，予以轻度刺激量；留针30分钟。

2013年4月11日三诊：颈背部疼痛、僵硬明显好转，颈项转动已较为便利，继续上次方法针治。

2013年4月13日四诊：颈背部疼痛、僵硬和颈项活动又有好转，但仍感颈项背部酸沉，左侧肩胛内侧条索状变细、变小，舌质淡，齿痕减轻，苔薄腻消退。针灸治疗仍按上方，今加中药汤剂，以增益气养血活血、温阳通络除湿之疗效。

处方：

葛根30g　桂枝10g　白芍20g　甘草10g
党参15g　茯苓20g　威灵仙15g　秦艽15g
当归10g　川芎10g　生姜5片　大枣10枚

水煎服，日2次。

2013年4月25日，患者已针刺治疗10次，项背疼痛、僵硬及颈项活动不利均已消除，左肩胛内侧条索状基本消失，舌质淡，齿痕已无，苔薄白，脉和缓。嘱其暂停针灸治疗，再服用上述中药汤剂五剂，已愈。

医案三

姓名：崔某　性别：男　年龄：44岁　初诊日期：2017年7月11日

主诉：右肩部术后活动疼痛1个月。

现病史：患者1个月前打球时，不慎将右肩部拉伤，当晚回家后疼痛不止，肩关节屈伸活动受限，于顺义区某医院骨科就诊，肩部核磁检查显示右肩部韧带撕裂，三角肌前部纤维肿胀，肩袖损伤。于第 2 天行肩部手术,微创钢钉治疗,术后右上肢活动受限，向前屈伸 90°即感剧烈疼痛，1 个月后仍不缓解，严重影响生活质量，故于 2017 年 7 月 11 日来诊。纳可，二便调，夜寐尚安。

既往史：既往体健。

家族史：否认家族遗传病史。

中医诊查：形体稍胖，右肩部屈伸不利，前屈 90°时即感疼痛难忍，右肩部三角肌、冈上肌、冈下肌部分萎缩，肩关节外展达到 100°,不能全范围伸展,后伸不受限。舌淡红,苔薄白,脉弦滑。

中医诊断：痛痹（瘀血内阻，经络不畅）。

西医诊断：肩袖损伤术后，肩关节功能障碍。

立法：温经散寒，祛瘀止痛。

取穴：大椎、肩髃、肩髎、肩贞、曲池、外关、合谷、中渚。

手法：平补平泻，大椎局部加灸。

医嘱：避免风寒，在针灸同时，要求患者回家后行功能康复锻炼，并对右肩进行按摩，防止肌肉进一步萎缩。

诊疗经过：

2017 年 8 月 8 日：患者复查，诉右上肢屈曲较前范围扩大，现已达到 120°，活动时疼痛明显减轻。

2017 年 8 月 31 日：患者复查，诉右上肢活动范围进一步增加，疼痛已改善，肩部诸肌肉较对侧稍萎缩，较前有很大改善，自诉已能自行开车、骑车，对治疗较满意。

按语：

本患者因外伤后出现肌肉撕裂，肩袖损伤，于手术后肩关节疼痛，屈伸不利，活动范围明显减小，严重影响其生活质量，而求治于中医。

该患者依据其症状、体征，当属中医“痹证”范畴，本病多因正气不足，气血亏虚，风寒湿邪乘虚侵入机体，并流入关节，其侵入肩关节，可导致肩关节疼痛，屈伸不利，不能自由活动，重则可致病侧上肢肌肉萎缩，丧失功能。该患者因外伤致肩关节屈伸不利，遇寒加重，当属于中医“痛痹”范畴。患者外伤后，损伤脉络，瘀血阻滞，经脉不通，不通则痛，风寒之邪外侵机体，痹阻关节肌肉筋络，导致气血闭阻，经脉关节失于濡养，发生本病。因此本病治疗多在益气养血基础之上，辅以温经散寒之法，达到通络止痛之目的。其中大椎穴为督脉与足三阳的交会穴，可督一身之阳，尤其在针上施灸，可以助阳通络，是治疗本病的主穴。肩髃、曲池、合谷为手阳明大肠经腧穴，手阳明大肠经为多气多血之经，三穴合用，不但有益气养血之功，而且有温经散寒，通经活络和运行气血之效。肩髎、外关、中渚三穴为手少阳三焦经之穴，三穴合伍，具有驱寒通络，行血止痛之效。肩贞为手太阳小肠经的穴位，与肩髎、肩髃组成肩三针，位于肩关节周围，可以加强局部气血之运行，从而达到通则痛止的目的。需要强调的是，本患者在针灸治疗的同时，避免风寒侵袭和加强患侧肩关节功能康复锻炼也是不可缺少的。

医案四

姓名：吕某　性别：男　年龄：33 岁　初诊日期：2012 年 9 月 18 日

主诉：右臀部牵涉大腿外后侧疼痛 3 月余，加重 1 周。

现病史：患者 3 个月前冒雨连续户外施工，进而引起右侧臀部及大腿疼痛、冷痛伴沉重感，疼痛感沿大腿后侧、外侧向右足跟部放射，每因劳累或遇阴天加重。1 周以来，动则加重，夜间难以入睡，白天跛行，一次性连续步行不足 500 米。臀部梨状肌部位压痛明显，并可触及条索状硬结，直腿抬高 45°即感疼痛明显，梨状肌紧张试验阳性。曾在某医院就诊，疗效不佳，故前来就诊。

既往史：既往体健。

家族史：否认家族遗传病史。

中医诊查：表情痛苦，面色㿠白。舌淡暗红，苔白厚腻，脉弦细。

中医诊断：痛痹（寒湿阻络）。

西医诊断：梨状肌综合征。

立法：祛湿散寒，温通经络。

取穴：左侧支正、中渚。

手法：患者取坐位，1.5 寸毫针直刺，得气后提插 2 分钟，后每隔 5 分钟行针一次，嘱患者屈伸活动右下肢，并在臀部压痛点轻轻叩击，留针 30 分钟，在右臀部以红外线灯照射。

诊疗经过：

针灸过程中，患者即感臀及腿部疼痛明显减轻。

2012 年 9 月 20 日二诊：患者疼痛减轻，夜间已安然入睡，白日行走时可连续行走达 500 步左右，“效不更方”，取穴治疗同前。

2012 年 9 月 28 日针刺治疗 5 次后：患者臀、大腿的疼痛感，以及向下放射感消除，活动比较自如，现仍感右臀部及大腿怕凉，行走过多时有沉重感，查舌质淡，苔白腻，脉沉弦，嘱其暂停针刺治疗，加服中药以增营气养血、除湿散寒通络之效。

处方：

黄芪 30g	木瓜 20g	炒杜仲 10g	川续断 10g
熟地黄 10g	川芎 10g	当归 10g	牛膝 10g
薏苡仁 20g	地龙 10g	生姜 5 片	大枣 10 枚

水煎服，日 2 次。

2012 年 10 月 10 日四诊：患者右侧臀部及大腿已无不适，对疗效非常满意。嘱其上方再服用 3 剂，以巩固疗效。

按语：

此患者乃一名建筑工地电工，长期劳作于露天工地，在初夏季节为阴雨天所伤，风寒湿三气杂至侵袭了足太阳和足少阳经络，致右臀部及大腿外、后侧疼痛不堪，虽到当地中心医院进行患部理疗康复，但疗效不明显，自认为“奇病”。《素问·缪刺论》曰：“今邪客于皮毛，入舍于孙络，留而不去，闭塞不通，不得入于经，流溢于大络而生奇病也。夫邪客大络者，左注右，右注左，上下左右，与经相干，而布于四末，其气无常处，不入于经俞，命曰缪刺。”今按“缪刺法”，在左上肢前臂循足太阳、足少阳同名经的手太阳、手少阳经等找压痛反应点，恰在支正、中渚附近，故取支正、中渚两穴用毫针刺之，以通络止痛，显现了“缪刺法”的奇特疗效。为根除病痛、巩固疗效又施以中药汤剂，黄芪、木瓜、炒杜仲、川续断、熟地黄、川芎、当归、牛膝、地龙、薏苡仁、甘草，以取益气养血通络、温阳散寒除湿之效。该病案针药并用，治标与治本有机结合，充分体现了中医诊疗的基本特色。

医案五

姓名：张某　性别：女　年龄：36 岁　初诊日期：2007 年

11月

主诉：身痛1周余。

现病史：患者1周来工作压力大，出现身体不适，后背及胁肋疼痛，不欲饮食，易醒，自以为感冒不适而自服解热散寒止痛中成药治疗，但效果不明显。于外院诊治未发现器质性疾病，心理评估正常范围。现症见：疼痛以酸痛为主，伴疲倦，故来就诊。无关节痛症状。近2年睡眠不实，多梦。

既往史：体健。

家族史：否认家族遗传病史。

中医诊查：舌暗红，苔薄白，脉弦。

中医诊断：郁证（肝郁脾虚）。

西医诊断：身痛原因待查。

立法：疏肝解郁。

取穴：百会、神庭、内关、丰隆、列缺、蠡沟、太冲。

手法：平补平泻，留针30分钟。

诊疗经过：针刺治疗3次后，症状消失。

按语：

治病先治神是临床治疗总则，该患者郁证，治取百会、神庭乃治病求本之意。而络穴止痛方列缺、丰隆、蠡沟的应用，是急则治标的体现。

医案六

姓名：吕某　性别：男　年龄：58岁　初诊日期：2012年10月

主诉：左腿疼痛、行走不便、全身乏力半年。

现病史：半年前左足趾开放性骨折，渐出现发热，左腿疼痛难忍，于当地医院诊断为骨髓炎，行手术穿刺吸引治疗，病情控制。现患者仍觉左腿骨疼痛，全身乏力，故来寻求中医治疗。形体瘦弱，纳少，便干。

既往史：左腿慢性股骨头坏死，行走左右腿长短不一，已行手术治疗。

家族史：否认家族遗传病史。

中医诊查：舌红，苔黄略干，脉细弦。

中医诊断：痛痹（脾肾不足，筋骨失养）。

西医诊断：骨髓炎术后，股骨头坏死术后。

立法：健脾补肾，疏筋止痛。

取穴：

①百会、神庭、中脘、关元、天枢、手三里、内关、三间、足三里、三阴交、太白。

②大椎、至阳、命门、长强、五脏俞加膈俞。

手法：两组穴交替针刺，平补平泻，留针 30 分钟。

诊疗经过：针刺治疗 5 次后，患者自感疼痛明显减轻，大便通畅，进食增加，继续针刺治疗并康复运动。

按语：

周老认为骨髓炎急性期应予抗炎治疗，术后恢复期因免疫力低下，乏力多见，治宜增强免疫力，中医补肾健骨、培补脾胃中气是关键，配合通督脉、调五脏之背俞穴，扶助正气以达到气血旺、经脉通之效。虽病重、病久，调养适当即能恢复。

医案七

姓名：骆某　性别：男　年龄：54 岁　初诊日期：2016 年 11 月 15 日

主诉：双上肢无力，疼痛1天。

现病史：患者昨晚不慎摔倒，头部先着地，右侧面部皮肤擦伤，约1小时后出现双上肢无力，针刺样疼痛，肩颈部疼痛，双手麻木胀痛，以大拇指为主。无头晕目眩，无行走困难。无肢体关节红肿，无肌张力增高，无吞咽困难，无饮水咳呛。遂来我院就诊，查头颅CT未见明显异常，未予重视，回家后双上肢无力，针刺痛加重，复诊收入院。刻下症见：双上肢无力，抬举困难，针刺样疼痛，纳可，二便调。

既往史：高血压、糖尿病，颈椎病多年。

家族史：父母均患高血压，糖尿病。

中医诊查：舌暗，苔白，脉弦滑。

中医诊断：痛痹（血脉瘀滞）。

西医诊断：颈椎过伸性损伤。

立法：活血化瘀，通络止痛。

处方：自拟活血通络方。

葛根90g　鸡血藤30g　白芍30g　玫瑰花10g
炙甘草12g　蜈蚣4条　乳香10g　五灵脂10g
没药12g　羌活10g　桑枝10g

颗粒剂，日2次。

取穴：颈四针、肩髃、天宗、曲池、合谷、手三里、外关、中渚、八邪、足三里、三阴交、阿是穴、十宣。

手法：平补平泻，留针30分钟。十宣放血。

医嘱：减少活动。

诊疗经过：

服3剂中药后二诊：患者肢体疼痛无力症状明显好转，大便干，口干口渴，舌暗红，苔较黄，脉滑，有内热之象出现。

三诊：于前方加知母 10g，生石膏 15g，桑枝 15g，清热引药上行，葛根减量为 60g，又给予患者 3 剂颗粒剂温服。

四诊：患者双手麻木无力症状基本消除，调整降糖药物后痊愈出院。

按语：

1. 颈椎过伸性损伤，是指颈神经根受损所致的颈、肩和上肢疼痛及相应神经根感觉运动和营养障碍的一组综合征，临床表现为颈项肩部活动受限或疼痛，可出现内颈向肩、臂、手指放射的疼痛。颈椎运动受限，颈肌紧张。肩、臂、手和指的感觉运动障碍，易见麻痹和肌肉萎缩，手指可出现血液循环障碍。

2. 痹证是以关节肌肉疼痛重着为特征的一种常见疾病，《素问·痹论》曰："风寒湿三气杂至，合而为痹也。"历代医家都认为，风寒是本病发生的重要原因；自王清任在《医林改错》中指出"痹证有瘀说"以来，后世医家才逐步认识到瘀血在痹证发生中的地位。

（1）有痹就有瘀

痹证为风、寒、湿、热之邪使血脉闭塞不通的一种病证。临证根据疼痛不同特征分为行痹、痛痹、着痹、热痹。寒气吸引，其性凝滞，寒客血脉易使血管收缩，血液凝滞，脉遂不通，不通则痛也。湿为阴邪，易伤人体阳气，阻遏气机，使气机升降失常，经络阻滞而导致血行不畅，遂成瘀血发为痹证。热邪伤津，血流固津，枯而涩滞不畅，遂为热痹。本例患者则无以上几种病因，是直接因外伤后瘀血阻络所致痹证。

（2）治痹必祛瘀

因为痹证是由于风寒湿热等邪气入侵肌体，导致筋骨肌肉关节的气血运行不畅，瘀血停滞所致。因此在治疗上则宜活血化瘀通络为主，本例患者外伤所致瘀血阻络，以活血祛瘀药为主，葛根善治项强又能升阳，大量应用也可活血通络；白芍缓肌止痛；玫瑰花为行气之品，取其气行血行之剂；余多为活血止痛之要药，患者服用之后止痛效果明显。

颈四针位于督脉，能调节一身之阳气，气行则血行。外关是八脉交会穴之一，通于阳维脉，阳维脉“维脉诸阳”，针刺外关可助阳以行气活血。肩髃、天宗可调和气血，疏通经络。阿是穴以痛为腧，止痛效果最佳。曲池、合谷、手三里，为手阳明大肠经穴，局部取穴可治疗上肢麻木、疼痛。中渚、外关为手少阳三焦经腧穴，可治疗上肢肩臂疼痛，手指屈伸不利。八邪为经外奇穴，可治疗手指麻木，屈伸不利。十宣放血，活血通络止痛。足三里、三阴交，气血双补，养血益气，活血通络。诸穴和用，共奏益气活血、通络止痛之功。

医案八

姓名：王某　性别：男　年龄：30 岁　初诊日期：2007 年 9 月

主诉：双足踝凉 1 月余。

现病史：近 1 个月来患者自觉双足踝发凉，无外伤史，无活动受限，自行泡脚热敷略有缓解，但效不显，今来就诊。纳眠便可。

既往史：既往体健。

家族史：否认家族遗传病史。

中医诊查：按之双足踝肤稍凉，活动正常，皮色正常。舌红，苔薄白，脉弦。

中医诊断：寒痹（风寒痹阻，筋脉失养）。

西医诊断：末梢血液循环障碍。

立法：祛风散寒。

取穴：下绝骨、足三里、太溪、足临泣。

诊疗经过：针刺治疗1次而愈。

按语：

周老在选穴上采用十二经脉腧穴之外配合经外奇穴，经外奇穴不在正经上，确有其特殊功能。下绝骨穴是周老的经验取穴，位于绝骨下1～2寸，相当于外踝上缘，主治足踝凉。取之髓海之意，又位踝部有阿是之效，一针见效。

医案九

姓名：刘某　性别：男　年龄：52岁　初诊日期：2017年11月5日

主诉：颈部酸痛伴左手麻木1个月，加重3天。

现病史：患者近1个月劳累后颈部酸痛，渐出现左手麻木，3天前晨起症状加重，左侧肩井肌肉酸痛，向右侧转头时左侧颈肩肌肉牵拉痛，左手麻木加重，纳眠可，二便调。

既往史：既往体健。

家族史：否认家族遗传病史。

中医诊查：舌淡红，苔薄白，脉弦滑。

中医诊断：项痹（气滞血瘀）。

西医诊断：颈椎病（神经根型）。

立法：行气活血。

取穴：风池、颈四针、肩井、肩髃、肩髎、手三里、外关、合谷、八邪。

手法：平补平泻，留针30分钟。

医嘱：适量活动，避风寒。

诊疗经过：

针刺治疗 2 次后，颈肩痛症状即明显减轻。

针刺治疗 4 次后，手麻症状消失。

医案十

姓名：历某　性别：男　年龄：43 岁　初诊日期：2017 年 9 月 4 日

主诉：颈部酸痛 1 周。

现病史：1 周前劳累后颈部酸痛，无明显活动受限，时有后头痛，头昏沉，无头晕恶心，纳眠可，二便调。

既往史：既往体健。

家族史：否认家族遗传病史。

中医诊查：舌淡红，苔白腻，脉弦滑。

中医诊断：项痹（痰瘀内阻）。

西医诊断：颈椎病（颈型）。

立法：化痰祛瘀，活血通络。

取穴：风池、颈四针、手三里、外关、合谷。

手法：平补平泻，留针 30 分钟。局部加红外线灯物理治疗。

医嘱：适量运动，避免长期不当姿势坐卧。

诊疗经过：针刺治疗 2 次症状基本消失。

按语：

颈椎病又称颈椎综合征，是颈椎骨关节炎、增生性颈椎炎、颈神经根综合征、颈椎间盘脱出症的总称，是一种以退行性病理改变为基础的疾患。临床上颈椎病可分为颈型颈椎病、神经根型颈椎病、脊髓型颈椎病、椎动脉型颈椎病、交感神经型颈椎病、食管压迫型颈椎病。针灸对于颈型、神经根型治疗效果较好。周老“颈四针”，位于后正中线上，分别为第 4 ～7 颈椎棘突下，属于督脉，可活血散风，通络止痛。手三里属手阳明大肠经，祛风通络，主治上肢臂痛；外关穴属手少阳三焦经，主治上肢挛痹疼痛、麻木不遂。若有手指麻木，加八邪或患侧十宣穴点刺放血。

医案十一

姓名：李某　性别：男　年龄：44 岁　初诊日期：2017 年 6 月 7 日

主诉：颈项部僵直 1 年，加重伴右上肢麻木、活动受限 1 月余。

现病史：患者因工作长期使用电脑，整日坐于电脑桌前固定姿势达 7 ～8 小时，1 年前自觉颈项部肌肉僵硬，屈伸不舒，自行按摩后症状缓解。几日后症状复发，时轻时重。1 个月前患者因受凉后出现右上肢麻木酸痛，上臂前屈后伸受限，时有右侧第 4、5 手指尖端出现麻木，遂于医院就诊，查头颅 CT 未见异常，颈椎 X 片示颈 5、6、7 椎体上下缘骨质增生，颈 5/6、6/7 椎间孔中度狭窄，诊断颈椎病，予理疗、针灸及牵引治疗，疗效不显。今于我处就诊，现症见：颈部僵硬不适，右上肢发作性麻木，前屈受限，纳食可，二便调，夜寐安。

既往史：既往体健。

家族史：否认家族遗传病史。

中医诊查：右上肢前屈 120°即出现麻木疼痛，右上肢臂丛牵拉试验（+）。舌淡，苔白，脉细。

中医诊断：项痹（气血瘀滞）。

西医诊断：颈椎病（神经根型）。

立法：行气活血，通经活络。

取穴：颈四针、外关、肩三针、曲池、阳陵泉、后溪、肩井、风池、天宗、合谷。

手法：平补平泻，留针30分钟。

医嘱：避免风寒、久坐固定姿势，加强肢体功能锻炼。

诊疗经过：2017年7月5日针刺治疗10次后，诉颈部僵硬明显好转，右上肢抬举可达150°以上，手指麻木消失，效果明显。继续针刺治疗10次，巩固疗效。

按语：

颈椎病又称颈椎综合征，是一种缓慢进展的颈椎退行性疾病，是中老年人的常见病、多发病。西医将颈椎病分为7型，其中神经根型颈椎病较多见，主要是由于椎间孔狭窄使颈神经根受压所致。早期表现见颈肩部和手臂不适、酸麻钝痛，严重时出现剧烈疼痛及麻木，变动头颈位置或用力可加剧，休息后症状减轻。通过颈椎MRI和X片可明确诊断。

祖国医学对于颈椎病成因也有相应记载。《杂病源流犀烛·诸痹源流》中说："痹者，闭也。三气杂至，壅闭经络，血气不行，不能随时驱散，故久而为痹。"现代中医认为本病主要因为平素体虚，正气不足，卫阳不固，风寒湿邪乘虚流注督脉，经络受阻，气血运行不畅，而致骨赘形成。

本患者平素久坐，疏于锻炼，风寒湿三气杂至，流注经络，经脉受阻而致气血运行不畅，不通则痛，以颈项、肩臂为主，并伴活动受限。

"颈四针"是周老长期工作中总结的治疗颈椎病的经验方，分别位于后正中线，第4～7颈椎棘突下，其中第7颈椎棘突下是大椎穴。上述四穴均位于督脉上，能调督益肾，补阳益气，散风通络。风池为治风病要穴，又属于局部取穴。肩髃、肩髎、肩贞为“肩三针”，配合肩井，都位于肩关节周围，可以加强局部气血运行，而达到通则痛止的目的。曲池、合谷为手阳明大肠经腧穴，手阳明大肠经多气多血，二穴配合，有温经散寒、通经活络和运行气血之效。外关和后溪为八脉交会穴，外关通于阳维脉，阳维脉“维络诸阳”，针刺外关可助阳，以行气活血；后溪通于督脉，督脉行于脊中，主一身之阳，针刺后溪可调督益肾，温阳通络。阳陵泉为足少阳胆经合穴，为八会穴之一，“筋会阳陵泉”，针刺能疏筋活络，通利关节。天宗为手太阳小肠经穴，颈椎病人多可见于此处压痛，针刺可以调和气血，疏通经络。

以上诸穴配合，则共奏行气活血、通督益肾、通经活络之功。另外，需要强调的是，加强肢体锻炼，避免久坐及长期固定一个姿势也是十分必要的。

医案十二

姓名：张某　性别：女　年龄：43 岁　初诊日期：2017 年 10 月 11 日

主诉：反复颈部疼痛 3 年余，再伴发右上臂疼痛 2 天。

现病史：患者 3 年前因劳累出现肩背部僵硬、疼痛，无眩晕，无双上肢麻木及疼痛，未予重视及系统治疗。随后每于受寒或劳累后症状反复出现，经针灸、理疗后可缓解。2 天前患者受凉后出现右上臂后侧疼痛，疼痛呈牵掣痛，右上臂上举内收后疼痛可减轻，双上肢无明显麻木，就诊于我科。颈椎 MR 示：颈 4 ～5、5 ～6、6 ～7 椎间盘突出；颈 4 ～7 椎体前角轻度增生。刻下症见：颈部僵硬、疼痛，伴右上臂疼痛，疼痛影响睡眠，腰部酸痛，口渴欲饮，饮则喜温，恶风寒，纳可，二便正常。

既往史：腰椎间盘突出症病史14年，目前无明显腰腿痛等不适。

家族史：否认家族遗传病史。

中医诊查：颈部僵直，颈椎活动不受限，右侧颈部斜方肌紧张，颈2～6棘突下及右侧椎旁压痛，右侧天宗、臂臑穴压痛，按压双风池穴未诱发眩晕，转颈试验（–），臂丛神经牵拉试验右侧（+）。舌暗红，苔白，脉弦紧。

中医诊断：项痹（寒湿阻络）。

西医诊断：颈椎病（神经根型）。

立法：温经散寒，通络止痛。

取穴：颈四针、肩髃、曲池、外关、中渚、足三里、阳陵泉。

针刺手法：平补平泻，留针30分钟。

诊疗经过：

首次就诊时予针刺治疗后，患者疼痛有所缓解，但持续时间不长，因患者疼痛较重，故收入院治疗，予大椎、肩髃、臂臑、外关等穴艾条灸，以温经通络止痛，予腺苷钴胺注射液1.5mg穴位注射，一日1次，以营养神经，酮咯酸氨丁三醇注射液60mg肌注，一日1次，以止痛，当日患者睡眠有所改善。

治疗5次后，患者症状减轻，停用止痛药，患者诉右上臂疼痛减轻，项部僵硬、不适较前缓解，但仍偶有夜间疼痛较重，影响睡眠。

治疗2周后，患者疼痛明显减轻，予停用西药。嘱继续巩固治疗。

治疗3周后，患者症状基本缓解。

按语：

本案患者系因劳损日久，导致颈项部气血运行不畅，经气不利，加之外感寒湿之邪最易伤人阳气，湿性重浊腻滞，寒湿之邪深伏经络，留着颈项，缠绵日久，气血凝滞，造成颈部关节实质性损害。临床上可见到颈项强痛，转侧不利，肩背痛甚，伴畏寒得热则舒，舌质暗红，苔白腻，脉弦等。周老通过多年临床经验，总结出的“颈四针”可起到扶正助阳、散寒除湿的作用；足三里、曲池、阳陵泉分别为足阳明胃经、手阳明大肠经和足少阳胆经的合穴，三穴合用可培元扶正，疏风化湿，通经活络，滑利关节。阳陵泉为八会穴之“筋会”，所以诸筋不利取之效果更好。配合循经局部取穴。该患者疼痛较重，严重影响其睡眠及生活质量，收入院后，在中医治疗的基础上，适当加用营养神经、止痛等治疗，待患者症状减轻后逐渐减药，以更好地提高临床疗效，改善患者生活质量。

医案十三

姓名：曲某　性别：女　年龄：62 岁　初诊日期：2015 年 11 月 15 日

主诉：手臂麻木 1 周，伴眩晕加重 1 天。

现病史：患者 1 周前因天气转凉开始出现左侧手臂麻木，昨日又因劳累致病情加重，出现眩晕，恶心，无呕吐。扭头或身体处于某一体位时症状加重。伴有颈部僵硬，视物模糊，纳差，偶有头痛，睡眠可，二便调。

既往史：10 余年前确诊为颈椎病，高血压病史 10 年，长期服用降压药。

家族史：否认家族遗传病史。

中医诊查：面色㿠白，痛苦面容，颈项短粗。舌淡，边有齿痕，苔白，脉弦细弱。

中医诊断：项痹（气血两虚）。

西医诊断：颈椎病（混合型）。

立法：补益气血，荣养经脉。

取穴：

①颈四针、百会、中脘、气海、足三里。

②颈四针、五脏俞加膈俞。

手法："颈四针"快速点刺不留针，其余穴位均用补法。两组交替。

诊疗经过：

2015年11月16日二诊：针刺当日即感颈部僵硬改善，眩晕消失，手臂麻木症状依旧。遵从上法针刺第二组穴位。

2015年11月17日三诊：患者如约复诊治疗，精神状态转佳，诉除手臂麻木以外其他症状消失。守法针刺第一组穴位。

2015年11月18日四诊：病情稳定，手臂麻木症状改善不明显。守法针刺第二组穴位，增加穴位注射疗法，取曲池、外关，注射甲钴胺注射液500μg+维生素B_1注射液100mg，患侧臂部穴位注射。

2015年11月24日九诊：以上两组穴位交替共针刺九次，穴位注射治疗5次，患者手臂麻木症状消失，临床痊愈。

按语：

颈椎病是临床中老年常见的颈椎退行性疾病。本例患者病程日久，耗伤气阴，正所谓"久病必虚""病久必瘀"，加之外寒侵袭，正气不足以御邪，经络受阻，气血运行不畅而肢体麻木。实属本虚标实。颈四针是周老治疗颈椎病的一组经验用穴，分别位于人体后正中线，第 4 ～7 颈椎棘突下，四穴均位于督脉上，虽属局部穴治疗局部病，但因四穴中之大椎穴，为手足三阳及督脉之交会穴，周身阳气无不汇集于此，针刺大椎，可使阳气循督脉上传于头颈，使局部筋脉得以温煦，四穴相合，根据“经脉所过，主治所及”之原理，功能既可助阳气，又可通督脉，故将其作为主穴。百会、中脘、气海、足三里，补中益气和血，五脏俞加膈俞调理五脏，活血化瘀。两组穴位交替配合主穴使用，共奏补气血、化瘀滞、通经络之功。

四诊以后，因手臂麻木症状改善不明显，加用穴位注射疗法，取穴外关，三焦经之络穴，通于阳维脉；曲池穴，大肠经之合穴，为阳明大肠经气最强盛之穴，意在温通手三阳。诸法合用，最终达到临床痊愈。

医案十四

姓名：刘某　性别：男　年龄：27 岁　初诊日期：2017 年 10 月 13 日

主诉：颈及前胸发紧 4 年。

现病史：4 年前无明显诱因出现颈及前胸发紧，头晕头痛，视物模糊，双肩发沉，咽部如有梗阻，眼胀，纳可眠差，溲黄，大便可。

既往史：颈椎病。

中医诊查：舌胖暗，边齿痕，苔白，脉细滑。

中医诊断：项痹（肝肾不足）。

西医诊断：颈椎病（食管压迫型）。

立法：滋补肝肾。

取穴：风池、风府、大椎、至阳、膈俞、筋缩、肝俞、命门、肾俞、绝骨、后溪、申脉。

手法：平补平泻，留针30分钟。

医嘱：避风寒，免劳累，适当运动。

按语：

患者症状可见肝肾不足之征，故按照脏腑经络辨证取督脉、膀胱两经，肝、肾两脏。督脉为脊柱所在之处，主一身阳气，故取风府、大椎、至阳、筋缩、命门振奋阳气。肾主骨生髓，绝骨为髓会，周老认为一切与脊柱和骨性关节相关的疾病都应该用绝骨。后溪是八脉交会穴，通于督脉，又是输穴，“输主体重节痛”；申脉是八脉交会穴，通于阳跷，两穴合用可治疗一切颈腰腿痛、拘挛屈伸不利的病症。膈俞、肝俞、肾俞是周老在治疗颈腰腿疾病时常用的滋补肝肾、行气活血的组穴。

医案十五

姓名：薛某　性别：男　年龄：52岁　初诊日期：2017年11月15日

主诉：颈肩部僵痛13年。

现病史：患者2003年为增强体质，坚持冷水洗澡，持续1年。2004年出现颈肩部酸痛，紧皱不适，自行活动、锻炼不能改善，逐年加重，曾在盲人按摩院治疗，每次治疗后有舒适感，随后症状如前。今年感觉整个胸廓紧束感，颈部前倾不能挺直。曾查颈椎核磁提示：颈椎曲度反弓，颈椎骨质增生，两侧多个椎间孔变形。胸椎核磁提示：胸椎骨质增生。于301医院风湿免疫科就诊，排除强直性脊椎炎。刻下症见：颈肩部僵痛，连及整个胸背紧束感，无头痛、头晕，无手臂麻木，有时右侧上臂酸痛。怕冷，无汗。纳可，眠安，二便调。

既往史：既往体健。

家族史：否认家族遗传病史。

中医诊查：舌暗红，苔白，脉弦紧。

中医诊断：项痹病（寒凝经脉）。

西医诊断：颈椎病（颈型）、胸椎病。

立法：温经散寒，通经活络。

处方：葛根汤加减。

葛根 20g	桂枝 9g	麻黄 9g	白芍 9g
生姜 9g	大枣 12g	炙甘草 6g	羌活 9g

颗粒剂，日 2 次。

取穴：颈四针、风池、风府、颈夹脊、肺俞、厥阴俞、心俞、后溪。

手法：颈四针采用快速点刺不留针（大椎留针），风池向鼻尖针刺，风府向下刺，颈夹脊向内侧斜刺，其余穴位直刺，得气后留针 30 分钟，红外线灯照射颈部。针刺后艾条悬灸颈项部，配合刮痧疗法。

医嘱：服药后温覆，微汗出，汗出后避免受凉。每天坚持颈部锻炼、扩胸运动、转体运动。

诊疗经过：治疗 1 个月后，患者颈肩部僵痛明显减轻，颈部前倾改善，胸廓紧束感减轻。服中药后，有汗出，且汗出后自觉周身舒适，故未遵从医嘱，捂至大汗出方止，之后自述每日汗出多，可湿衣，中药换用桂枝加附子汤，调和营卫，固表止汗，之后汗出控制，有正常汗出。

按语：

患者表现为颈项、肩背僵痛，采用周老“颈四针”（后正中线，第 4 ～7 颈椎棘突下）治疗。风池、风府皆为治风要穴，针刺两穴，可以疏风解表散寒。针刺颈夹脊、肺俞、厥阴俞、心俞可以放松局部肌肉，三个背俞穴可以调心肺，改善胸背紧束感。后溪通督脉，患者主要表现在颈项部不适，属于督脉，故针刺后溪，而且针刺后溪后，患者自觉颈项部如“拉紧的绳索”被松解。再配合颈背部艾灸、刮痧，共奏散寒通络之功。

患者因洗冷水澡出现颈肩甚至胸背不适，属寒凝经脉，故采用中药解肌发汗止痛。但患者没有控制出汗程度，导致之后汗出不收，换用桂枝加附子汤后改善，目前患者排汗正常。

医案十六

姓名：闫某　性别：男　年龄：43 岁　初诊日期：2016 年 11 月 11 日

主诉：颈痛、头晕 10 余年。

现病史：颈肩背痛、头晕 10 余年，外院诊断颈椎间盘突出，椎管狭窄。伴腰痛多年，同时还诊断为腰椎间盘突出症（L5 ～S1）。现颈肩背痛，无上肢麻木、活动不利，伴头晕，无恶心呕吐，眠可，大便溏结不调。

既往史：抑郁状态。

家族史：否认家族遗传病史。

中医诊查：舌暗红，苔白滑，脉弦数。

中医诊断：项痹（气血两虚）。

西医诊断：颈椎病；腰椎间盘突出症（L5 ～S1）；抑郁症。

立法：行气活血。

处方：

当归 10g　赤白芍各 10g　柴胡 6g　炒苍白术各 10g

茯神 15g　合欢皮 30g　香附 10g　广郁金 10g

瓜蒌 15g　　法半夏 6g　　薤白 10g　　苏荷梗各 15g
红花 10g　　桃仁泥 10g　　薄荷 10g　　炙甘草 6g
水煎服，日 2 次。

取穴：颈四针、风池、至阳、膈俞、筋缩、肝俞、命门、肾俞、后溪、申脉。

医嘱：忌劳累，清淡饮食。

诊疗经过：2016 年 11 月 18 日复诊，症状改善。

按语：

颈椎病又称颈椎综合征，是一种以退行性病理改变为基础的疾患。主要由于颈椎长期劳损、骨质增生，或椎间盘脱出、韧带增厚，致使颈椎脊髓、神经根或椎动脉受压，出现一系列功能障碍的临床综合征。表现为椎节失稳、松动；髓核突出或脱出；骨刺形成；韧带肥厚和继发的椎管狭窄等，刺激或压迫了邻近的神经根、脊髓、椎动脉及颈部交感神经等组织，引起一系列症状和体征。颈椎病可分为颈型颈椎病、神经根型颈椎病、脊髓型颈椎病、椎动脉型颈椎病、交感神经型颈椎病、食管压迫型颈椎病。

该患者的颈椎病属颈型和椎动脉型颈椎病。椎动脉型颈椎病针"颈四针"加风池；膈俞、筋缩、肝俞、命门、肾俞、后溪（通于督脉）治疗腰背痛；申脉别名阳跷，属足太阳膀胱经，八脉交会穴之一，有补阳益气、疏导水湿之功效。配肾俞穴、肝俞穴治眩晕。

方药瓜蒌薤白半夏汤有行气解郁、通阳散结、祛痰宽胸的功效，红花、桃仁泥、当归、赤白芍活血化瘀，理气通络，改善心血瘀阻引起的胸闷，柴胡、茯神、合欢皮、香附、广郁金疏肝解郁改善抑郁症，炒苍白术健脾、益气、化湿，改善大便溏。

医案十七

姓名：陈某　性别：女　年龄：39　初诊日期：2015 年 2 月 25 日

主诉：双下肢疼痛、畏寒，行走困难 2 年余。

现病史：2 年余前无明显诱因，逐渐出现双下肢疼痛、行走困难。夏季仍穿秋裤、护膝，畏风、畏寒，双膝疼痛，以上下楼、下蹲过程中疼痛较著。走路时自觉左腿肌肉“别着劲儿，迈不开步”，下楼困难，只能健腿承重。未系统诊治。纳眠可，二便可。

既往史：既往体健。

中医诊查：舌淡，苔薄白，脉细弦。

中医诊断：膝痹（风寒内侵，经脉不通）。

西医诊断：膝骨关节病、下肢软组织劳损。

立法：祛风散寒，活血通脉。

取穴：

①大肠俞、秩边、环跳、委中、承山、昆仑、阳陵泉。

②膝眼、鹤顶，下肢阳经穴。

手法：第一组穴毫针刺；第二组穴火针刺。

诊疗经过：2015 年 4 月 3 日针刺治疗已 10 次，其中 5 次接受火针，火针点刺双膝眼、鹤顶，2 次火针点刺腿部阳明经，3 次点刺腿部膀胱经，每次 3 ～4 针。经上述治疗后，畏风、畏寒症状减轻，可扇扇子，下肢行走基本不疼，“迈不开步”现象明显好转，只有轻微不适感觉。现走路时双膝关节已无疼痛，上下楼、下蹲时双膝仍痛，但程度减轻，左腿小腿后部肌肉下蹲时已无痛感，现在可正常下楼，但仍有左小腿轻度疼痛。继续火针点刺左腿后方 5 针后，针刺百会、神庭、攒竹、中脘、气海、天枢、血海、内外膝眼、足三里、三阴交、太冲。

按语：

本例为双膝疼痛，双小腿尤其左小腿疼痛 2 年余患者，经 10 次治疗，包括 5 次火针，症状明显改善，火针对寒疾、痼疾的疗效显著，可温经散寒，活血止痛，对于膝关节痛、肌肉等软组织劳损效果明显。

医案十八

姓名：林某　性别：女　年龄：74 岁　初诊日期：2017 年 4 月 21 日

主诉：膝痛 2 月余。

现病史：双膝麻痛 2 月余，夜间加重，右膝关节红肿热痛，左膝关节肿痛畏寒，双足稍肿，纳食欠佳，眠欠安，大便费力。

既往史：心脏支架术后 5 年。

家族史：否认家族遗传病史。

中医诊查：右膝关节红肿热痛，局部皮温高，左膝关节肿而冷，浮髌试验（+），双足稍肿。舌暗淡、边有齿痕，苔白腻，脉沉弦滑。

中医诊断：膝痹（气滞血瘀）。

西医诊断：膝关节退行性关节炎。

立法：活血化瘀，祛风利湿。

处方：

水蛭 3g　豨莶草 15g　天麻 10g　炒苍白术各 10g

茯神 15g　合欢花 10g　川续断 15g　炒杜仲 15g

红花 10g　桃仁泥 10g　木瓜 10g　川牛膝 10g

川芎 10g　杭菊花 10g　泽泻 10g　汉防己 10g

水煎服，日 2 次。

取穴：百会、神庭、攒竹、中脘、天枢、关元、合谷、血海、内外膝眼、阳陵泉、足三里、三阴交、下绝骨、太冲、局部阿是穴。

手法：右膝关节局部刺络拔罐，左膝关节局部火针点刺，余穴平补平泻。

诊疗经过：

2017 年 4 月 28 日二诊：症状改善，右膝红肿消退，左膝仍怕冷，取穴同前，中药去汉防己，加炮附片 10g、桂枝 6g。

2017 年 5 月 5 日三诊：双膝麻痛改善明显，左膝已不怕冷，效不更方，按前法继续治疗。

按语：

此例患者的治疗体现了非常经典的辨证论治思想，同为膝痛，根据各自情况左右采取不同治疗方法：右膝红肿热痛，因此采用刺络拔罐泄热；而左膝是冷痛，因此加用火针温通，都取得了疗效，所以在针灸治疗过程中，必须加强诊察，辨证施治。穴位中除了常规的调神方加健脾补气方外，特别运用了下绝骨穴，这是周老多年临床的经验用穴。穴位在绝骨下两寸，针刺深度 1.2 寸左右，治疗下肢冷有比较好的临床效果，如果畏寒怕冷严重，可以在此穴位加灸。曾治一位八十多岁的老年女性，住院期间每晚双足都因冷痛而难以入睡，经针下绝骨，并用百笑灸温灸，两次后冷痛基本好转，可以安然入睡。

医案十九

姓名：张某　性别：男　年龄：26 岁　初诊日期：2016 年 8 月 9 日

主诉：久立时左侧膝盖疼痛1年。

现病史：患者平素体健，3年前在校因打篮球导致左侧膝韧带撕裂伤，保守治疗，回家服药静养3个月，后逐渐恢复正常活动。在东北上学，下身最多只添一条秋裤过冬。现工作多为站立方式，近1年久立后左膝内疼痛难忍，须坐下休息半小时方能得到短暂缓解；逢阴雨天气会有提前征兆的疼痛。

既往史：体健。

家族史：否认家族遗传病史。

中医诊查：舌淡，苔白腻，脉弦细。

中医诊断：膝痹（风寒阻络）。

西医诊断：左侧膝韧带损伤。

立法：祛风散寒，通络止痛。

取穴：阿是穴、鹤顶、内膝眼、犊鼻、膝上二穴、血海、阳陵泉、足三里、委中、承山、三阴交、太冲。

手法：平补平泻，膝关节局部强刺激，留针30分钟。

诊疗经过：针刺治疗5次后，自觉症状明显好转，治疗历时1个月，现可正常工作，站立时间达一天8小时，膝盖无疼痛不适症状。

按语：

患者因感受风寒湿邪，气闭阻于关节，加上陈旧性韧带损伤，故针犊鼻，犊鼻属足阳明胃经，有通经活络、疏风散寒、理气消肿止痛的作用。鹤顶配足三里有祛风除湿、活络止痛、强壮腰膝等作用。阳陵泉是筋之会穴，为筋气聚会之处。《难经·四十五难》云："筋会阳陵泉。"故阳陵泉是治疗筋病的要穴，具有疏筋和壮筋的作用。

医案二十

姓名：李某　性别：女　年龄：62 岁　初诊日期：2017 年 1 月 26 日

主诉：双膝关节疼痛 3 年。

现病史：患者 3 年前受凉后出现双膝关节痛，自行使用膏药外敷后症状缓解。此后每于冬季发作，膝关节疼痛，行走时加重，受凉后加重。自行膏药外敷后症状可缓解。今年冬季再发后，关节疼痛、怕凉，自行膏药外敷后未获显效，故来我科就诊。

既往史：否认外伤史。

家族史：否认家族遗传病史。

查体：双膝关节周围皮肤发凉，局部可及压痛，膝关节研磨实验阴性。双膝腱反射对称正常。舌红，苔白厚，脉弦。

中医诊断：膝痹（寒湿阻络）。

西医诊断：双膝骨性关节病。

立法：祛寒通络。

取穴：血海、内外膝眼、阳陵泉、足三里、太冲。

手法：膝关节上方加悬灸仪，使用无烟艾条。平补平泻，留针 30 分钟。

诊疗经过：

治疗 2 次后：关节发凉症状减轻。

治疗 10 次后：膝关节疼痛及发凉症状明显减轻。长时间行走关节疼痛无明显加重。

按语：

患者因寒致病，寒凝经脉，气血不畅，关节疼痛，外用膏药后，经脉气血通畅，故疼痛缓解。但日久寒气加重，外用膏药的效果减退。针灸选穴，疏通局部气血，外加艾灸温阳通络，标本兼治。故患者症状快速缓解。

医案二十一

姓名：陈某　性别：女　年龄：45 岁　初诊日期：2017 年 7 月 19 日

主诉：足跟痛 16 年，加重半月余。

现病史：患者为商城导购，生育后曾有足跟痛，自知为受凉所致，保暖后好转，多年来间断发作。近半月天气炎热，因在家中及单位吹空调受凉后，再次出现双足跟痛，穿平底鞋也痛，伴有腰酸、耳鸣、两目干涩症状，贴膏药效果不显，纳可，眠欠安，便调。

既往史：既往体健。

家族史：否认家族遗传病史。

中医诊查：舌质红，少苔，脉沉细。

中医诊断：跟痛（肾精亏虚，筋脉失养）。

西医诊断：足底筋膜炎。

立法：补肾养血，疏筋活络。

处方：芍药汤加减。

熟地黄 30g　芍药 30g　炙甘草 6g　全当归 10g
枸杞子 10g　川芎 6g　车前子 6g　杜仲 6g
牛膝 10g　菟丝子 10g　菊花 10g

颗粒剂，分 2 次温水冲服。

取穴：照海透足跟。

手法：透刺。

医嘱：少站立，软底鞋，保暖。

诊疗经过：2017 年 7 月 26 日复诊，足跟痛缓解，眼干涩及腰酸症状均有改善，诉小便稍多，去车前子，再服前方。

按语：

该患者中年女性，商场导购，平日站立时间较长；且年龄45岁，肾气渐亏，天癸将竭，肾精不足，无力生髓充骨，致足跟失养。该患者伴有腰酸、眼干等肾精亏虚的表现，故在芍药汤缓急柔筋止痛的基础上，给予大量的滋养肾精的药物如熟地黄、枸杞子、杜仲、牛膝等，用车前子取其通肾开窍引经之意，后因小便稍多，予停用。当归、川芎养血活血，促其精血互化，经治疗患者症状明显改善。

照海透足跟，可直接疏通局部气血，通经止痛，同时又是循经取穴，照海为足少阴肾经穴，通于阴跷脉，针刺照海可补肾气，通经络，止疼痛。

第二节　筋伤

一、落枕

姓名：常某　性别：女　年龄：30岁　初诊日期：2016年12月1日

主诉：颈部疼痛4小时。

现病史：患者今日晨起时发现右侧颈部疼痛，活动受限，不能向右侧转头，纳可，眠安，小便清，大便调。

既往史：既往体健。

家族史：否认家族遗传病史。

中医诊查：右侧颈部肌肉紧张，广泛压痛，向右转头受限。舌淡红，苔薄白，脉弦。

中医诊断：落枕（外感风寒）。

西医诊断：落枕。

立法：祛风散寒。

取穴：颈四针、落枕穴。

手法：颈四针点刺，针刺落枕穴后留针，嘱患者缓慢转动头部。

诊疗经过：针刺 1 次后患者颈部疼痛及活动受限缓解。

按语：

落枕又称颈部筋伤，多是由颈部卧枕位置或卧姿不当，或颈部负重扭转，颈项局部受凉，而致经脉受阻，气血运行不畅导致急性颈项肌肉痉挛而成。有关颈四针的应用前已有论述。周老的颈四针在颈部疾病应用广泛，对于颈部经脉、筋肉疾病均有较好的疗效。

二、肩部闪挫伤

姓名：李某　性别：男　年龄：39 岁月　初诊日期：2010 年 7 月 3 日

主诉：右侧肩关节疼痛 2 个月。

现病史：2 个月前在打球过程中扭伤右肩出现局部疼痛，影响肩关节活动，未到骨科就诊，自行外敷膏药，效果不佳，现局部仍疼痛，静止状态即痛，活动肩关节更加明显。

既往史：既往体健。

过敏史：否认食物及药物过敏史。

辅助检查：右肩关节 X 线未见异常。

中医诊查：右侧三角肌有一处明显压痛点，右肩关节各个方向活动基本不受限。舌淡红，苔薄白，脉弦。

中医诊断：筋伤（筋脉破损，气血凝滞）。

西医诊断：肩关节损伤（运动型）。

立法：活血化瘀，消肿止痛。

取穴：颈四针，阿是穴，右侧风池、肩井、天宗、膏肓、肩髃、肩髎、肩贞、外关、阳溪、后溪、条口。

手法：患者左侧卧位，诸穴平补平泻，留针30分钟。

诊疗经过：起针后症状立即明显缓解。

按语：

关节损伤属中医“筋伤”范畴。祖国医学认为，伤筋引起的肿胀、疼痛，是由于人体受外力损伤后，累及气血经脉，气血运行不畅所致。所谓“跌仆闪挫，卒然身受，气血俱伤病也”，“气伤痛，形伤肿”，筋脉破损，血溢脉外，气血凝滞，流通不畅，故见肿痛。骨为干，筋为刚，筋伤后，刚之不刚，故见活动受限。所以，筋伤的病理机制是气滞血凝，其治疗原则是活血化瘀，消肿止痛。“颈四针”是周老治疗颈肩病变的独到取穴；风池、肩井、天宗、膏肓、肩髃、肩髎、肩贞、外关、阳溪、后溪是善治颈肩病变的常用穴；条口是治疗肩部病变的经验穴；加之后世续写“四总穴歌”第五句中的“酸痛取阿是”。取穴精当，疗效自然令人满意。

三、腰痛

医案一

姓名：魏某　性别：男　年龄：68岁　初诊时间：2010年8月17日

主诉：腰部肌肉扭伤1周。

现病史：一周前弯腰取物时不慎扭伤腰部，弯腰或于坐姿站立起来时局部疼痛明显、活动受限。自用云南白药喷雾剂治疗效果不显。今日陪外孙女就诊时，要求顺便治疗一下。

既往史：既往体健。

过敏史：否认食物及药物过敏史。

中医诊查：右侧腰部有一明显压痛点。舌淡红，苔薄白，脉弦。

中医诊断：腰痛（筋脉破损，气血凝滞）。

西医诊断：急性腰扭伤。

立法：活血化瘀，消肿止痛。

取穴：攒竹（双侧）、右侧养老穴。

手法：令其站立，予以针刺攒竹（双侧）、右侧养老穴，留针时令病人活动腰部，并于每5～10分钟行针一次，针刺过程中患者活动腰部时即感到疼痛减轻，活动范围增大，症状明显减轻。

诊疗经过：

2010年8月20日二诊：近两天腰部稍有不适，在上次取穴的基础上加上右侧后溪。症状消失。

按语：

攒竹不仅是周老安神定志的常用头部腧穴组合之一，还是治疗急性腰扭伤的常用穴。另外，攒竹还是治疗眼疾、呃逆的要穴。养老、后溪也是治疗急性腰扭伤的特效穴，故周老也配合使用。除此之外，人中、龈交、委中也是治疗急性腰扭伤的特效穴，可于临症时加减使用。

医案二

姓名：李某　性别：女　年龄：36岁　初诊日期：2012年9月14日

主诉：腰背痛，骶髂关节痛伴颈肩部痛1月余。

现病史：患者腰背痛伴骶髂关节痛和颈肩部痛1月余，影响工作生活，前往中日友好医院就诊，做相关检查后确诊为强直性脊柱炎。因想在近期生育，不敢服用西药，故寻求中医治疗。刻下症见：腰背痛，骶髂关节痛，颈肩部痛，活动后减轻，晨起较著，易疲乏，精神差，纳差，眠尚可，长期便溏。

既往史：十余年前有类似疼痛，但疼痛轻，未引起重视，有痛经史。

家族史：其父患有“类风湿关节炎”，其姐长期“腰背痛”未确诊。

中医诊查：舌淡红，苔白腻，脉沉细。

中医诊断：腰痛（脾肾阳虚，寒湿阻络）。

西医诊断：强直性脊柱炎。

立法：补肾健脾，益气活血，通络止痛。

处方：

熟地黄10g	山萸肉10g	茯苓10g	怀山药10g
黄精15g	枸杞子10g	红花10g	桃仁10g
丹参10g	羌独活各10g	木瓜15g	豨莶草15g
地龙10g	炙黄芪30g	当归10g	鸡血藤30g

水煎服，日2次。

取穴：百会、神庭、攒竹、中脘、气海、关元、天枢、归来、手三里、太渊、三间、阳陵泉、足三里、绝骨、太白、太冲。

手法：平补平泻，留针30分钟。

诊疗经过：

2012年9月21日针刺3次，服上方7剂后：患者自觉精力好转，疼痛稍减，但仍天凉后加重，舌脉同前。继续针刺，取穴同前，更方如下：

熟地黄 10g	山萸肉 10g	茯苓 10g	怀山药 10g
黄精 15g	枸杞子 10g	鳖甲 15g	菟丝子 10g
龟甲 15g	覆盆子 10g	砂仁 6g 后下	五味子 6g
丹参 15g	车前子 10g 包	红花 10g	淫羊藿 10g

2012 年 10 月 9 日：症状明显好转，疼痛消失，睡眠好转，便溏缓解，停止治疗。

按语：

强直性脊柱炎是一种结缔组织病，主要累及脊柱和髋关节，逐渐引起骨性强直，与遗传因素有一定关系，北方寒冷及南方的阴雨潮湿易诱发，男性多于女性。而类风湿关节炎则女性多于男性。根据腰骶关节的疼痛，关节活动受限，甚至强直和血沉加快等情况，诊断并不困难。

该患者起病隐匿，逐渐出现腰背痛，髋关节痛，活动后减轻，休息后加重，其父有类风湿关节炎，家族史存在，加上辅助检查，诊断明确。根据舌脉，患者长期便溏，中医辨证为脾肾阳虚，寒湿阻络，针刺取穴意在温阳健脾，活血通络。第一次汤药除了补肾健脾外，加了祛风湿和疏筋通络、活血行气的药，患者症状稍减；第二次汤药加强了补肾阳的药物，用五子衍宗丸（枸杞子、菟丝子、覆盆子、五味子、车前子），旨在扶正固本，从治疗的先后顺序看，先祛邪后固本，取得了满意的疗效。

医案三

姓名：李某　性别：男　年龄：78 岁　初诊日期：2018 年 1 月 8 日

主诉：腰骶疼痛 10 余年，加重 1 周。

现病史：患者年轻时曾因打篮球致腰椎频繁受伤，经常出现腰骶疼痛，不得已放弃运动后症状基本消失。10余年前因持重物致腰骶疼痛复发，经局部外敷活血化瘀止痛药物，针刺及小针刀治疗后症状改善，此后每遇劳累或天气变化腰骶部即有不适感觉。一周前因外出劳顿腰骶部疼痛又作，晚上睡觉时翻身疼痛，疼痛向双下肢放射，起立动作缓慢，弯腰时疼痛明显。刻下症见：腰痛，搀扶就诊，活动受限，拒绝就座，食欲正常，二便调。

既往史：腰椎外伤史，腰骶神经炎病史。

家族史：否认家族遗传病史。

中医诊查：面色灰暗，无光泽，表情痛苦。舌暗，有瘀斑，苔白，脉沉弦。

中医诊断：腰痛（肾虚血瘀）。

西医诊断：腰骶神经根神经炎。

立法：补益肝肾，活血化瘀，温经通脉。

取穴：腰五针、肾俞、命门。

手法：腰五针采取平补平泻手法，其中十七椎下的针感要求扩散到腰骶，肾俞、命门用补法，同时加用艾条灸。

诊疗经过：

2018年1月9日二诊：针刺治疗当晚睡眠明显改善，翻身疼痛基本消失，腰部仍不敢用力，尚不能自如行走，步幅小。继用上法治疗。

2018年1月12日五诊，针刺治疗5次：患者腰骶部疼痛消失，行走自如，临床治愈。

按语：

腰腿痛是临床常见多发症状，中老年尤为多见。可见于西医学多种疾病。本例患者年老体衰，壮年时留有外伤宿疾，劳累后腰痛复发。腰五针是周老治疗腰腿痛的常用经验穴。包括大肠俞（双）、秩边（双）、十七椎下共三穴五针。大肠俞、十七椎下均位于腰骶部，属穴位的局部近治作用，刺灸三穴可以运行气血，通经活络。秩边为膀胱经穴位，是肾府的邻近穴，可以温肾散寒，周老认为，该穴止痛作用强于环跳穴，故选三穴合而用之，功能补肾强腰散寒。命门属于督脉，位于腰部，腰为肾之府，且督脉起于胞中，贯脊属肾，功能培元固本，强健腰膝；肾俞虽属于膀胱经，却为五脏之背俞穴，功善培补肾中阴阳，腰五针得以上二穴之辅助，相得益彰，多能效如桴鼓。

医案四

姓名：蒯某　性别：男　年龄：92 岁　初诊日期：2017 年 8 月 1 日

主诉：腰痛 1 年余，加重伴间歇性跛行 2 月余。

现病史：患者 1 年前无明显诱因出现腰部疼痛，活动后加重，休息可缓解，无下肢放射痛及间歇性跛行。2 个月前患者无明显诱因腰痛逐渐加重，间歇性跛行，下肢活动受限，于武警总医院行腰椎核磁诊断为“腰椎管狭窄”。现腰骶部酸痛，伴间歇性跛行，放射性疼痛麻木以左侧大腿外后侧为主，活动受限，双下肢酸胀感，纳眠可，二便调。

既往史：高血压病、冠状动脉粥样硬化性心脏病、高尿酸血症、慢性肾功能不全、高脂血症。

家族史：否认家族遗传病史。

中医诊查：舌暗红，苔黄腻，脉弦紧。

中医诊断：腰痛（肾精亏虚，湿热内蕴，瘀血阻滞）。

西医诊断：腰椎管狭窄、腰椎间盘突出伴神经根病。

立法：补肾填精，清热利湿，活血通络。

取穴：神庭、四神聪、中脘、天枢、气海、膈俞、肾俞、大肠俞、命门、腰阳关、夹脊穴、阿是穴、环跳、委中、承山、昆仑、阳陵泉、足三里、血海、三阴交、太冲、阴陵泉、关元。

手法：气海为补，太冲为泻，余穴行平补平泻法。留针 30 分钟，针刺时予红外线灯照射。

诊疗经过：针刺治疗 4 周后腰痛及放射痛症状基本消失，一次可自行行走超过 400 米。

按语：

患者老年男性，已年逾 90 高龄，肾精亏虚在所难免，加之久病体虚，饮食不节，运化失司，湿热内生，局部气血运行不畅，则使局部气机不利，血络瘀阻，不通则痛。血不荣筋，筋脉失于濡养而见下肢麻木。故先以四神聪、神庭轻刺减轻患者的紧张心理，使之接受针刺治疗，体现了“治病先治神”的学术思想。中脘、天枢、气海为任脉及胃经穴，通调中焦气机。膈俞是临床常用的活血穴，能活血通络，治疗瘀血阻络诸症。双侧肾俞、双侧大肠俞、腰阳关、命门、双侧委中是“腰八针”，周老在此基础上配合夹脊穴、阿是穴以提高疗效。足三里为足阳明胃经的合穴及下合穴，《扁鹊心书》说：“三里灸不绝，一切灾病息”，又说“若要丹田安，三里常不干”；三阴交为脾经穴，是足三阴经的交会穴，临床以健脾益气、养血调经为主；元气不足，命门火衰，刺灸关元可获佳效；阴陵泉为脾经的合穴，为阴经五输穴中的水穴，而水应于肾，因此该穴既有健脾利湿之功，同时也有益肾助阳之效，是补而不燥、利而不虚的一个绝佳穴位；阳陵泉属胆经合穴，八会穴之筋会，配环跳、委中、悬钟等治疗下肢痿痹；太冲为肝经的原穴，与合谷相配为“四关”穴，属治神中的解郁安神法，具有疏肝解郁之功。在治疗取穴方面，综合治病先治神、脏腑辨证、循经取穴相结合的原则进行选穴，如督脉、任脉、胃经、膀胱经、脾经、胆经等穴位，最终取得满意疗效。

医案五

姓名：吴某　性别：男　年龄：42 岁　初诊日期：2007 年 9 月 8 日

主诉：腰疼、臀部发凉半月余。

现病史：半个月来患者经常腰痛，逐渐加重，起床时腰部发凉，臀部发酸，在骨科就诊，腰椎 CT 示为腰 4、5 椎间盘轻度膨出，曾推拿治疗两次效不显，故来就诊。纳眠便可。

既往史：高脂血症，已服药治疗。平素不爱运动。

家族史：其母经常腰腿疼，腰椎间盘突出。

中医诊查：体形略胖。舌淡红，苔白，脉沉略滑。

中医诊断：腰痛（肾气亏虚，瘀血内阻）。

西医诊断：腰椎间盘膨出。

立法：补肾壮脊，疏筋活络。

取穴：肾俞、大肠俞、十七椎下、秩边、委中。

手法：温灸盒灸肾俞。余穴平补平泻，留针 30 分钟。

诊疗经过：治疗 3 次后，腰痛明显缓解，继针 3 次而愈。

按语：

腰五针是周老临床多年经验所得。腰五针为双侧大肠俞、十七椎下、双侧秩边。十七椎下是腰骶椎的联系点、支撑点，针之可以起到联络上下筋骨的作用，穴在督脉联系肾经，故补肾助阳。秩边在骶骨两侧，针之取其止痛的作用。

医案六

姓名：陈某　性别：女　年龄：48岁　初诊日期：2017年8月17日

主诉：腰痛10余年，伴右下肢麻木疼痛1天。

现病史：患者10余年前因从事重体力工作，经常出现腰痛，以正中位置为主，活动后加重，休息后缓解，在当地医院诊断为腰肌劳损和L4/5腰椎间盘膨出，未系统治疗。10年来腰痛时作时止。昨日上午患者不慎跌倒，后出现腰部疼痛难忍，伴右下肢麻木疼痛，疼痛从臀后向大腿外侧放射，遂于顺义中医院骨科就诊，今日完善腰椎MRI示L4/5、L5/S1腰椎间盘突出，压迫硬膜囊，诊断为腰椎间盘突出伴坐骨神经痛，因不愿外科手术治疗，而于我处就诊。纳可，二便调，夜寐欠安。

既往史：上消化道溃疡病史3年，规律服药治疗。

家族史：否认家族遗传病史。

中医诊查：表情痛苦，进诊室时手扶腰拖拽步态，腰部L4/5正中椎间隙及右侧椎旁压痛。舌淡，苔白，脉细涩。

中医诊断：腰痛（肾气亏虚，瘀血内阻）。

西医诊断：腰椎间盘突出伴右侧坐骨神经痛。

立法：补肾助阳，通经止痛。

取穴：腰痛穴、攒竹、养老、后溪、人中、委中、昆仑、腰五针。

手法：腰痛穴、攒竹、养老、后溪、人中强刺激泻法，同时活动腰部。余穴平补平泻，留针30分钟。

医嘱：嘱避免腰部受寒，避免劳作，回家平卧硬板床。

诊疗经过：

2017年8月17日针刺治疗1次后：患者即诉腰痛明显减轻，可直腰行走，自叹神奇。

2017年9月2日针刺治疗6次后：患者已能从事简单家务，疼痛已明显好转，目前可在院中散步。

2017年9月15日：患者诉腰痛已缓解90%，能从事工作，但受凉及劳累后仍自觉腰部酸痛，但能耐受。

医嘱：避风寒，防过劳。

按语：

腰腿痛是临床常见病及多发病，尤其好发于中老年，本病可见于腰肌劳损、强直性脊柱炎、腰椎间盘突出、腰部扭挫伤及坐骨神经痛等。多因年老肾气虚衰，或久卧寒湿，扭挫外伤引起。主要症状为腰痛、腿痛或窜至腿部，轻者腰腿酸痛不舒，重者不能俯仰，活动受限。本患者即是由于外伤跌仆所致椎间盘突出引起腰痛。

周老治疗腰痛有独到的见解，他认为无论哪一型腰痛，都与肾虚有密切关系，肾虚是腰痛的主要病机，是导致腰背部易受寒湿侵袭，易受扭挫外伤的内在因素。

其腰五针（双侧大肠俞、十七椎、双侧秩边）是周老的经验处方，方中大肠俞、十七椎下位于腰骶关节附近，是腰部活动的枢纽，经络气血丰富。大肠俞属膀胱经，与肾相表里，有补肾散寒、解表通络之功。十七椎下位于第五腰椎棘突下，属督脉，腰为肾之府，故该穴可以强腰壮背，补肾散寒。三穴合用，左右共5针，治疗腰痛疗效肯定。扭挫伤者用泻法，局部可放血拔罐。委中为四总穴之一，“腰背委中求”，是治疗腰痛经验穴。昆仑，《针灸甲乙经》记载可治疗“腰痛不能俯仰”。攒竹为足太阳膀胱经穴，足太阳膀胱经循行后背，因此能加强通经止痛作用。养老为手太阳小肠经腧穴，是治疗老年人腰腿痛的经验穴。人中通于督脉,能强腰壮背,对于腰正中疼痛效果较好。后溪为八脉交会穴，通于督脉，对于颈腰痛亦有奇效。腰痛穴，是平衡针灸发明人王文远教授的经验穴之一，该穴位于印堂与额头正中前发际之间中点上，对于急性正中腰痛，针尖向印堂方向透刺，快速捻转手法1分钟，在行手法治疗同时，让患者活动腰部，可立即止痛，在临床中发现此穴对80%急性腰痛患者疗效较好。

医案七

姓名：M　性别：男　国籍：意大利　初诊日期：2012年4月24日

主诉：腰及左下肢痛2月余。

现病史：2个月前出现腰及左下肢疼痛，弯腰活动尚可，不能保持正直位，必须向右倾斜。

既往史：既往体健。

家庭史：否认家族遗传病史。

过敏史：否认食物及药物过敏史。

中医诊查：舌淡红，苔薄白，脉沉细。

中医诊断：腰痛（肾虚证）。

西医诊断：腰椎间盘突出。

立法：强腰壮脊，通络止痛。

处方：强力天麻杜仲胶囊0.4g×48粒 ×6盒。

取穴：百会、至阳、膈俞、命门、腰阳关、十七椎下、肾俞、大肠俞、秩边、委中、昆仑。

按语：

腰痛，多因感受寒湿，肾虚劳损，外伤内挫而致。《素问·脉要精微论》中说："腰者，肾之府。"足太阳经"抵腰中"，督脉"挟脊抵腰中"，可见腰痛与足太阳经、督脉关系密切。

大肠俞、秩边、十七椎下三穴共五针，为周老治疗腰痛的要方，称为"腰五针"。足太阳经穴大肠俞位于腰部，正当腰背筋膜、最长肌和髂肋肌之间，是腰痛、腰腿痛的好发部位，故用于腰痛的治疗。十七椎下位于第5腰椎棘突下，在腰背筋膜、棘上韧带和棘间韧带中，有腰动脉后支，棘间皮下神经丛，布有腰神经后支内侧支，属督脉，故该穴可强腰壮脊，补肾散寒，直达病所。秩边位于臀大肌，梨状肌下缘，布有臀下神经及股后皮神经，外侧坐骨神经，亦为足太阳经的穴位，从腰中夹脊贯臀入腹中，故针秩边可治疗腰部及下肢疾患。人身以背为阳，横膈以下阳中之阴，横膈以上阳中之阳，至阳正当横膈之处，由于督脉行于脊里，并与足太阳经相联系，故可治腰背痛、脊强等症。又配以同经的血会膈俞，功善活血祛瘀，通络止痛。以上诸穴简单明了，标本兼治，实为治疗各种腰痛的有效成方。膀胱经从腰中挟脊贯臀，过髀枢，入腘中，"经脉所过，主治所及"，故其合穴委中、经穴昆仑可治疗腰痛、腰腿疼及髋关节活动不利等症。随症加减，该患者病肾虚腰痛，即取肾俞强腰补肾；腰阳关、命门培元补肾，固精壮阳。

医案八

姓名：宫某　性别：女　年龄：74岁　初诊日期：2015年12月11日

主诉：反复发作腰部酸痛40余年，再发40天。

现病史：患者40年前产后出现腰部酸痛不适，无双下肢放射痛，劳累久行后症状加重，腰痛时轻时重，热敷或休息后腰痛可减轻，未经系统诊疗。40天前因劳累久行后再次出现腰部酸痛不适，经休息后症状改善不明显。腰椎正侧位片示，腰椎生理曲度消失，各椎体顺列整齐，腰1–5椎体骨质增生，腰2–3、3–4、4–5，腰5–骶1椎间隙窄，腰椎退行性骨关节病。遂就诊于我科，刻下症见：腰部酸痛不适，无双下肢放射痛，劳累久行后症状加重伴双下肢乏力，经休息可有缓解，偶有头晕，无心悸胸闷不适，无发热，纳食可，睡眠欠佳，尿频，无尿急尿痛，夜尿3～4次，大便调。

既往史：糖尿病史10余年，高血压病史10余年，高脂血症病史6年余，颈椎病史4年余，心律失常室性期前收缩、脂肪肝、胆结石、结节性甲状腺肿2年。

家族史：否认家族遗传病史。

中医诊查：舌暗红，苔薄白，脉沉弦。

中医诊断：腰痛（肾虚证）。

西医诊断：腰椎骨性关节病。

立法：补肾助阳，通经止痛。

取穴：腰五针（大肠俞、十七椎下、秩边）、肾俞、委中、承山、昆仑。

手法：腰五针用补法，局部可加灸。秩边针刺深度2.5～3寸，以下肢出现放射针感为度；余穴针刺深度1.2寸左右，经提插捻转出现酸胀麻感为度，留针30分钟。

诊疗经过：

针刺治疗5次后，疼痛减轻。

针刺治疗10次后，疼痛明显减轻。

针刺治疗 20 次后，诸症基本缓解。

期间患者因用力不慎症状曾反复，经健康宣教后患者注意腰部保护，未再复发。

按语：

腰椎间盘突出症属于中医学“腰痛”“腰腿痛”等范畴。其主要表现为腰痛或腰骶部疼痛，可伴有患侧下肢疼痛、麻木、乏力。腰五针（大肠俞、十七椎下、秩边）是周老在临床过程中总结归纳并取得较好疗效的五穴。方中大肠俞、十七椎下位于腰骶关节附近，是腰部活动的枢纽，经络气血比较丰富，因此刺灸三穴可以通经活络，运行气血。大肠俞属膀胱经，膀胱经主表，与肾相表里，因此又有补肾散寒、解表通络之功。十七椎下位于第五腰椎棘突下，属于督脉，督脉贯脊属肾，腰为肾之府，故该穴可以强腰壮脊，补肾散寒。秩边为膀胱经穴位，是肾的邻近穴，可以补肾散寒，该穴通络止痛作用强于环跳穴。三穴合用，左右共五针，治疗腰痛常收到较好效果。治疗腰腿痛时手法以补法为主，局部可加灸；扭挫伤者可用泻法，局部可放血拔罐。另有委中、昆仑，亦为治疗腰痛所常用。委中，“马丹阳天星十二穴治杂病歌”曰：“腰痛不能举，沉沉引脊梁。酸痛筋莫展，风痹复无常，膝头难伸屈，针入即安康”。昆仑，《针灸甲乙经》记载可治疗“腰痛不能俯仰”。此二穴是远端取穴，配合使用效果良好。

医案九

姓名：葛某　性别：男　年龄　46 岁　初诊日期：2012 年 9 月 5 日

主诉：腰痛 5 年，加重伴无法行走 4 天。

现病史：患者为重体力劳动者，从事资源回收工作，2008年曾行椎间盘融合术，2011年行椎间孔镜。后仍间断腰痛。4天前因过度劳累出现行走不能，当日前往北医三院诊疗，经行核磁共振诊为L3/L4、L4/L5椎间盘突出合并腰椎管狭窄。经药物保守治疗无效,建议再次手术治疗,因抗拒再次手术而来诊治。刻下症见：无法行走，由4名家属抬入诊室，双侧臀部针刺样疼痛，下肢外侧时有剧烈放射触电感，直腿抬高试验左15°、右30°，双脚趾背伸力量下降，无肌肉萎缩。纳食不馨，入睡困难，大便时溏，起夜3次。

既往史：2型糖尿病，未系统诊治及服药。

家族史：糖尿病、高血压。

中医诊查：面容痛苦，面色暗黄，体重乏力，腰痛似折，腰阳关处压痛明显。舌暗淡，苔白，边有瘀斑，脉沉紧稍数。

中医诊断：腰痛（脾肾两虚，气虚血瘀）。

西医诊断：椎间盘突出合并腰椎管狭窄。

立法：补肾健脾，益气活血。

处方：补阳还五汤合济生肾气丸加减。

生黄芪60g　当归尾15g　地龙6g　桃仁泥6g
酒川芎10g　赤白芍各15g　红花6g　炙甘草9g
桑枝15g　炒杜仲15g

水煎服，日2次。并以药送服济生肾气丸1丸（9g）。

取穴：腰五针（大肠俞、十七椎下、秩边）、肾俞、委中、阳陵泉、足三里。

手法：秩边用4寸针，余穴2寸针刺。秩边要求针感放射到足趾,肾俞、足三里行补法,余穴平补平泻,留针30分钟。

医嘱：卧硬板床休息，减少顾虑，勿食生冷，避风寒。定期复查糖化血红蛋白及空腹餐后血糖。

诊疗经过：

2012 年 9 月 8 日针药治疗 1 次后：由二人搀扶缓慢行走，疼痛减半，纳眠转佳，大便溏依旧，起夜 2 次，直腿抬高试验左 45°、右 60°。

2012 年 9 月 10 日三诊：可自行拄拐行走，最长距离 100 米，痛减六七成，双下肢无放射样疼痛，但觉下肢时有麻木冰冷，畏空调冷气，纳佳，多梦，大便略溏，起夜 2 次，直腿抬高试验左 60°、右 75°。前穴方肾俞、足三里用细火针点刺，余穴不变。嘱避免空调。

2012 年 9 月 12 日四诊：诸症悉减，可行 200 米，无腰部疼痛，无下肢冰冷，偶有麻木感，自觉上火，口干欲饮，纳眠二便可，直腿抬高试验阴性。舌暗淡，苔白，边有瘀斑，脉沉滑。针方如旧，中药去生黄芪，改五爪龙 90g，七剂，仍送服肾气丸。

2012 年 9 月 15 日五诊：无腰痛，可不借助辅助器械行走一站地，晨起及蹲便起身后时有腰痛，无口干渴，纳眠可，嘱如厕尽量使用坐便器，每天 2 次五点支撑，每次 5 分钟。

2012 年 9 月 17 日六诊：行走如常，可独自行走三站地，已开始少量恢复工作，改汤药为水丸，嘱其劳逸结合，康复运动，身避风寒，忌生冷，于相关科室查血糖情况，不适随诊。

按语：

"腰五针"是周老临床治疗腰腿痛的一组有效穴方，双大肠俞、十七椎下及双秩边共三穴五针。方中大肠俞、十七椎下位于腰骶关节部位，是腰部气血游行的所在，针刺可以通利气血。十七椎下属于督脉，督脉贯脊属肾，腰为肾之府，故该穴可以强腰固肾，通督散寒。秩边为膀胱经的穴位，运用其强刺激，以达行气散瘀止痛之功。佐以肾俞补肾强腰、委中通达腰背气血、阳陵泉疏筋活血、足三里强壮筋骨，诸穴共享，脾肾之气足则精血充，筋脉肌肉得养，气血通畅，痛则得除。针刺秩边时一定要使之得气，使针感向远端放散。《灵枢·九针十二原》云："刺之而气不至，无问其数，刺之而气至，乃去之，勿复针……刺之要，气至而有效。"在临床实践中我们体会到，在以针刺为主的综合疗法治疗腰痛、坐骨神经痛中，凡是针感向远端放射的，效果较好；如果针感只局限在局部，则效果不理想。

汤药以补阳还五汤益气活血，使气旺血行，进而祛瘀通络，气旺则瘀消络通，诸症向愈。以济生肾气丸温肾补阳，强腰利膝。

五爪龙属岭南药材，益气补虚功同黄芪却不温不燥，药性温和，补而不峻。周老认为其性缓，益气扶正而不易助邪，且能化湿行气，疏筋活络，故选用之。

医案十

姓名：徐某　性别：女　年龄：48 岁　初诊日期：2016 年 6 月 20 日

主诉：腰痛 2 个月，左下肢麻木 1 周。

现病史：患者 2 个月前因活动不当出现腰部刺痛，活动困难，卧床休息后不缓解，在外院就诊，查腰椎 CT 明确诊断为腰椎间盘突出症（L3/4、L4/5 椎间盘膨出，L5/S1 椎间盘突出），针灸治疗后好转。1 周前活动不当再次加重，并出现左下肢麻木，故来诊。刻下症见：腰部刺痛，俯仰活动艰难，痛处拒按，左下肢麻木，纳可，睡眠欠佳，小便清，大便不成形，每日 1 ～2 次。

既往史：慢性胃病史，颈椎病、胸椎病史。否认其他病史。

家族史：否认家族遗传病史。

中医诊查：舌暗红，苔薄白，脉弦。

中医诊断：腰痛（气滞血瘀）。

西医诊断：腰椎间盘突出症。

立法：行气活血。

处方：柴胡桂枝干姜汤和当归芍药散。

当归 15g	白芍 15g	川芎 12g	茯苓 12g
泽泻 10g	黄芩 9g	炙甘草 6g	柴胡 18g
桂枝 9g	干姜 9g	天花粉 12g	煅牡蛎 6g
白术 12g			

颗粒剂，日 2 次。

取穴：腰五针、腰 3–4 椎间孔穴、腰 5– 骶 1 椎间孔穴、环跳。

手法：直刺，留针 30 分钟，留针过程中红外线灯照射腰部。

医嘱：避免腰部劳累及受凉，配合俯卧晃臀法锻炼。

诊疗经过：

治疗 1 周后，患者疼痛减轻，活动不受限，左下肢麻减轻。治疗 2 周后疼痛缓解。

按语：

腰椎间盘突出症是指在不同程度的退行性改变后，在外力因素的作用下，椎间盘的纤维环破裂，髓核组织从破裂之处突出（或脱出）于后方或椎管内，导致相邻脊神经根遭受刺激或压迫，以腰痛伴一侧下肢或双下肢疼痛、麻木、乏力等为主要表现的疾病，常见的诱发因素有增加腹压、腰姿不正、突然负重、妊娠、受寒和受潮等。该病是现在日常生活中的常见骨病，也是引起腰腿痛的罪魁祸首。西方总发病率为 15.2% ～30%。中国的发病率据统计为 18%。其中 90% 以上在 L4–5 和 L5–S1 节段，L3–4 椎间盘突出占 2%，2 个节段同时突出占 6% ～19%。腰椎间盘突出症复发率高，目前发病率有逐年升高的趋势。

西医治疗方法有手术、微创治疗，也可以保守治疗，卧床休息，配合牵引治疗。《内经》指出腰痛不仅与少阴、太阳有关，而且和十二经脉、奇经八脉皆相关，《素问·刺腰痛》认为腰痛主要属于足六经之病，并分别阐述了足三阳、足三阴及奇经八脉经络病变时发生腰痛的特征和相应的针灸治疗，特别强调“肾”与“腰脊”的关系。

本患者采用针药结合的方法，口服中药行气活血通络。针灸取穴采用周老“腰五针”，其中大肠俞、十七椎下是腰部活动的枢纽，针刺可通经活络，运行气血。大肠俞属膀胱经，膀胱经纵贯腰部，故针刺大肠俞可以疏通膀胱经，改善腰痛。针刺椎间孔穴治疗腰椎间盘突出症是北京市中西医结合医院针灸科王国华主任经验，针刺椎间孔穴，可改善夹脊肌紧张状态，有利腰背肌的松弛，椎间盘张力下降，神经根受机械压迫的状态有所缓解，神经痛随之减轻。针刺环跳可改善左下肢麻木。

四、踝缝伤筋

医案一

姓名：王某　性别：女　年龄：43 岁　初诊日期：2017 年 2 月 5 日

主诉：左足踝扭伤 2 天。

现病史：患者于 2 天前行走时，不慎将左足踝扭伤，着地时疼痛难忍不能行走，于外院骨伤科急诊，足踝部 X 片示未见明显异常，无骨折，予冷敷及活血化瘀药物、膏药外用治疗。2 天来左足踝仍十分疼痛，无法行走，足踝部肿胀，无法正常工作，故来我院行针灸治疗。现症见：左足踝红肿、疼痛，不能行走，搀扶入室，纳可，夜寐安，二便调。

既往史：既往体健。

家族史：否认家族遗传病史。

中医诊查：痛苦表情，左足踝外侧局部肌肤肿胀，皮温升高，触之痛甚。舌质红，苔白，脉弦细。

中医诊断：筋伤（气滞血瘀证）。

西医诊断：急性踝扭伤。

立法：活血化瘀，理气止痛。

取穴：百会、神庭、列缺、丰隆、蠡沟、合谷、太冲、丘墟透照海、申脉。

手法：平补平泻之法。

医嘱：避免寒冷刺激，适当康复锻炼。

诊疗经过：

2017年2月5日：患者当日针刺1次后，即觉得疼痛减轻。

2017年2月10日：患者针刺4次后，自诉已能下地行走，针刺结束后自觉足踝关节轻松，肿胀减轻，嘱其继续针刺治疗，并在家中行康复锻炼。

按语：

踝关节扭伤虽然是局部病变，但是按照周老治病原则，要全身调理，采用整体观念和辨证论治的中医理论。取百会、神庭体现周老“治病先治神”的学术观点；列缺（双侧）、丰隆、蠡沟是周老的经验方“络穴止痛方”，络穴可沟通表里内外，组成疏肝理气、活血化瘀、通络止痛的针灸处方；合谷、太冲为四关穴，可镇静止痛，且合谷为第一止痛要穴；丘墟透照海也是周老止痛经验穴；申脉为病变局部腧穴，取其“经脉所过，主治所及”之意，综合以上诸穴，整体辨证加局部治疗，取得了较满意的效果。

医案二

姓名：王某　性别：女　年龄：28 岁　初诊日期：2015 年 1 月 5 日

主诉：右踝外侧肿痛 1 周。

现病史：患者 1 周前，由昆明旅行返程赶往机场下楼时，不慎右脚踏空，失足跌倒，右足过度内翻而产生右踝部扭伤，行程中简单处理，但不能着地步行。回家后曾去一中医骨科医院就诊，X 线示无骨折征，贴敷该院自制膏药治疗。2 天后膏药过敏，肿痛部位起疱作痒，遂改服三七伤药片，抗过敏药等治疗，痒感减轻，而肿痛未减轻，踝关节外下部出现皮下瘀斑，其病痛难忍又临婚事，故急来就诊。

既往史：既往体健。

家族史：否认家族遗传病史。

中医诊查：面色苍白，面部呈焦虑痛苦状。舌淡红，边尖少许瘀点，苔薄白，脉弦。

中医诊断：筋伤（气滞血瘀）。

西医诊断：踝关节扭伤。

立法：行气活血，通络止痛。

取穴：左侧阳池、阳谷。

手法：采取针刺的缪刺法，患者取坐位，对左手腕部阳池、阳谷二穴，先按揉 2 ～3 分钟，嘱患者轻轻活动右踝关节，3 分钟后右踝关节外下侧疼痛减轻，再用 1 支 30 号针，直刺阳池、阳谷二穴，以平补平泻手法，每隔 5 分钟行针一次，一次行针

1 分钟，留针 30 分钟。嘱患者持续轻轻活动右踝关节，并用红外线灯照射。毫针取出后，患者即感疼痛明显减轻，在搀扶下，右足能着地跛行。然后在皮下瘀斑处，局部消毒，再用三棱针点刺 8 ～10 下，此处右踝加用拔火罐，放出瘀血 2 ～3mL，其肿痛又减，嘱其回家卧床休息，照常使用三七伤药片，需一日针灸一次。

诊疗经过：

2015 年 1 月 6 日二诊：患者右踝外下侧肿痛大减，能独立右足着地跛行，面露愉快表情，继续上次缪刺法，取左手腕部阳池、阳谷二穴，如前法操作，留针 30 分钟，并嘱其带针步行，边走边活动右踝关节，坐位时仍用红外线灯照射，毫针取出后，患者右踝关节疼痛又减。

2015 年 1 月 10 日针刺十次后：右踝关节肿痛基本消失，关节稳定，踝关节活动功能恢复正常，步行已不是跛行迹象。患者未误婚事，对此次针灸治疗非常满意。

按语：

本案治疗采取毫针缪刺调经气、通经络以行气止痛，三棱针点刺加拔火罐放血通络止痛，二者结合快速取效，也体现出了国医大师贺普仁教授针灸“三通法”中“微通”“强通”二法之意。《素问 · 缪刺论》阐述详细，又专门举例说明：“……邪客于臂掌之间，不可得屈，刺其踝后，先以指按之痛，乃刺之。”历代针灸名家对此熟练运用也屡见不鲜，多有著述，《针灸大成 · 针灸直指》篇中专录“缪刺论”“巨刺论”“经刺论”，《针灸大成》《针灸聚英》收录的《通玄指要赋》《玉龙歌》等歌赋中亦有应用举例。当代针灸专家又结合《素问 · 阴阳应象大论》述：“故善用针者，从阴引阳，从阳引阴，以右治左，以左治右，以我知彼，以表知里，以观过与不及之理，见微得过，用之不殆”，提出了“平衡针灸疗法”“关节对应取穴法”等，在针灸治疗中加以推广运用，每每取得良好效果，赢得患者的赞誉。针灸的“缪刺法”所取得的疗效，恰如金元时代针灸大家窦汉卿的《通玄指要赋》中所言：“必欲治病，莫如用针，巧运神机之妙，工开圣理之深。”此类病案仅为举例，愿有识之士发扬光大之。

第六章　眼耳鼻喉科口齿疾病

眼耳鼻喉科口齿疾病即相当于西医学的五官科疾病，其内容涉及了耳鼻喉科、眼科和口腔科三部分内容。

五官病的主要病因包括外因和内因，外因有外感邪毒（风邪，寒邪，热邪，湿邪，燥邪，时邪疫疠，异气），外伤致病，异物所伤。内因有劳倦内伤，情志不调，官窍间疾病相传。其主要病机或为外邪侵袭；或脏腑火热，循经上扰；或痰湿蕴结，气滞血瘀；或肺、脾、肾脏气亏虚，官窍失养；或虚实夹杂。

周老治疗五官疾患的实热证多采取刺络放血的方法。治疗常见眼部疾患的常用的穴位是百会、神庭、承光、攒竹、承泣透睛明、臂臑、养老、光明、太冲、太溪。周老针刺眼疾具有特色的穴位是睛明、球后，这两个穴位针刺有一定技巧和难度，尤其是球后穴，球后穴进针时先45°角向下，然后平直进针。

周老擅长治疗耳鸣、耳聋之耳部疾患，针灸治疗的主方为百会、神庭、耳门透听会、翳风、角孙、外关、中渚、太冲、太溪、筑宾、丘墟、足临泣。

周老针灸治疗鼻渊、鼻鼽（过敏性鼻炎）之鼻部疾患常用穴包括百会、上星、通天、风池、迎香透鼻根（上迎香）、印堂（向鼻透刺）、太渊、合谷、外关、大椎、肺俞。针灸治疗经验是在针刺上星、印堂、迎香、风池基础上灸大椎、肺俞、肾俞。

周老常以鱼际配合照海来治疗咽喉疾患，成为对穴，尤其适合慢性咽喉疾患。如果是急性咽喉病还可以配合少商、商阳放血。

口腔疾患多以口疮及牙痛（牙宣）最为常见，以实证居多，多为心火上炎或胃肠积热循经上炎所致，治以清热泻火为主。周老针灸取穴常为曲池、合谷、二间、内庭、下关、颊车、地仓。如有肾阴不足，虚火上炎之证者，周老往往加上太溪、照海，用以滋阴清热。

第一节 眼病

一、针眼

姓名：魏某 性别：女 年龄38岁 初诊时间：2016年11月26日

主诉：左侧上眼睑中部边缘生小硬结，微痒红肿1天。

现病史：患者近2个月来，因单位工作紧张繁忙、家庭生活烦闷不顺，睡眠不足，食欲差，就餐时每加辛辣食品以“开胃纳食”，于昨晚间21点许，感觉左侧上眼睑中部微痒，观察发现其眼睑中部边缘生小硬结，今晨又有局部红肿，故来就诊。便秘，小便黄。

既往史：既往体健。

家族史：否认家族遗传病史。

中医诊查：面色少华，精神略显疲惫。舌淡红，边尖红甚，苔厚腻，脉细数，关脉弦。

中医诊断：针眼（热毒炽盛）。

西医诊断：麦粒肿。

立法：解毒散结，疏肝泄热，活络明目。

取穴：

①耳尖、耳背静脉。

②攒竹、太阳、二间、内庭、太冲。

手法：

①患者坐位，对耳尖、耳背静脉进行消毒，用三棱针在耳尖与耳背静脉点刺后，将其进行挤压放血，两个部位各放血 5 ～7 滴，两耳交替操作，使出血颜色由较深的紫黑色，出血至血色变为正常，为一次放血结束。

②患者仰卧位，选用 1 寸针对太冲、内庭直刺，对二间逆手阳明经方向呈 25°角斜刺，对攒竹、太阳向“针眼”方向呈 10°角平刺，以上诸穴均用平补平泻手法，留针 30 分钟。

医嘱：忌食辛辣食品。

诊疗经过：

2016 年 11 月 27 日二诊：“针眼”硬结的红色变浅、体积变小，自觉左上眼睑已不痒，眼部有明显的清爽感，便秘、溲黄也有好转，舌边尖红减轻。

2016 年 11 月 28 日三诊：“针眼”硬结颜色近正常肤色，小硬结萎缩略高于眼睑，大便已不秘，小便微黄。

2016 年 11 月 29 日四诊：“针眼”小硬结已萎缩与眼睑同高，颜色恢复正常肤色，二便正常，舌淡红，已无边尖偏红现象，苔薄白，脉细弦。“针眼”已属治愈，为巩固疗效，再如上述针刺方法治疗一次。

按语：

麦粒肿相当于中医学“针眼”，分为外麦粒肿和内麦粒肿。

此病多因风邪外袭，客于眼睑而化热，风热煎灼津液，变生疖肿；或因过食辛辣炙煿，脾胃积热，循经上攻眼睑，致营卫失调，气血凝滞，局部酿脓而作，若余邪未清，热毒蕴伏或素体虚弱，卫外不固而感风热之邪者，常反复发作。本病案患者因为首次得此病，且患病一天即来就诊，可谓诊治及时，取效也迅速。耳尖耳背静脉放血以泻火解毒，消肿散结，且每次放血遵循《素问·刺腰痛》提出的“血变而止”的原则，以求实效。体针选穴针刺时，足厥阴“原穴”太冲，以疏肝解郁降肝火；足阳明胃经“荥穴”内庭，以清胃泻火，理气止痛；手阳明大肠经“荥穴”二间以清泻大肠之火；攒竹以清泄膀胱经之热，活络明目；“经外奇穴”太阳以清热明目，解痉止痛。诸穴共用，以收解毒散结、疏肝泄热、活络明目之功效。本案采取放血与毫针针刺相结合的方法，二者相得益彰，及时为患者解除了病痛。

二、白涩症

姓名：任某 性别：女 年龄：44 岁 初诊日期：2016 年 11 月 12 日

主诉：双眼干涩、发胀，不能视亮光 20 年余。

现病史：患者产后月子护理不当，双眼发胀发干、不能视强光 20 年余，外出见阳光必须戴墨镜，室内灯光较亮时无法睁眼。外院诊为干眼症，服中药后时好时坏，效果不稳。睡眠差，情绪焦虑，紧张后眼胀干涩的症状加重，严重时双手发抖，口干，肩背及腰部疼痛，手指关节疼，因糖尿病史限制肉食导致胃口不佳，二便调。月经量少，周期后错，曾在妇科服中药调理。

既往史：糖尿病史。

中医诊查：舌淡暗，苔稍厚色白，脉滑弦略沉细。

中医诊断：白涩症（肝肾阴亏，气滞血瘀）。

西医诊断：干眼症。

治法：滋肾养肝，活血通络。

取穴：

①百会、四神聪、承光、承泣、神庭、睛明、中脘、气海、臂臑、养老、鱼际、血海、光明、照海、太冲。

②督脉十三针、百会、四神聪、内关、神门、鱼际、光明、三阴交、照海。

手法：两组穴交替使用，平补平泻，留针30分钟。

医嘱：稳定情绪，适当培养兴趣爱好，舒缓心情。

诊疗经过：

2016年11月12日针刺第一组穴后立觉舒适，情绪好转，睡眠好转。但3日后因生气情绪波动症状反复。予眼部快针刺激后按第二组穴针刺，肩背痛加颈四针、腰五针、委中穴。

2016年11月19日针刺后颈肩及腰背的疼痛大为缓解，睡眠质量良好，眼睛症状缓解3日后又出现。按第一组穴针刺。

2016年11月26日针刺后眼部症状偶有反复，特别在生气后明显，但短时间内能自行缓解。肩颈疼痛反复。按第二组穴针刺。

2017年1月14日八诊：患者眼部无明显不适症状，肩背腰舒适，时多梦但整体睡眠质量良好，情绪稳定。月经周期及色和量正常。

第八诊后至今：平日无明显不适症状，情绪波动生气时双眼发干数小时后可自行缓解，能直视亮光但有刺眼感。针刺调理时月经正常，患者第十次针刺后不定期治腰痛和手指关节硬痛。

按语：

干眼症与中医的“白涩症”“干涩昏花症”“神水将枯症”类似，属中医眼科外障范畴。白涩症之名首见于《审视瑶函·卷三·白痛》，谓：“不肿不赤，爽快不得，沙涩昏朦，名曰白涩”，《审视瑶函·卷五》谓：“干干涩涩不爽快，渺渺蒸蒸不自在，奈因水少津液衰，莫待枯干光损害”，对其病名来由及临床症状进行了描述。

睛明、承泣、承光、养老、臂臑、光明、太冲为周老所创“明目方”。督脉十三针及百会、四神聪、神庭、内关、神门重镇安神，调理情绪不稳及失眠症状。鱼际、照海有养阴清热功效，能治心烦抑郁，消渴病配中脘穴。气海、血海、三阴交益气养血，调女性月经不调。

三、青盲

姓名：许某　性别：女　年龄：10 个月　初诊时间：2008 年 3 月 2 日

主诉：发现其失明 6 个月。

现病史：3 个月大时家人发现患儿眼神无追踪，遂于南京儿童医院就诊，头颅 MR 未见异常，眼科检查报眼底未见异常，视觉诱发电位，报左眼“没有波”，右眼“存在微弱的波”，4 ～5 个月龄时于北京同仁医院检查治疗，无光感，推断是窒息缺氧导致的视神经萎缩。

既往史：出生时吸入羊水，导致吸入性肺炎，脑水肿压迫视神经。

过敏史：否认食物及药物过敏史。

中医诊查：语言不能，有光感或能辨别物体晃动。舌脉不配合。

中医诊断：青盲（先天不足，目窍失养）。

西医诊断：视神经萎缩。

立法：培补先天，养血明目。

取穴：神庭、百会、承光、睛明、球后、风池、臂臑、养老、合谷、光明、照海、太溪、太冲。

手法：神庭、百会、承光平补平泻，留针 30 分钟；余穴予快速点刺不留针。

诊疗经过：

每周 2 次，30 次一个疗程，短暂休息后再接受第二个疗程治疗。针刺治疗 90 次后，可以认清物品，会绕开障碍物，独立上下台阶。

按语：

青盲是指黑睛与瞳神的气色、形态正常，唯视力严重下降，甚至失明的内障眼病之一。多与视神经萎缩、黄斑变性、脑肿病等引起的眼底退行性病变有关。中医则认为多由肝郁气滞、血瘀阻络，精气不能上荣于目；或因先天禀赋不足、肝肾亏虚，目失濡养而成。本案则为后者，治则取穴如上。

神庭、百会填髓益智；承光、睛明、球后、风池、臂臑、养老、光明、太冲均为养肝明目之穴；太溪为肾经的原穴，肾为先天之本，主骨生髓，针刺太溪穴可以填髓益智。

四、近视

医案一

姓名：周某　性别：男　年龄：10 岁　初诊时间：2012 年

8月7日

主诉：视物不清2月余。

现病史：近2个月来出现视物不清，无闪光、黑矇、视野缺损，查视力双眼均为0.6，纳眠可，二便调。

既往史：既往体健。

家族史：否认家族遗传病史。

中医诊查：舌淡红，苔薄白，脉数。

中医诊断：视近怯远（肝肾阴亏）。

西医诊断：屈光不正，近视。

立法：滋阴明目。

取穴：神庭、承光、承泣透睛明、臂臑、养老、合谷、足三里、光明、太溪、太冲。

手法：平补平泻，承泣透睛明以患者自觉酸胀、流泪为佳。

诊疗经过：2012年8月14日针刺治疗三次后，复测左眼视力0.8。

按语：

该病俗称近视，是青少年的一种常见病、多发病，发病率有逐年增加的趋势。此病的发生与不正当的看书姿势、光线、视力疲劳的程度均相关。经专科检查，屈光已经发生改变的儿童治疗效果较差，大于20岁、裸视低于0.4者及正配戴眼镜矫正者效亦较差。只有所谓的假性近视，即屈光尚未发生改变者疗效较好。

取神庭以宁神醒脑，升清开窍；承光、光明以疏肝胆明目，因肝开窍于目；臂臑配光明为治疗目疾常用组穴，散光患者多选用；养老清头明目；合谷、太冲开四关以清热；足三里、太溪以益气养阴，扶正培元；承泣透睛明为局部取穴，以患者自觉酸胀、流泪为佳。该患儿裸视为0.6，尚未戴过眼镜，年龄只有10岁，故临床效果较好。

医案二

姓名：王某　性别：男　年龄：8岁　初诊时间：2012年7月6日

主诉：视物不清3年。

现病史：3年前，患儿上幼儿园大班时，体检测视力为左眼0.8、右眼0.8，家长未引起重视，后来渐渐发现患儿看电视时眯眼睛，上小学后视力进一步下降，本学期来查双眼0.6，伴挑食，二便可，眠欠安。

既往史：既往体健。

家族史：否认家族遗传病史。

中医诊查：舌淡红，苔光剥，脉细。

中医诊断：视近怯远（脏腑虚弱，目窍失养）。

西医诊断：屈光不正，近视。

立法：补养脏腑，荣养目窍。

取穴：百会、神庭、承光、承泣、攒竹、养老、足三里、光明、太溪、太冲。

手法：平补平泻，留针30分钟。

诊疗经过：针刺治疗25次后，家属诉原来同样距离的车站牌现在能清晰地辨认了（原来模糊不清），测视力也有所提高，双眼0.8。

按语：

近视是青少年常见病、多发病。临床可分真性与假性近视两种，所谓真性近视多已发生不同程度的屈光不正，假性近视多为少儿初期不能远视，此时眼科检查未见屈光的改变，若适当注意休息，保护眼睛，予以针刺治疗后可显著提高视力。常用穴为百会、神庭，安神定志；攒竹、承泣、承光为局部穴，可改善局部的血液循环,符合“目得血而视”的中医理论；太溪、太冲为肝肾两经的原穴，与胆经光明相配可加强视力；足三里为人体重要强壮穴，具有补益气血之功。

本例患者近视属假性近视，是睫状肌痉挛所致，针刺除了局部穴外，加上养老、光明、承光等验穴，另注意调节肝胃肾三脏（太冲、足三里、太溪），收效尚可。

按照中医五轮学说，瞳仁属肾，称为水轮；黑睛属肝，称为风轮；两眦血络属心，称为血轮；白睛属肺，称为气轮；眼睑属脾，称为肉轮，是否可以在后背取五脏俞加局部穴位来治疗近视，值得在下一步的临床工作中验证。

五、视歧

医案一

姓名：张某　性别：男　年龄：50 岁　初诊时间：2012 年 9 月 11 日

主诉：视物成双 10 天余。

现病史：患者 10 天前晨起时无明显诱因出现视物成双，伴头晕，无恶心呕吐，无肢体活动不利，曾至广安门医院就诊，行头 CT 未见异常，予针刺治疗 8 次后，自觉视物成双有所减轻，现为进一步诊治求诊。现症：视物成双，无头晕，无恶心呕吐，无肢体活动不利，纳可，眠安，二便调。

既往史：既往体健，否认糖尿病，脑梗死病史。

家族史：否认家族遗传病史。

中医诊查：左眼内收不及边，左上眼睑略下垂。舌暗，苔薄白，脉弦。

中医诊断：视歧（肝肾阴精亏损）。

西医诊断：动眼神经麻痹（左侧）。

立法：益肾养肝。

取穴：百会、神庭、承光、攒竹、承泣透睛明、左侧瞳子髎、臂臑、养老、合谷、足三里、光明、太溪、太冲。

手法：平补平泻，留针30分钟。

诊疗经过：针刺治疗10次后，症状减轻，视物成双基本消失，左上眼睑抬举正常。

医案二

姓名：张某　性别：男　年龄：54岁　初诊日期：2017年12月10日

主诉：视物成双2周。

现病史：两周前无明显诱因出现左眼下视成双，下楼等活动受限，伴左侧头痛，头晕昏沉，查头颅CT未见明显异常，于平谷区医院诊断为“动眼神经麻痹”，予口服甲钴胺，症状无缓解。现为求针灸治疗就诊。现症：左眼下视视物成双，口干不欲饮，头晕，头昏，无视物旋转，无恶心呕吐，纳眠可，二便调。

既往史：糖尿病史20余年，平素血糖控制不佳，空腹血糖>8mmol/L，未规律用药。2011年冠脉支架术后。

家族史：否认家族遗传病史。

中医诊查：舌淡红，苔薄白，脉沉细。

中医诊断：视歧（肝肾阴虚）。

西医诊断：动眼神经麻痹。

立法：补肾益精，养血柔肝。

取穴：百会、神庭、攒竹、承泣透睛明、臂臑、养老、合谷、足三里、光明、太溪、风池、太冲。

手法：平补平泻，留针30分钟。

医嘱：积极控制血糖，监测血糖情况。

诊疗经过：

针刺治疗5次后，下视成双症状减轻。

针刺治疗10次症状基本消失，血糖控制尚可。

按语：

动眼神经麻痹多有复视表现，中医常称之为“视歧”。视歧之病名见于《灵枢·大惑论》，又名视一为二证，目视一物为两候。是以目睹一物成二像为主要表现的内障类疾病。视歧多因风痰、风热上扰，肝肾阴虚所致。盖目中之精气，由于风、痰、热邪等而使失去协调作用，以致精气散乱，约束失权所致。如《灵枢·大惑论》说：“邪其精，其精中不相比也，则精散，精散则视歧，视歧见两物。”精辟地阐明了何谓视歧及视歧的病因病机。

本病治以补肾益精、养血柔肝之法，兼以局部穴通调气血，通经活络。治疗时根据“治病先治神”理论，取百会、神庭、攒竹安神定志。肝开窍于目，肝受血而能视，肝胆经互相表里，光明穴属足少阳胆经之络穴，有联络肝胆气血的作用，主治目痛、夜盲、视神经萎缩、视物不明。风池、太冲平肝息风，聪耳明目，主治头痛、眩晕。臂臑配光明为治目疾经验配伍。承泣透睛明为局部取穴。养老清头明目，舒筋活络。足三里补益气血，太溪益肾填精。诸穴相配，共奏益肾填精、清肝明目之效。

六、视瞻昏渺病

姓名：陈某　性别：女　年龄：36岁　初诊日期：2017年3月24日

主诉：双眼两侧如有火苗闪动阵发半年，加重1周。

现病史：半年前出现双眼两边如有火苗闪动，呈阵发性。曾于同仁医院、协和医院就诊，查眼底正常，自发荧光提示ERG5项（视觉电生理）降低。近1周症状加重，晨起严重，伴头痛。腰膝酸软，纳少，寐欠安，尿频，大便可。曾有整天长时间玩手机的习惯。

既往史：既往体健。

家族史：否认家族遗传病史。

中医诊查：面色晦暗。舌暗，苔白腻，脉弦细。

中医诊断：视瞻昏渺病（肝肾阴虚，虚火上扰）。

西医诊断：视网膜病变。

立法：滋补肝肾，明目安神。

处方：

生熟地黄各10g	茯苓10g	炒苍白术各10g	牡丹皮6g
山萸肉10g	泽泻10g	怀山药15g	黄精15g
枸杞子10g	制首乌10g	北沙参15g	麦冬15g
五味子6g	菊花10g	决明子10g	钩藤10g
羚羊粉0.3g冲			

水煎服，日2次。

取穴：百会、四神聪、攒竹、太阳、养老、臂臑、关元、气海、光明、太冲、太溪。

手法：平补平泻，留针30分钟。

医嘱：畅情志，调饮食。

诊疗经过：

2017年3月28日二诊：双眼两边阵发性火苗闪动症状减轻，睡眠改善。效不更方，继续前面治疗。

按语：

视瞻昏渺，是中医病名，见于《证治准绳》。视瞻昏渺是因气血失调，精气不能上荣于目所致，以自觉视力下降，视物昏蒙不清而外眼无异为主要表现的内障类疾病。本病相当于西医学所说的老年性黄斑变性，视网膜病变等。病因由于肝肾阴虚，肝阳上亢，虚火上炎，上扰空窍，灼伤脉络，迫血妄行；或脾气亏虚，气不摄血，血不循经，溢于脉外而发病。患者工作繁重，日久损及阴液，肝阴虚则肝阳上亢，虚火上炎，致双眼不适、头痛时作；肾阴虚则腰膝酸软，面色晦暗，尿频；阴虚阳亢，阳不入阴，则致夜寐欠安，其脉弦细，亦为肝肾阴虚之象。

本病治疗以滋补肝肾、明目安神为法则。中药方剂以六味地黄丸为基本方，加黄精、枸杞子补气养阴，健脾益肾，用于治疗脾胃虚弱、体倦乏力、纳少；加羚羊角、钩藤用于肝经热盛，热极动风，烦闷躁扰；同时给予五味子改善睡眠，决明子以明目。针刺取百会、四神聪以安神；关元、气海、太溪、太冲以滋补肝肾；攒竹、太阳、臂臑、养老、光明以明目。针药并用达到快速、良好的效果。

七、目废

姓名：董某　性别：男　年龄：65　初诊日期：2017年11月1日

主诉：右眼活动不利一月余。

现病史：因淋雨后头痛，开始出现右眼对焦不利，复视，外展受限，久视出现眼红，西医诊断为外展神经麻痹，平时头晕、偏头痛，记忆力减退，四肢伴有袜套样麻木，晨起口苦，纳可，眠浅早醒，大便初硬后溏。

既往史：多发腔隙性脑梗死、冠心病史。糖尿病病史十九年，血糖自述控制不佳。

家族史：否认。

中医诊查：面色暗沉，舌淡胖，苔白略腻，脉弦滑。

中医诊断：目废（风邪中络，瘀血阻滞）。

西医诊断：外展神经麻痹。

立法：祛风通络，活血化瘀。

处方：

当归尾 15g	生黄芪 30g	红花 10g	桃仁泥 10g
川芎 10g	赤白芍 10g	菊花 10g	决明子 10g
桑叶 10g	枸杞子 10g	丹参 10g	五味子 6g
麦冬 15g	北沙参 15g	石斛 15g	火麻仁 15g

服法：水煎服，日 2 次。

取穴：百会、神庭、风池、攒竹、瞳子髎（右）、承泣透睛明（右）、承光、中脘、关元、天枢、臂臑、养老、鱼际、丰隆、照海、太冲。

手法：瞳子髎、承泣透睛明取右侧穴位，其余双侧取穴，予平补平泻手法，留针 30 分钟。

医嘱：定期监测血糖，控制饮食，活动锻炼，注意保暖。

诊疗经过：

2017 年 11 月 8 日复诊：睡眠好转，右眼活动稍改善，舌淡红苔白略腻，脉弦，针刺同前，方药于上方去桑叶、火麻仁，加桂枝6g、川牛膝10g，七剂。

2017年12月27日复诊：针刺7次，右眼活动不利大为好转，移动度恢复至正常，患者及家属欣喜，认为糖尿病数十年的体质，病程会缠绵日久，留下病根，不料效果如此神速，感谢之意溢于言表。

按语：

外展神经麻痹所致眼球运动不利，中医称之为目废，主要由风中经络所致。中医针药并用，取长补短，相互结合，是短时间内获显著疗效的重要因素。本例属风邪中络，瘀血阻滞，汤药以补阳还五汤为基础，益气活血，疏经通络；加以清利肝火之菊花、枸杞子、决明子等；其中因患者多年的消渴病体质，辨证其本虚为气阴不足，周老常用生脉饮、石斛、生地黄、天花粉、黄芪等治之，效果显著。

针灸以眼周局部针刺，以活血化瘀、行气通络为法，患者因感受风寒之邪诱发，与免疫系统密切相关。风池主祛风解表，为治风病的要穴，《巢氏病源》曰："脏腑虚而风邪入目，瞳孔被风邪所射"，故针刺能祛除病因，对本病治疗发挥重要作用。承泣为足阳明胃经之穴，阳明为多气多血之经脉，可行气活血，使目得血而视。睛明为膀胱之穴，适用于各种目疾，刺之可活局部气血。承光有清热明目、通经活络之效果。瞳子髎为足少阳胆经之穴，主治目赤、目痛、目翳等目疾，具有疏散风热、明目止痛之功。臂臑为手阳明大肠经之穴，亦为多气多血之经，有助于视力的恢复。养老为历代医家治疗目疾的经验穴，可能与小肠的消化吸收、运输气血至周身功能有关。鱼际、照海是周老常用于治疗消渴病的常用对穴，有泄热润燥、滋补肾阴之效。

患者素体气虚，外风趁虚而上扰于目，经络不通而致本病，所谓“邪之所凑，其气必虚”，辨证为本虚标实，治疗上需标本兼顾，方能取得良好迅速之疗效。

第二节 耳病

一、耳聋、耳鸣

耳鸣、耳聋属于耳科难题。耳鸣是指患者自觉耳中鸣响而周围环境中并无相应的声源，它可发生于单侧也可发生于双侧，有时患者自觉鸣声来自头颅内部，可称为“颅鸣”或“脑鸣”。耳聋指不同程度的听力减退。耳鸣、耳聋会影响患者的生活质量，耳鸣尤甚。

《内经》记载“肾主耳”，现代文献多据此进行探讨。周老的针灸六治法中的治聋，取得了良好的效果，在周老治疗耳鸣的过程中，从脏腑辨证论治，大致分为四种证型：①肾精不足，耳窍失荣；②肝郁气滞血瘀；③脾肾两虚，痰湿阻络；④肝肾阴虚，肝胆火旺。如此辨虚实，辨脏腑，在针灸选穴上取百会、神庭、角孙、耳门透听会、翳风、筑宾。一般实证加合谷、中渚、丘墟、太冲；虚证加中脘、关元、手足三里、太溪。以下将周老治疗耳鸣的病案按证型分类如下：

（一）肾精不足型

肾藏精，肾开窍于耳，肾和则耳能闻五音。若肾精不足，耳窍失荣则可出现耳鸣、耳聋。正如《灵枢》所言：“精脱者，耳聋。"

医案一

姓名：陈某　性别：男　年龄：3岁　初诊日期：2017年6月20日

主诉：对外界声音无反应1个月。

现病史：患儿1个月前开始出现对外界声音无反应，发病后前往某医院就诊，诊断为神经性耳聋，听力检查示左耳60db，右耳75db，建议做人工耳蜗。饮食可，寐可，二便调。

既往史：既往体健。

家族史：否认家族遗传病史。

中医诊查：舌质淡红，苔薄白，脉沉细。

中医诊断：耳聋（肾精不足）。

西医诊断：神经性耳聋。

立法：补益肝肾，通窍聪耳。

取穴：百会、神庭、耳门透听会、听宫、角孙、翳风、外关、合谷、中渚、筑宾、绝骨、太溪、太冲。

手法：1.5寸针约30°角从上至下，一针贯穿耳门、听宫和听会。平补平泻，留针30分钟。

诊疗经过：每周针3～4次，30次为1个疗程。针刺第1个疗程后，患儿对外界声音刺激反应明显提高。复做听力检查示左耳40db，右耳40db。针刺第2个疗程后，患儿家长自觉患儿对外界的各种声音刺激反应已基本正常，复测听力，左耳40db，右耳40db。

按语：

神经性耳聋是由内耳螺旋器、听神经和听觉中枢的结构中的任何一部位病变所引起的，是五官科的一种常见病，目前发病率越来越高。《诸病源候论》云："肾为足少阴之经而藏精气通于耳。耳，宗脉之所聚也，若精气调和，则肾脏强盛，耳闻五音，若劳伤气血，兼受风邪，损于肾脏而精脱，精脱者则耳聋。"此患者为3岁小儿，肾气未实，天癸未至，辨证为肾精不足，精血亏虚，不能上乘，耳窍失养。百会和神庭穴相配，具有较强的镇静安神作用，《素问·宝命全形论》云："凡刺之真，必先治神"，《灵枢 · 本神》亦云："凡刺之法，必先本于神"，这也正是周老针灸六治的学术思想中"治病先治神"的具体体现。

本案治疗取耳周的角孙、翳风和耳门透听会，是因为腧穴所在，主治所在。此外，耳门透听会是周老多年的宝贵经验，是提高疗效的精华所在，耳门和听会属于手足少阳经，听宫为手太阳经和手足少阳经之交会穴，故优于单一取穴。取肾经之筑宾穴，是周老传承国医大师贺普仁教授的治疗耳聋的经验穴。中医认为"乙癸同源"，即"肝肾同源"，所以治疗肾精不足时，也取肝经的一些穴位，以精血同补。此外《灵枢·九针十二原》曰："五脏有疾，当取之十二原。"故取与耳有密切关系的肾经和肝经的原穴太溪和太冲，与循行到达耳周的手少阳经之外关和中渚相配，通达上下，调整脏腑的功能。合谷和太冲穴合称为"四关穴"，可以开四关，加强镇静安神之作用。肾藏精，主骨生髓，"髓会"绝骨可以加强补益肾精之作用。

医案二

姓名：刘某　性别：男　年龄：9岁　初诊日期：2014年1月12日

主诉：双耳听力下降1周余。

现病史：1周余前突然出现双耳严重失聪，不能言语交流。2014年1月8日外院听力测试显示，右耳：250Hz 70dB，500Hz 85dB，1000Hz 90dB，2000Hz 75dB，4000Hz 80dB，8000Hz 100dB；左耳：250Hz 80dB，500Hz 90dB，1000Hz 120dB，2000Hz 120dB，4000Hz 120dB，8000Hz 120dB。纳眠便可。

既往史：既往体健。

家族史：否认家族遗传病史。

中医诊查：舌淡红，苔薄白，脉细。

中医诊断：耳聋（肝肾不足）。

西医诊断：神经性耳聋。

立法：滋补肝肾。

处方：

熟地黄6g	山萸肉6g	茯苓10g	怀山药10g
黄精10g	枸杞子10g	丹参6g	路路通6g
川芎6g	菊花6g	杏仁6g	郁金6g
桔梗6g	陈皮10g	蝉蜕6g	天麦冬各10g

水煎服，日2次。

取穴：百会、神庭、耳门透听会、角孙、翳风、外关、中渚、筑宾、太溪、绝骨、太冲。

诊疗经过：

针刺1次离京回内蒙古后未马上服上方，进行西医治疗，在西门子验配中心配助听器，直至2014年7月份才开始服用带回的15剂汤药，服完后明显感到耳朵吵得厉害，感到西门子助听器的噪音大，至西门子验配中心测听力如下：右耳：250Hz 45dB，500Hz 50dB，1000Hz 70dB，2000Hz 65dB，4000Hz

55dB，8000Hz 80dB；左耳：250Hz 60dB，500Hz 75dB，1000Hz 80dB，2000Hz 85dB，4000Hz 80dB，8000Hz 85dB。遂在西门子验配中心电脑编程重新调助听器参数。其后至 2015 年 2 月未继续明显改善。

2015 年 2 月至周老处开中药回家治疗。处方如下：

熟地黄 6g	山萸肉 6g	茯苓 10g	怀山药 10g
黄精 10g	枸杞子 10g	杏仁 6g	郁金 6g
桔梗 6g	陈皮 10g	丹参 6g	路路通 10g
葛根 6g	二冬各 10g	蝉蜕 6g	煅龙齿 15g
穿山甲 10g			

按语：

周老认为突发性耳聋急性期以肝胆火旺证为主，治以柴胡疏肝散加减；慢性期以肝肾阴虚证多见，治以杞菊地黄丸加减，通常主方包含熟地黄、山萸肉、茯苓、怀山药、黄精、枸杞子、杏仁、郁金、桔梗、陈皮、川芎、菊花等 12 味中药。可在基础方中加黄精、沙参、麦冬、天冬、五味子等养阴之品；耳鸣加蝉蜕，以及生灵磁石、生龙齿等重镇安神剂。本例患儿 2014 年初虽属急性突聋，但考虑以先天不足为主，仍以杞菊地黄丸为底方。另配以我院老中医魏书和治聋先治肺的杏仁、桔梗、郁金、陈皮四药，也是取效的一个因素。本例患者显示，即使病程半年的患者听力亦可经中药治疗改善。

医案三

姓名：陈某　性别：女　年龄：72 岁　初诊日期：2016 年 6 月 3 日

主诉：双耳听力下降伴耳鸣 1 月余。

现病史：1个月前感冒后突发双耳听力下降，耳鸣，闷堵感明显，伴鼻塞，心烦意乱，无头晕、昏沉感，无恶心、呕吐，心中烦乱，纳可，不易入眠，二便调。

既往史：餐后血糖偏高，胆结石，过敏性鼻炎。

家族史：否认家族遗传病史。

中医诊查：舌暗红，苔白厚腻，脉弦数。

中医诊断：耳鸣、耳聋（肾精亏虚，肺气不宣）。

西医诊断：突发性耳聋。

立法：补肾益肺，化痰开窍。

取穴：百会、神庭、耳门透听会、角孙、翳风、外关、中渚、合谷、中脘、气海、天枢、手三里、足三里、绝骨、太溪、太冲、印堂、迎香。

手法：平补平泻，留针30分钟。

诊疗经过：针刺15次即效，28次后耳鸣明显好转，听力恢复。

按语：

该例患者男性，高龄，起病急，病程1月余。结合舌、脉、症分析，证属肾精亏虚，肺气不宣，痰阻清窍。周老治聋善用针药结合。常用基础穴为百会、神庭、攒竹、耳门透听会、角孙、翳风、外关、中渚、合谷、绝骨、太冲。急性期加足临泣、丘墟，恢复期加太溪、筑宾。本例治疗百会、神庭相配，镇静安神，开窍醒神，益气健脑，即是周老治病先治神的原则之一。近治即腧穴所在，主治所在，取穴角孙、翳风、耳门透听会，通利耳窍。取穴印堂、迎香，局部宣通肺气，缓解鼻塞。远治即经脉所过，主治所及，取穴外关、中渚、太溪、太冲，其中太溪、太冲是肾经和肝经的原穴，针刺原穴调整经络气血功能，与上肢少阳远端的中渚、外关相配，贯通上下，疏导少阳经气，宣通耳窍。取合谷、太冲既可开四关镇静安神，又可有效缓解耳鸣。取中脘、气海、天枢补中益气，养血安神，亦可以后天养先天，缓解耳鸣。

医案四

姓名：马某　性别：男　年龄：53 岁　初诊日期：2013 年 5 月 6 日

主诉：双耳听力下降伴耳鸣 3 月余。

现病史：患者因春节期间繁忙劳累、精神紧张而导致双耳听力突然下降，同时伴耳鸣不寐，烦闷易怒，曾于两家医院就诊，均诊为突聋，患病时双耳听力中低频均下降至 80db。同时觉耳中堵闷，遂予输液（具体不详）治疗，2 周后好转，听力提高至 50db，耳堵亦明显减轻，此后虽继续治疗而无明显改善，因此来我院门诊求治。刻下症：听力仍差，且伴耳鸣，头晕，睡眠不实，纳可，二便调。

既往史：既往体健。

家族史：否认家族遗传病史。

中医诊查：面色淡黄无光泽。舌淡红，苔薄白，脉细弦。

中医诊断：耳鸣耳聋（肝郁脾虚，心肾不交）。

西医诊断：神经性耳聋。

立法：疏肝健脾，清心益肾。

处方：

当归 10g　杭白芍 15g　柴胡 6g　炒苍白术各 10g
茯神 15g　合欢皮 30g　杏仁 6g　广郁金 10g
桔梗 6g　广陈皮 10g　黄精 15g　枸杞子 10g

蝉蜕 6g　　生龙齿 20g　　远志 10g　　柏子仁 15g

丹参 10g　　五味子 6g

水煎服，日 3 次。

取穴：百会、神庭、耳门透听会、角孙、翳风、中脘、气海、天枢、内关、神门、合谷、足三里、筑宾、太溪、绝骨、太冲。

手法：平补平泻，留针 30 分钟。

医嘱：畅情志，积极锻炼。

诊疗过程：治疗 1 周后，患者觉听力即有所提高，但未行测听检查。治疗一个半月后，患者复查听力为双侧中低频显示为 30db（听力基本正常）。随访至今未再复发。

按语：

本病经耳鼻喉科检查，确诊为神经性耳聋并不困难，但其病因却很难明确，西医大都以扩张血管药和营养神经药治疗。而中医各有其说，如肝肾阴虚说、肝胆火旺说、治聋先治肺说，很难规范其诊治原则，这就构成了该病的难点与特点。

当我们接诊到听力障碍的患者时，首先应查明其发病的原因、性质、症状、时间等。一般来讲起病突然、原因不明的感音性耳聋，多与病毒感染、内耳供血障碍、过敏、噪音干扰、紧张劳累等有关。中医则认为这种耳聋与肝胆火旺、上扰清窍相关。而慢性神经性耳聋多起病缓慢，70% 以上的患者曾出现过间断性耳鸣、眩晕，或上呼吸道感染的症状，而这些症状均未引起患者重视，而致病情逐渐加重。中医认为这种耳聋多为肝肾阴虚所致。"聋为鸣之渐"也就是这个道理。

关于治疗，中西医都认为，突发性耳聋治疗越及时，治愈、显效率越高。西医则更明确地说发病在 6 小时之内即进行治疗效果最佳。其治疗以扩管、营养神经、抗感染、消炎、理疗、高压氧等为主；中医则以滋补肝肾为主，如枸杞地黄丸、耳聋左慈丸等，还可对症治疗，如气虚加党参、黄芪，脾虚加炒苍白术、茯苓，或加天麻、半夏、郁金、陈皮、桔梗、杏仁等药。

周老在门诊中，约60%的患者为耳聋、耳鸣求诊，因此积累了丰富经验。临床所见虽以肝胆火旺和肝肾阴虚为主，但也不乏脾虚湿重、心脾两虚、肺气不宣等较为复杂的病例。本案西医诊为突发性耳聋，但中医诊治时已3月余，所以诊为肝郁脾虚为主，心肾不交为辅。因此周老制定了疏肝健脾、清心益肾的治疗大法。

方中的当归、白芍、柴胡、合欢皮解郁疏肝为君。炒苍白术是周老常用的对药，既有白术的健脾，又有苍术的燥湿；茯神亦可用茯苓，既有健脾淡渗利湿之功，又有养心安神之效，三药为本方之臣。黄精、枸杞子滋补肝肾；丹参、远志、柏子仁、五味子养心安神；杏仁、郁金、桔梗、陈皮有“治聋先治肺”之意，是周老秉承北京中医医院内科名家魏叔和教授之旨，灵活地运用到本案的治疗中，以上诸药共同构成佐药。而蝉蜕既可解肌，又可息风，有通利耳窍之功；生龙齿重镇安神，共为使药。可谓君、臣、佐、使组合极致，因此取得了良好疗效。

医案五

姓名：刘某　性别：女　年龄：24岁　初诊日期：2016年7月7日

主诉：双侧耳鸣1年。

现病史：患者1年来双侧耳鸣，呈嗡鸣状，伴有耳部堵闷感，有疖肿，疲乏，大便质稀，多梦，腰酸，双目干涩，情绪低落，颈部不适。

既往史：否认甲亢等病史。

家族史：否认家族遗传病史。

中医诊查：舌淡红，苔薄，脉沉细弦数。

中医诊断：耳鸣（肾精不足，肝郁脾虚）。

西医诊断：神经性耳鸣。

立法：健脾补肾，解郁疏肝。

取穴：百会、神庭、耳门透听会、翳风、外关、太冲、太溪、丘墟、足临泣、中脘、气海、足三里。

手法：平补平泻，留针30分钟。

医嘱：畅情志，忌辛辣、煎炸、黏腻之品。

诊疗经过：针刺治疗3次后耳部堵闷感减轻，治疗7次后耳鸣有所减轻，治疗10次后耳鸣逐渐轻微，对日常生活无影响。

（二）肝郁气滞血瘀型

周老认为，耳聋因气道不通，气滞血瘀者，宜活血化瘀通络；肝郁者，宜疏肝解郁行气。治疗久聋，不能纯补，要佐行气药，因此补药中多配郁金、陈皮用于开窍，防气机塞滞。

医案一

姓名：许某　性别：女　年龄：39岁　初诊日期：2012年10月19日

主诉：左耳突聋伴耳鸣20天。

现病史：20余天前患者无明显原因出现左耳听力下降，说话或听外界声音时有回音，于同仁医院就诊，查听力左耳下降60db，确诊为神经性耳聋，予以输液治疗（具体不详），未见好转，今日前来寻求中医治疗。刻下症见：左耳听力下降、耳鸣，自己说话或外界有声音时均有回声，纳可，二便调，眠欠安。

既往史：既往体健。

家族史：否认家族遗传病史。

中医诊查：舌暗红，苔薄黄，脉细。

中医诊断：耳聋、耳鸣（气滞血瘀，清窍失养）。

西医诊断：神经性耳聋。

立法：行气活血，荣养清窍。

取穴：百会、神庭、角孙、耳门透听会、翳风、筑宾、中渚、合谷、丘墟、太溪、太冲。

手法：平补平泻，留针 30 分钟。

诊疗经过：

2012 年 10 月 26 日针刺治疗 4 次后：说话有回声的症状明显好转，耳鸣减轻。

2012 年 11 月 9 日：患者听力恢复正常，临床痊愈。

按语：

中医关于耳聋的定义最早见于《左传·僖公二十四年》："耳不听五声之和谓之聋。"《杂病源流犀烛》说："耳鸣者，聋之渐也，惟气闭而聋者则不鸣，其余诸般耳聋，未有不先鸣者。"这表明耳鸣与耳聋的病因基本相同。对于耳聋耳鸣的治疗，周老主要取穴百会、神庭、角孙、耳门透听会、翳风、筑宾。实证加合谷、中渚、丘墟、太冲；虚证加中脘、关元、手足三里、太溪。焦虑患者加攒竹、内关、神门。百会、神庭均属督脉经穴，百会位于颠顶，有安神镇静、益气升阳之效，与神庭配合，起到镇静安神、开窍醒神和益气健脑的作用。近治取穴为角孙、耳门透听会、翳风。其中耳门透听会一针贯穿耳门、听宫、听会三穴，疗效好于仅单用其中一穴。耳为少阳经所辖，耳门、听会分别属于手足少阳经。听宫又称“多所闻”，《针灸甲乙经》曰：“耳聋听宫主之，手足少阳，手太阳之会”，它有疏散风热、聪耳宣闭之功，是治疗耳疾的要穴。加上手少阳经局部的翳风、角孙穴，更好地发挥了近治作用。筑宾为肾经穴，是国医大师贺普仁治疗耳聋的经验穴。合谷、太冲合称为“开四关”，合谷属阳，为手阳明大肠经穴，主气；太冲属阴，是足厥阴肝经穴，主血。两穴一阳一阴，一升一降，气血兼理，共奏行气活血之效。取中渚、丘墟一是因为经脉所过，主治所及；二是因为这两个穴分别属于手少阳和足少阳经，少阳主枢，为气机升降出入之枢纽，取之能调节气之升降，保证气的正常运行。太溪为肾经原穴，具有益肾填精的作用。

医案二

姓名：姚某　性别：女　年龄：26 岁　初诊日期：2017 年 10 月 17 日

主诉：突发左耳听力下降 15 天，加重 10 天。

现病史：15 天前突发左耳听力下降，自觉左耳胀痛，有堵闷感。近 10 天症状加重，伴疲倦、乏力，痛经，自汗，纳少，眠差，大便黏腻。

既往史：既往体健。

家族史：否认家族遗传病史。

中医诊查：舌暗红，苔白，脉细滑，尺弱。

中医诊断：耳聋（肝郁脾虚，瘀血阻络）。

西医诊断：神经性耳聋。

立法：疏肝健脾，活血通络。

处方：

当归 10g	赤芍 10g	白芍 10g	柴胡 6g
炒苍术 10g	炒白术 10g	茯神 15g	合欢花 10g
杏仁 6g	郁金 10g	桔梗 6g	陈皮 6g
葛根 10g	骨碎补 15g	蝉蜕 6g	生龙齿 20g
川芎 10g	穿山甲 6g		

水煎服，日 2 次。

取穴：百会、神庭、攒竹、角孙、耳门、手三里、中渚、翳风。

手法：耳门透听会，余穴平补平泻，留针 30 分钟。

诊疗经过：

2017 年 10 月 31 日复诊：堵闷感减轻，耳聋症状缓解，舌淡，苔白，脉细沉。

处方：

生黄芪 20g	炙黄芪 20g	当归尾 15g	炒苍术 20g
炒白术 20g	丹参 10g	路路通 15g	红花 10g
桃仁泥 10g	地龙 10g	赤芍 10g	白芍 10g
葛根 10g	骨碎补 15g	川芎 10g	杭菊花 10g
蝉蜕 6g	生龙齿 20g	穿山甲 6g	

水煎服，日 2 次。

14 天后复诊。听力有所提高。

按语：

该例患者为女性，青年，病程短。周老针刺耳聋耳鸣的基础方为百会、神庭、攒竹、角孙、耳门。气虚者加手三里，气滞血瘀者加中渚。百会、神庭、攒竹是周老“治病先治神”的体现。角孙、耳门、翳风属于近治法，角孙属于手足少阳、手太阳之会，耳门属于手少阳经。手足少阳两经脉均绕行于耳之前后，上述组穴体现了“经脉所过，主治所及”基本法则。中药以逍遥散为主方，炒苍术、陈皮健脾祛湿，使诸药合用滋而不腻；合欢花、郁金行气解郁，川芎活血行气，赤芍、当归尾、丹参、路路通、红花、桃仁泥、地龙、穿山甲活血通经，蝉蜕、生龙齿镇静安神，杏仁、桔梗、葛根引诸药上行，直达病所。诸药合用，使肝郁得疏，脾虚得复，活血行气，共奏疏肝健脾、活血通络之功效。

医案三

姓名：康某　性别：男　年龄：32岁　初诊日期：2017年4月18日

主诉：双耳听力下降3年，右耳听力下降加重2周。

现病史：3年前无明显原因出现双耳听力下降，曾于外院就诊，效果不佳。近2周因时常熬夜，右耳听力下降加重，手足发热，纳少，眠差，大便不成形。

既往史：既往体健。

家族史：否认家族遗传病史。

中医诊查：舌暗红，苔白腻，脉弦滑。

中医诊断：耳聋（肝郁脾虚）。

西医诊断：神经性耳聋。

立法：疏肝健脾。

处方：

当归 10g	赤芍 10g	白芍 10g	柴胡 6g
炒苍术 10g	炒白术 10g	茯神 15g	合欢皮 15g
丹参 10g	路路通 15g	蝉蜕 6g	生龙齿 20g
葛根 10g	骨碎补 15g	莲子 15g	炒薏苡仁 15g

砂仁 6g　　　　炙甘草 5g

水煎服，日 2 次。

诊疗经过：

2017 年 4 月 25 日复诊：大便好转，鼻上生疖，舌暗红，苔白腻，脉弦滑。原方加川芎 10g，杭菊花 10g。

2017 年 5 月 2 日复诊：症状好转，鼻上生疖，在原方基础上加川芎活血行气祛风，杭菊花疏风清热，平抑肝阳。

2017 年 5 月 9 日复诊：服药 21 剂，右耳听力好转，大便成形。

按语：

该例患者为男性，青年，病程久。治疗以逍遥散为主，赤芍、丹参活血通经；合欢皮行气解郁；路路通疏筋活络；蝉蜕、生龙齿镇静安神；炒苍术、炒薏苡仁、砂仁、莲子健脾燥湿，使诸药合用滋而不腻；葛根引诸药上行，直达病所。诸药合用，使肝郁得疏，脾虚得复，共奏疏肝健脾之功效。

医案四

姓名：刘某　性别：男　年龄：49 岁　初诊日期：2016 年 11 月 25 日

主诉：左耳突发性聋 2 月余。

现病史：患者 2 个月前（9 月 17 日）左耳进水，于急诊就诊，予滴耳药外用，后逐渐出现左耳闷，听力下降，耳鸣，于人民医院就诊，诊为突发性耳聋，住院治疗，静点东菱迪芙 5U、七叶皂苷钠及甲强龙 20mg 耳后注射治疗。经治疗病情变化不明显。后又于我院门诊行针灸治疗。现症见：左耳听力下降，耳鸣如高压电线声，耳闷堵感减轻，纳可，寐安，二便可。

既往史：30 年前左耳进水后耳痛，诊为中耳炎。15 年前行右季肋皮肤脂肪瘤切除术。

家族史：否认家族遗传病史。

中医诊查：舌暗，苔白，脉弦。

中医诊断：耳鸣耳聋（肝胆火旺，气滞血瘀）。

立法：清利肝胆，行气活血。

处方：

当归 10g	赤白芍各 10g	柴胡 6g	炒苍白术各 10g
黄芩 6g	炒栀子 6g	杏仁 6g	广郁金 10g
桔梗 6g	广陈皮 10g	丹参 10g	路路通 15g
蝉蜕 6g	生龙齿 20g	葛根 10g	骨碎补 15g

水煎服，日 2 次。

取穴：百会、四神聪、神庭、听宫、耳门透听会、翳风、手三里、角孙、外关、合谷、中渚、足三里、血海、筑宾、太冲、太溪、悬钟。

手法：耳门向听会透刺，余穴平补平泻。

医嘱：禁熬夜，远噪音，畅情志。

按语：

黄芩、炒栀子清利肝胆。当归、赤白芍、柴胡、炒苍白术活血疏肝，理气，健脾化湿。杏仁、郁金、桔梗、陈皮为治疗咳嗽、肺病的药物，是“治聋先治肺”的思想。丹参、路路通活血，改善微循环。蝉蜕、生龙齿为治疗耳鸣专用药，严重者可加紫石英、紫贝齿。

医案五

姓名：郭某　性别：女　年龄：37 岁　初诊日期：2016 年 11 月 13 日

主诉：左耳鸣 7 年。

现病史：7 年前劳累后出现左侧耳鸣，曾予高压氧舱治疗未获显效。现症见：左侧耳鸣，眼干，颈部僵硬，多梦，痛经。

既往史：既往体健。

家族史：否认家族遗传病史。

中医诊查：舌淡暗，边有齿痕，舌体胖，苔白，脉弦。

中医诊断：耳鸣（肝郁脾虚）。

西医诊断：神经性耳鸣。

立法：疏肝健脾。

处方：

党参 10g	炙黄芪 30g	当归 10g	炒苍术 10g
炒白术 10g	茯神 15g	合欢花 10g	柴胡 6g
郁金 10g	丹参 10g	路路通 10g	蝉蜕 6g
生龙齿 15g	干姜 10g	小茴香 6g	

水煎服，日 2 次。

诊疗经过：

2016 年 12 月 9 日复诊：耳鸣同前，失眠多梦，口干，眼干涩，下午尤甚，痛经减轻，月经第 2 日大便溏。舌暗淡，边有齿痕，苔白，脉稍弦，尺脉弱。

处方：

党参 10g	炙黄芪 30g	当归 10g	炒苍术 10g
炒白术 10g	茯神 15g	合欢花 10g	黄精 15g
枸杞子 10g	丹参 10g	路路通 15g	蝉蜕 6g
生龙齿 20g	葛根 10g	骨碎补 15g	干姜 10g
小茴香 6g			

水煎服，日 2 次。

2017年1月3日复诊：晨起困倦，左耳鸣，无咳痰，舌淡暗，苔白，边有齿痕，脉弦。

处方：

熟地黄 10g	山萸肉 10g	黄精 15g	枸杞子 10g
云茯苓 10g	怀山药 15g	丹参 10g	路路通 15g
葛根 10g	骨碎补 15g	蝉蜕 6g	生龙齿 20g
陈皮 10g	北沙参 15g	麦冬 15g	五味子 6g

水煎服，日2次。

2017年3月14日复诊：耳鸣较前减轻，近日午餐后腹泻。舌淡红，苔白，脉细滑。

处方：

党参 10g	炙黄芪 30g	当归 10g	炒苍术 10g
炒白术 10g	茯苓 10g	炒薏苡仁 15g	莲子 15g
炒枳壳 6g	柴胡 6g	广郁金 10g	桔梗 6g
广陈皮 10g	丹参 10g	路路通 15g	蝉蜕 6g
生龙齿 20g			

水煎服，日2次。

按语：

该例患者为女性，青年，病程久。肝性喜条达，恶抑郁，患者久病情志不畅，木失调达，致肝郁，肝木久病传于脾土，脾虚不能濡养筋脉。本病证属肝郁脾虚，治疗以四君子汤合逍遥散为主，配合炙黄芪、合欢花、郁金行气解郁，丹参、路路通疏筋活络，蝉蜕、生龙齿镇静安神，干姜、小茴香理脾胃之气。诸药合用，使肝郁得疏，脾虚得复，共奏疏肝健脾之功效。

2周后患者耳鸣同前，痛经减轻，治疗在前方基础上去柴胡、郁金，加黄精补脾养阴，枸杞子滋补肝肾，骨碎补补肾，葛根引诸药上行，直达病所。

患者服药 4 个月后耳鸣减轻，舌边齿痕消失，出现午餐后腹泻症状，在原方基础上加广陈皮理气健脾燥湿，炒薏苡仁健脾渗湿，莲子固涩止泻，炒枳壳行气宽中，诸药共用，疏肝健脾，行气化痰。

医案六

姓名：徐某　性别：女　年龄：40 岁　初诊日期：2017 年 9 月 12 日

主诉：左耳闷堵感 2 周，加重伴突发耳鸣 1 天。

现病史：2 周前因工作压力大出现左耳闷堵感，听力检查未见异常，就诊当天出现耳鸣，呈嗡隆隆的声音，伴有耳部闷堵感加重，张口打哈欠时有所缓解，旋即再次出现，共出现 3 次。刻下症：左耳闷堵感，如塞棉花，左耳鸣，睡眠差，入睡困难，梦多，二便调。

既往史：既往体健。

家族史：否认家族遗传病史。

中医诊查：舌淡胖，苔白，脉弦细。

中医诊断：耳鸣（肝郁脾虚）。

西医诊断：神经性耳鸣。

立法：疏肝健脾。

取穴：百会、神庭、本神、四神聪、耳门透听会、角孙、翳风、中脘、天枢、关元、外关、合谷、中渚、足三里、太溪、太冲、筑宾、悬钟。

手法：先取百会直刺，四神聪斜刺，针尖朝向百会。本神、神庭斜刺，针尖朝向前额部。太冲用泻法，关元、足三里、太溪、筑宾、悬钟用补法，其余穴位平补平泻。耳门透听会为一针透三穴，选用 1.5 寸的针具，令患者张口进针，针刺角度为 30° ，深度约 1 寸。

诊疗经过：针刺治疗 1 次后痊愈，追踪 2 个月未再复发。

（三）脾肾两虚，痰湿阻络型

脾胃乃气血生化之源，若脾胃虚，则脉中气血不足，气血亏则不能上濡耳窍，发为耳鸣。若气血虚极则可致局部经络闭阻，令耳聋，可见耳鸣耳聋与脾胃关系密切。

医案一

姓名：魏某　性别：女　年龄：63 岁　初诊日期：2015 年 11 月 27 日

主诉：左耳鸣 1 年半。

现病史：左耳鸣、偶伴脑鸣 1 年半，加重 1 个月。耳鸣如蝉，时鸣时止，于当地医院诊为左耳神经性耳鸣，予输液、高压氧、耳后注射激素，稍有效。纳可，眠差，小便调，大便软或溏。

既往史：既往体健。

家族史：否认家族遗传病史。

中医诊查：舌淡胖，边有齿痕，苔白，脉沉。

中医诊断：耳鸣（脾肾两虚，痰湿阻络）。

西医诊断：神经性耳鸣。

立法：健脾益肾，化痰通络。

处方：

熟地黄 10g　山萸肉 10g　茯苓 10g　山药 20g

黄精 15g	枸杞子 10g	蝉蜕 6g	生龙齿 20g
杏仁 6g	广郁金 10g	桔梗 6g	广陈皮 10g
炒薏苡仁 15g	丹参 10g	路路通 15g	葛根 10g

水煎服，日 2 次。

取穴：百会、神庭、耳门透听会、角孙、翳风、中渚、合谷、筑宾、太冲、太溪、绝骨、中脘、天枢、足三里。

诊疗经过：治疗 1 个月后，患者耳鸣消失，睡眠较前改善，便成形。

按语：

该例患者女性，高龄，病程久。证属脾肾两虚，痰湿阻络，治以健脾益肾，化痰通络。针刺取穴为周老治疗耳鸣的常用方"聪耳方"：百会、神庭、耳门透听会、角孙、翳风、中渚、合谷、筑宾、太冲、太溪、绝骨、中脘、天枢、足三里。其中，百会、神庭、角孙、耳门透听会、翳风是周老针刺耳聋耳鸣的基础方，百会、神庭是周老"治病先治神"的体现。角孙、耳门、听会、翳风属于近治法，角孙属于手足少阳、手太阳之会；耳门和听会分别属于手足少阳经，手足少阳两经脉均绕行于耳之前后，上述组穴体现了"经脉所过，主治所及"的基本法则。脾虚者加中脘、足三里；肾虚者加太溪、筑宾、绝骨。

中药治疗以六味地黄汤为主方，配合黄精、枸杞子健脾益肾，广陈皮、炒薏苡仁、杏仁、桔梗健脾化痰祛湿，路路通疏筋活络，葛根鼓舞脾胃之清阳直达病所，蝉蜕、生龙齿镇静安神，广郁金行气解郁，诸药合用，共奏健脾益肾、化痰通络之效。针药合用，脾胃健，肾气充，经络通，故耳鸣消，眠可，便通。

医案二

姓名：田某　性别：女　年龄：9岁　初诊日期：2017年10月10日

主诉：突发左耳听力下降2个月。

现病史：患者于2个月前因生气、受委屈后突发左耳听力下降，伴有耳部闷堵感，经过金纳多输液、激素冲击疗法治疗效果不明显，遂来诊。现症见：左耳听力下降，伴有耳部闷堵感，自觉双目视野有遮挡，头晕、恶心，时有胸闷，眠差，入睡困难，脾气急躁，喜动。

既往史：右耳先天性耳聋（右侧耳道神经闭锁）。

家族史：否认家族遗传病史。

中医诊查：舌边尖红，苔白，脉细滑小数。

中医诊断：耳聋（肝郁化火，痰浊上蒙）。

西医诊断：神经性耳聋（左）；先天性耳聋（右）。

立法：镇静安神，清热疏肝，理气化痰。

处方：半夏白术天麻汤加减。

天麻10g	法半夏6g	茯苓10g	炒苍白术各6g
丹参6g	路路通10g	蝉蜕6g	煅龙齿12g
葛根6g	骨碎补10g	川芎6g	杭菊花6g
杏仁6g	郁金6g	桔梗6g	陈皮10g

水煎服，日2次。

取穴：百会、神庭、本神、四神聪、耳门透听会、角孙、翳风、中脘、天枢、关元、手三里、外关、合谷、中渚、足三里、太溪、太冲、筑宾、悬钟、承泣透睛明。

手法：先取百会，采用直刺的方法，四神聪采用斜刺的方法，针尖朝向百会。本神、神庭斜刺，针尖朝向前额部。太冲用泻法，关元、足三里、太溪、筑宾、悬钟用补法，其余穴位平补平泻。耳门透听会为一针透三穴，选用 1.5 寸的针具，令患者张口进针，针刺长度约 1 寸。承泣透睛明，选用 1 寸的针具，从承泣穴平刺，针尖朝向睛明穴，针刺长度为 0.5 寸。

医嘱：嘱患者放松心情，避免劳累及压力过大。

诊疗经过：

2017 年 10 月 17 日针刺治疗 1 周后：左耳闷堵感好转，双眼视觉遮挡现象消失，夜间睡觉前出现小便频，上方加菟丝子 10g，五味子 6g。取穴加遗尿点、水道。

2017 年 10 月 24 日复诊：小便频明显好转，左耳听力自觉有所恢复，出现腹部不适，中药去杏仁、杭菊花，加砂仁 6g，鸡内金 10g。继续治疗，取穴同前，左耳听力基本恢复正常。

按语：

该患者由于生气而致肝气郁结，出现耳聋、视物遮挡。肝郁脾虚，脾失健运，则痰浊阻滞，蒙蔽清窍，故头晕，阻于耳则耳聋，阻于眼则视物遮挡。肝郁化火则心烦，脾气暴躁，失眠。恶心、时有胸闷为痰浊中阻的表现。故治疗以镇静安神、清热疏肝、理气化痰为法。

中药以半夏白术天麻汤为底方进行化裁，加入丹参、路路通、葛根、川芎以活血通络；杭菊花以清泻肝火；杏仁、桔梗以宣降肺气，调畅气机；郁金以疏肝解郁；陈皮以化痰；煅龙齿以镇静安神；骨碎补可以起到补肾的作用，临床常用于肾虚腰痛，耳鸣耳聋；蝉蜕具有宣散风热、透疹利咽、退翳明目、祛风止痉的功效，临床常用于耳鸣耳聋患者。

经过治疗，左耳闷堵感好转，双眼视觉遮挡现象消失，夜间睡觉前小便频，上方加菟丝子、五味子以固精缩尿。遗尿点为治疗小便不利和小便失禁的特效穴，水道起到利水调节小便功能的功效，针药调整应用后，小便频明显好转。出现腹部不适，中药去杏仁以减少杏仁滑肠的功效，去杭菊花以防清热伤脾胃，加砂仁、鸡内金以健脾，醒脾，消食。以上方案应用后患者诸证消失。

医案三

姓名：宋某　性别：女　年龄：59 岁　初诊日期：2017 年 10 月 20 日

主诉：双耳耳鸣 5 年余。

现病史：5 年余前无明显诱因出现双耳耳鸣，听力尚可，双耳堵闷感，乏力，不易入睡。间断服用中药治疗。刻下症见：双耳耳鸣，无头晕头痛，腹胀，大便黏腻不爽，纳可，眠欠安。

既往史：既往体健。

家族史：否认家族遗传病史。

中医诊查：舌暗，少苔，脉沉细。

中医诊断：耳鸣（脾虚湿滞）。

西医诊断：神经性耳鸣。

立法：健脾祛湿，补气调血。

方药：

党参 10g　炙黄芪 30g　当归 10g　炒苍白术各 10g
茯神 15g　合欢花 10g　柴胡 6g　炒枳壳 6g
香附 10g　广郁金 10g　砂仁 6g　广木香 6g
丹参 10g　路路通 15g　葛根 10g　骨碎补 15g

水煎服，日 2 次。

诊疗经过：

2017 年 10 月 27 日，服 7 剂药后：耳鸣较前好转，大便正常，舌暗苔少，脉细滑，迟弱，原方加肉桂3g。

2017年11月4日复诊：偶有耳鸣，腹胀不显，二便调，纳眠可，舌暗苔薄白，脉弦滑。

按语：

患者中老年女性，出现耳鸣，腹胀，大便黏腻，主要的病因病机为脾虚湿滞，气血失调。患者59岁，脾气不足，运化失调，气血亏虚，湿浊内生，《脾胃论》中指出："胃气一虚，耳目口鼻俱为之病"。脾胃气虚，不能升清降浊，故清窍失养致耳聋。周老认为气虚者体内清阳之气与耳窍之气不接，气血无法上灌，治宜补气活血，通补相兼，益气通窍，故用党参、黄芪、白术、苍术等药物。同时肝胆枢机不利，引起气壅不通，经气闭塞，壅则窍闭，内外不通，亦可致耳聋、耳鸣，柴胡、香附、郁金、合欢花疏肝解郁，以达通利耳窍之用。

针灸治疗本病效果良好，有些患者畏惧针灸，辨证准确地运用汤剂亦可取得较好疗效。本病患者应尽早寻求治疗，以提高疗效，病久常治疗效果欠佳。

医案四

姓名：夏某　性别：男　年龄：41岁　初诊时间：2017年8月21日

主诉：左耳鸣2年余，加重1个月。

现病史：患者2年前无明显诱因而出现左侧耳鸣，为"嗡嗡"样杂音，呈持续性，安静或劳累后加重，耳鼻喉科检查未见明显异常，诊为神经性耳鸣，曾做高压氧等治疗，症状缓解不明显。1个月前因过食韭菜、冷饮而致加重，伴有胃中嘈杂、嗳气泛酸、大便稀溏，痰多清稀，因耳鸣、心烦影响工作而来就诊。

既往史：既往体健。

家族史：否认家族遗传病史。

中医诊查：面色㿠白，神疲体倦。舌淡，微胖，边有轻度齿痕，舌苔中部厚腻，脉细弦。

中医诊断：耳鸣（脾胃虚弱，痰湿上阻）。

西医诊断：神经性耳鸣。

立法：补中益气，化痰降浊，通络利窍。

取穴：

①“聪耳方”：百会、神庭、耳门透听宫听会、翳风、内关、神门、筑宾、三阴交、太冲。

②“补中益气方”：百会、中脘、气海、足三里、三阴交、太渊。

手法：百会、神庭用1寸针向后呈15°平刺，内关、神门、太渊用1寸针直刺，其余诸穴用1.5寸针直刺，上述诸穴均用平补平泻针刺手法；以上两组穴交替使用，留针30分钟。嘱患者每日点揉耳门、听宫、听会、翳风（每穴2～3分钟）。

诊疗经过：

2017年8月23日二诊：经上次针刺治疗后，耳鸣无明显减轻，胃脘嘈杂减轻，大便稀溏均已减轻，余症同前。

2017年8月25日三诊：耳鸣上午减轻，下午如故，胃脘嘈杂、大便稀溏均已减轻，余症同前。

2017年8月27日四诊：耳鸣减轻，胃脘嘈杂、大便稀溏基本清除，嗳气泛酸、痰多清稀亦减轻。

2017年9月21日，针刺治疗15次后：耳鸣消失，伴随症状大部分清除，疗效满意。嘱患者按时做好行经按摩，注意忌食生冷，加强体育锻炼。

按语：

耳鸣是一种常见的耳部疾病，常反复发作，病程长者可引起听力下降，给患者造成痛苦，影响正常工作和生活。古籍中有关耳聋的记载不少，如《素问·通评虚实论》谓：“暴厥而聋”，“头痛而耳鸣，九窍不利，肠胃之所生也”；《素问·六元正纪大论》说：“木郁之发，甚则耳鸣眩转”；《灵枢·脉度》曰：“五脏不和，则七窍不通”等。历史医家提出了很多耳鸣耳聋的观点，特别是金元李东垣提出了“脾胃论和九窍不通论”，为明代赵献可《医贯》论“阳虚耳聋”以及诸多医家习用补中益气汤、益气聪明汤治疗耳鸣耳聋提供了参考依据。本案患者素体脾胃虚又因恣食生冷而损伤中气，致脾失运化，清阳不升，耳窍失养，浊阴不降反上逆，阻扰清窍，故而耳鸣，且病程较长，时重时轻。本案治疗取穴单用周老的针灸“补中益气方”和“聪耳方”，以补中益气，化痰降浊，通络利窍，甚合金元李东垣《东垣试效方》中“益气聪明汤”之意；两组穴位，交替使用，并嘱患者穴位按揉及饮食禁忌，已收痊愈之功。

（四）肝肾阴虚，肝胆火旺型

周老认为耳鸣耳聋因火而致者，可分阴虚火旺和肝胆火旺，在临床工作中应审证求因，辨证施治，不可一概而论。其肝肾阴虚，虚火上扰致耳聋、耳鸣者，多为虚证，治宜养阴清热，针刺手法宜平补平泻。而因肝胆火旺引起的耳鸣、耳聋多为实证，治宜清肝泻胆，通利耳窍，针刺宜泻法。

医案一

姓名：田某　性别：男　年龄：73 岁　初诊日期：2017 年

11月7日

主诉：发作性左耳听力下降1周。

现病史：患者于2017年10月30日因受凉后感冒，自觉身冷、头痛、咽痛，嗓子紧，无发热，自服“感冒药”后症状减轻，感冒2天后，11月1日自觉左耳听力下降，呈发作性，伴有耳鸣，如“风吹”声，自诉听平时手机声及电视声响明显减弱，较平时不清晰，当时未予重视，6天后左耳听力仍未恢复，于顺义中医院耳鼻喉科就诊，诊断为神经性耳聋，给予B族维生素口服治疗，今来我处就诊。纳可，二便调，夜寐尚安。

既往史：有高血压病史10余年，口服“络活喜”治疗，控制尚可，无其他病史。

家族史：否认家族遗传病史。

中医诊查：精神焦虑。舌暗红，苔薄白，脉弦数。

中医诊断：耳聋（肝胆火旺）。

西医诊断：神经性耳聋。

立法：清泻肝胆，通利耳窍。

取穴：百会、神庭、耳门透听会、翳风、角孙、外关、筑宾、丘墟、行间、太冲。

手法：平补平泻，留针30分钟。

医嘱：防寒保暖，防止噪音，清淡饮食。

诊疗经过：

2017年11月14日复诊：针1次后自觉症状有所减轻。

2017年11月23日复诊：耳鸣减轻，夜寐较好，听电视相同音量较前清晰。

2017年12月5日复诊：左耳鸣明显好转，听力已大部分恢复，夜寐好，生活已恢复正常。

按语：

神经性耳聋，又称感音神经性耳聋，其强调的是患者的主观感受。指人们在没有任何外界刺激条件下所产生的异常声音感觉，如感觉耳内有蝉鸣声、嗡嗡声等单调或混杂的响声。诊断依据耳鼻喉科进行耳部及全身系统检查，其中听力学检查以纯音测听、声阻抗测听、耳鸣音调和响度匹配检测、耳鸣后效抑制和最小掩蔽级检测，及其他听力学及电生理检查为主。神经性耳聋又分为原发性耳聋和继发性耳聋。原发性耳聋，目前西医治疗主要以扩张血管、营养神经类药物、抗焦虑药物、抗抑郁药及抗惊厥类药物为主，配合高压氧治疗及心理学治疗等，但部分患者疗效不佳。继发性耳聋是在其他病变基础上引起的，西医治疗应首先治疗其原发病。而本病患者在耳鼻喉科检查排除了继发性病变，故按照原发性耳聋进行中医治疗。

周老认为耳鸣耳聋要根据其急性和慢性期分期治疗，辨证主要分为虚实两型。突发性耳聋多为实证，证属肝胆火旺，常因外感或内伤情志、饮食、痰湿内生、肝郁化火，循经上扰，蒙蔽清窍所致。主要表现为暴病耳聋，耳部胀痛，每于暴怒后加重，伴胸胁胀满，面红耳赤，咽干口苦，烦躁易怒，夜寐不宁，大便秘结，小便短赤，舌红苔薄脉多弦数。肝胆火旺型针刺治疗用周老经验方“通耳方”。取穴百会、神庭、耳门透听会、翳风、角孙、外关、筑宾、丘墟、行间、太冲。

百会与神庭相配，具有较强的镇静安神、开窍醒神和益气健脑作用，体现了周老“治病先治神”的治病思想。近治取角孙、翳风、耳门透听会，其中耳门透听会一针贯穿耳门、听宫、听会三穴，疗效好于单用其中一穴。耳为手足少阳经所辖，耳门、听会属手足少阳经，听宫为手太阳经与手足少阳经之交会穴，通于耳内，具有疏散风热、聪耳启闭之功，为治耳病之要穴。丘墟、太溪、太冲是与耳有密切关联的胆经、肾经、肝经的原穴，通过针刺原穴调整经络气血功能，与上肢少阳经远端的中渚、外关相配，通达上下，疏导少阳经气，宣通耳窍。肾开窍于耳，取肾经之筑宾，是国医大师贺普仁治疗耳聋的经验穴，有聪耳开窍之功。耳鸣明显者，加合谷，取合谷、太冲开四关镇静安神之意。行间是肝经的荥穴，“荥主身热”，针刺行间，可泻肝胆之火。因此，综合上述治疗方案，本患者治疗效果显著。

医案二

姓名：任某　性别：女　年龄：54岁　初诊日期：2016年12月21日

主诉：双侧耳鸣1月余。

现病史：患者1个月来双侧耳鸣，如“呲呲”样汽笛声，有逐渐加重之势。伴潮热、汗出、心烦急躁、口干，大便初硬后溏，凌晨易腹泻，足凉。

既往史：否认甲亢等病史。

家族史：否认家族遗传病史。

中医诊查：舌瘦红，苔少，脉沉细弦。

中医诊断：耳鸣（阴虚火旺，少阳郁闭）。

西医诊断：神经性耳鸣。

立法：滋阴降火，清解少阳。

取穴：百会、神庭、耳门透听会、翳风、外关、行间、丘墟、足临泣、太溪、筑宾。

手法：平补平泻，留针 30 分钟。

医嘱：忌辛辣、煎炸、黏腻之品。

诊疗经过：针刺治疗 5 次后耳鸣明显减轻，治疗 9 次后耳鸣逐渐消失。

医案三

姓名：李某　性别：女　年龄：44 岁　初诊日期：2016 年 1 月 15 日

主诉：耳鸣 1 月余。

现病史：患者 1 个月前突发高调耳鸣，伴腰酸，夜间多梦易醒，双目干涩，口干，心烦急躁，头胀痛，返酸，大便偏稀。

既往史：否认甲亢等病史。

家族史：否认家族遗传病史。

中医诊查：舌淡红，舌体偏胖，苔白，脉沉细弦长。

中医诊断：耳鸣（肾精不足，肝胆火旺）。

西医诊断：神经性耳鸣。

立法：补肾清肝，镇静安神。

取穴：百会、神庭、耳门透听会、翳风、外关、足临泣、丘墟、太溪、筑宾、行间。

手法：平补平泻，留针 30 分钟。

医嘱：忌辛辣、煎炸、黏腻之品。

诊疗经过：针刺治疗 10 次后耳鸣有所减轻，治疗 20 次后，耳鸣逐渐消失。

医案四

姓名：李某　性别：男　年龄：56 岁　初诊日期：2015 年 11 月 18 日

主诉：双侧耳鸣 2 个月。

现病史：患者因近日压力较大致双侧耳鸣，睡前焦虑恐惧难于入眠，伴心烦、心悸，易紧张，双膝略凉，口干微苦，纳可，便调。

既往史：否认甲亢等病史。

家族史：否认家族遗传病史。

中医诊查：舌淡暗，体胖，苔白，双关脉弦浮数。

中医诊断：耳鸣（肝郁脾虚，心神失养）。

西医诊断：神经性耳鸣。

立法：疏肝健脾，养心安神。

取穴：百会、神庭、耳门透听会、翳风、角孙、外关、足临泣、太冲、丘墟、神门、三阴交。

手法：平补平泻，留针 30 分钟。

医嘱：畅情志，忌辛辣、煎炸、黏腻之品。

诊疗经过：针刺治疗 5 次后耳鸣明显减轻，治疗 19 次后耳鸣轻微，对日常生活无影响。

医案五

姓名：杨某　性别：女　年龄：41 岁　初诊日期：2017 年 7 月 11 日

主诉：双耳鸣 1 个月。

现病史：患者 1 个月来因工作压力大而引发双耳鸣如蝉，伴焦虑心烦、入睡困难。平日月经量少，轻度腰痛。纳可，大便稀。

既往史：否认甲亢等病史。

家族史：否认家族遗传病史。

中医诊查：舌淡暗红，苔白，脉沉细弦数。

中医诊断：耳鸣（肝郁脾虚，虚火上扰）。

西医诊断：神经性耳鸣。

立法：疏肝健脾，养阴清热。

取穴：百会、神庭、耳门透听会、翳风、角孙、外关、中渚、太冲、丘墟、足临泣、太溪、筑宾、中脘、气海、天枢。

手法：平补平泻，留针 30 分钟。

医嘱：畅情志，忌辛辣、煎炸、黏腻之品。

诊疗经过：针刺治疗 10 次后耳鸣及其他诸症明显减轻，治疗 20 次后，耳鸣逐渐消失。

按语：

周老依据中医学理论及临床实践，认为一般情况下神经性耳鸣与肾及肝胆关系最为密切，肾开窍于耳，肾精亏于下，不能盈于耳，或肝胆火旺，上扰清窍，少阳经脉壅闭均可导致本病的发生。但本案属例外，为肝郁脾虚所致。周老习用百会、神庭、耳门透听会，为治疗本病的主穴。其中百会为手足三阳经和督脉、足厥阴经的交会穴。神庭，庭即宫廷、庭堂，神庭即指元神所居的高贵之处，掌管人的精神意识和思维活动，针刺此穴具有镇静益智的作用。百会和神庭相配伍，作为治疗神经性耳鸣的主穴，相得益彰。耳门透听会为一针三穴，局部取穴。

临床实践中可依据不同辨证分型，在上述主穴基础上加减治疗。如肝胆火旺型可配外关、足临泣和太冲等穴，外关、足临泣为八脉交会穴，专治少阳之火上逆诸证，再配肝经原穴太冲，则可加强清泄肝胆实热之效。肾精亏虚型配太溪、筑宾，太溪乃足少阴肾经的原穴，为元气所留止的地方，针刺此穴可养阴益肾，令肾精足，筑宾乃阴维脉之郄穴，具有补肾固本的作用，诸穴合用可濡养耳窍。中脘、气海、天枢是周老治聋的一组常用配方，可健脾化湿。神门、三阴交健脾养心，安神定志。上述治疗体现了针刺选穴远取与近取相结合的原则，充分体现了“虚则补之，实则泻之，上病取下，远近相宜”的针灸治疗原则，诸穴相伍，理法方穴术丝丝入扣，取用得当，故临症疗效显著。

医案六

姓名：马某　性别：女　年龄 :13 岁　初诊时间：2014 年 9 月 22 日

主诉：左耳听力下降 1 年，发现右耳听力下降 20 日。

现病史：2014 年 3 月份出现左耳听力下降，测听力下降 110 ～120dB。20 日前自觉右耳听力下降。今日至同仁医院测左耳听力基本丧失，右耳听力平均下降 30 ～40dB，右耳可交流。遂来就诊。纳可，眠安，二便可。

中医诊查：舌红，苔薄白，脉弦。

中医诊断：耳聋（肝胆火旺，上扰耳窍）。

西医诊断：神经性耳聋。

立法：清肝泻胆。

处方：

当归 6g	二芍各 6g	柴胡 6g	炒二术各 6g
黄芩 6g	栀子 6g	杏仁 6g	郁金 6
桔梗 6g	陈皮 6g	丹参 6g	路路通 10g
黄精 10g	枸杞子 10g	蝉蜕 6g	杭菊花 6g

水煎服，日 2 次。

取穴：百会、神庭、耳门透听会、角孙、翳风、外关、中渚、筑宾、太冲、丘墟、足临泣。

手法：平补平泻，留针 30 分钟。

诊疗经过：

2014 年 10 月 12 日针刺治疗 10 次后：同仁医院查听力右耳基本恢复正常。

2014 年 10 月 13 日感冒，症状加重。

处方：

柴胡 10g　法半夏 6g　黄芩 6g　沙参 10g
桔梗 6g　桑白皮 6g　杏仁 10g　陈皮 10g
前胡 10g　茅芦根各 15g　生甘草 10g　大青叶 10g
金银花 15g　薄荷 10g

2014 年 12 月 1 日离京时右耳听力如常。

处方：

天麻 10g　法半夏 6g　茯苓 10g　炒二术各 6g
杏仁 6g　郁金 6g　桔梗 6g　陈皮 10g
丹参 6g　路路通 10g　黄精 10g　枸杞子 10g
蝉蜕 6g　二冬各 10g　葛根 6g　生龙牡各 15g

2015 年 3 月病情加重，再次来京，3 月 20 日就诊，听力差，不能语言交流。中西医诊断同前。针刺取穴同前。

处方：

当归 6g　二芍各 6g　柴胡 6g　炒苍白术各 6g
杏仁 6g　郁金 6g　桔梗 6g　陈皮 6g
菊花 6g　黄芩 6g　炒栀子 6g　枇杷叶 6g
蝉蜕 6g　煅龙齿 15g　路路通 10g

2015年3月27日右耳听力改善，周老戴口罩与她交流，看不到口型，已能听清周老正常音量问的几个问题，并做正确回答，舌淡暗，苔薄白，脉细滑。

处方：

当归6g	二芍各6g	柴胡6g	炒二术各6g
杏仁6g	郁金6g	桔梗6g	陈皮10g
川芎6g	杭菊花6g	麦冬10g	五味子6g
沙参10g	路路通10g	蝉蜕6g	鸡内金10g

取穴：百会、神庭、攒竹、耳门透听会、角孙、翳风、外关、中渚、筑宾、太溪、绝骨、太冲。

2015年4月10日复诊，其父诉“基本全通了”。针刺取穴同前。

处方：

当归6g	二芍各6g	柴胡6g	炒二术各6g
黄精10g	枸杞子10g	沙参10g	五味子6g
麦冬10g	郁金10g	杏仁6g	陈皮10g
茯苓10g	枇杷叶10g	桔梗6g	炙甘草6g

2015年4月17日复诊，其父诉近4～5日全天均可听到声音，“全通了”，可一般交流，说话声音很快，声音正常甚至偏小时也能很快做出回答。针刺取穴同前。

处方：

当归10g	二芍各6g	柴胡6g	炒二术各6g
杏仁6g	郁金6g	桔梗6g	陈皮10g
沙参10g	五味子6g	麦冬10g	枸杞子10g
黄精10g	路路通10g	丹参6g	蝉蜕6g

带回当地服用。

按语：

该患者为耳聋治愈后又复发者，因家长有第 1 次就诊经验，2015 年 3 月耳聋再次发生后立即来京就医，未经任何西医方法治疗，遂予上述中药方剂及针灸治疗，治疗 10 余次即获显著效果。针刺以“通耳方”为基本方，组成为百会、神庭、耳门透听会、翳风、外关、筑宾、丘墟、太冲、足临泣。百会与神庭穴相配，具有较强的镇静安神、开窍醒神和益气健脑作用，即“治病先治神”。周老对于耳聋、耳鸣的治疗，近治取角孙、耳门透听会、翳风，远治取筑宾、丘墟、足临泣、太溪、太冲。近治作用，即腧穴所在，主治所在。耳门透听会是周老多年的宝贵临床经验，一针贯穿耳门、听宫、听会三穴，疗效好于仅单用其中一穴。令患者充分张口，使用长度 40mm 毫针，进针角度约 30°，由耳门向听会方向斜刺，完全刺入后令患者闭口。耳为手、足少阳经所辖，耳门、听会属于手足少阳经；听宫为手太阳经与手、足少阳经之交会穴，具有疏散风热、聪耳启闭之功，为治耳病之要穴；配手少阳经局部的翳风、角孙穴，充分发挥近治通利耳窍作用。远治作用主要是通过经络循行部位，即经脉所过，主治所及。其中丘墟、太溪、太冲是与耳有密切关联的肾经、胆经、肝经的原穴，通过针刺原穴调整经络气血功能，与循上肢少阳经远端取的中渚穴、外关穴相配，通达上下，疏导少阳经气，宣通耳窍。肾开窍于耳，取肾经之筑宾，是周老继承学习国医大师贺普仁治疗耳聋的经验穴，有聪耳开窍之功。

中药以清泻肝胆、化痰通络为主要方法，兼以补益肝肾。周老以逍遥散为底方，临证常用对药，当归、赤白芍相配活血化瘀；炒苍、白术疏肝健脾化痰；丹参、路路通活血开窍；川芎、菊花为清利头目五官之要药。方中还体现“治聋先治肺”的学术观点，使用杏仁、郁金、桔梗、陈皮四味药组合宣肺化痰理气，亦取“怪病从痰治”之意。风邪外袭是急性耳聋的重要诱因，正如《诸病源候论》中提到“兼受风邪”。在临床中，经常见到一些患者耳聋、耳鸣症状会因感冒而再次加重，成为影响疗效的重要不利因素。而感冒以鼻塞、流涕、畏寒、咽痛等外邪袭表、侵袭上焦症状为主，肺主一身之表，方剂中的宣肺化痰药有利于清利上焦邪气，对于防治外邪导致耳聋、耳鸣反复加重方面可能发挥重要作用。

医案七

姓名：高某　性别：男　年龄：46 岁　初诊日期：2014 年 5 月 19 日

主诉：突发双耳耳鸣听力减退 1 月余。

现病史：患者为一个项目负责人，1 个月前因一个项目赶进度而加班，承载着很大的压力，在工作接近尾声时，突然双耳耳鸣，高调，右耳为著。2 天后自觉听声音迟钝，就诊于武警总医院，做头颅核磁检查未见异常，听力检查右耳 80db，左耳 60db，以高频障碍为主，给予血塞通 400mg 静滴 10 天，高压氧 10 次，症状无明显改善，遂来我处就诊。症见：面色红润，形体适中、活动自如，说话语速较快，情绪有些焦急，入睡困难，夜间容易醒，醒后难以入睡。晨起口干口苦，大便不成形，有排不净感，小便略黄。

既往史：体健。否认药物、食物过敏史。

家族史：否认家族遗传病史。

中医诊查：舌质红，苔黄，脉弦。

中医诊断：耳聋（肝胆火旺）。

西医诊断：神经性耳聋。

立法：清泻肝胆，通利耳窍。

取穴：百会、神庭、耳门透听会、翳风、角孙、中渚、外关、合谷、筑宾、丘墟、太冲、太溪、足临泣。

手法：平补平泻，留针 30 分钟。

诊疗经过：

2 个疗程后，检查病人面色如常，情绪较平稳，入睡明显改善，醒后还能入睡，夜间醒来次数减少，大便基本成形，食欲亦较前明显增加，精力较前充沛，舌淡红，苔薄白，脉略弦。

4 个疗程后症状明显改善，自觉听力明显恢复，耳鸣诸症基本消失。电测听检查，右耳 60db，左耳 50db，交流无明显障碍。

医案八

姓名：杨某　性别：女　年龄：40 岁　初诊日期：2007 年 10 月 26 日

主诉：右耳鸣伴听力下降 2 月余。

现病史：患者 2 个月前因劳累出现右耳鸣，声音如蝉，持续发作，于同仁医院就诊，诊为神经性耳鸣，予口服银杏叶片治疗，未获显效，听力有所下降，测血压较平素略高，心烦，故来就诊。平素易腰痛、头痛，曾行头颅 CT 未见异常。

既往史：高血压。

家族史：否认家族遗传病史。

中医诊查：舌红，苔薄黄，脉弦细略数。

中医诊断：耳鸣、耳聋（肝肾不足，热扰清窍）。

西医诊断：神经性耳鸣。

立法：滋补肝肾，清热开窍。

处方：

熟地黄 15g	山萸肉 10g	茯苓 10g	怀山药 15g
黄精 15g	枸杞子 10g	丹参 10g	赤白芍各 10g
葛根 10g	炒苍白术各 10g	杏仁 10g	广陈皮 10g
桔梗 6g	杭菊花 10g	川芎 10g	路路通 15g

水煎服，日 2 次。

高血压代茶饮：决明子 15g，枸杞子 10g，菊花 10g。

取穴：百会、神庭、耳门透听会、角孙、翳风、关元、内关、神门、阳陵泉、足三里、外关、中渚、筑宾、太溪、太冲、丘墟。

手法：平补平泻，留针 30 分钟。

诊疗经过：

治疗 2 周后：耳鸣声音减低，频率减少，有停顿，晚上休息好转，无耳鸣。

继续治疗 1 个月后：白天耳鸣发作 3 次，时间不持续，有时可以忽略声音的存在，血压平稳，听力恢复正常。

按语：

周老善于治耳鸣耳聋，疗效显著，形成了完整的取穴体系。耳鸣耳聋多虚实夹杂，与心、肝、肾有关，治疗时镇静安神养心，滋补肝肾之阴，清肝之风火兼顾，配合局部取穴通清窍，疗效显著。

（五）暴聋

医案一

姓名：朱某　性别：女　年龄：59 岁　初诊日期：2015 年

3 月 25 日

主诉：突发左耳听力下降 1 个月。

现病史：患者 1 个月前无明显诱因突发左耳听力下降，伴耳鸣、耳堵、头晕，外院查听力提示：左耳 250HZ–500HZ–1kHZ–2kHZ–4kHZ–8kHZ 对应听力分别为 40dB–45dB–50dB–45dB–35dB–55dB。予改善循环等常规治疗，改善不明显。为求中医治疗来诊。

既往史：体健。

中医诊查：舌红，苔黄，脉细弦。

中医诊断：暴聋（肝胆火旺）。

西医诊断：特发性突聋（左）。

取穴：百会、神庭、耳门、听宫、听会、角孙、翳风、外关、中渚、筑宾、丘墟、太冲、足临泣。

手法：耳门、听宫、听会三穴透刺。余穴平补平泻，留针 30 分钟。

诊疗经过：治疗 1 月余后，复测听力左耳 250HZ–500HZ–1kHZ–2kHZ–4kHZ–8kHZ 对应听力分别为 25dB–20dB–20dB–20dB–20dB–30dB。耳鸣、耳堵、眩晕症状均消失。

按语：

本例患者为平坦型中度突聋早期患者，其病理生理机制主要为血管痉挛。耳鸣、耳堵、眩晕均是特发性突聋常见症状，其中耳鸣发生率高达 90% 左右，耳堵也是困扰患者的常见表现，发生率达 50% 以上。针刺治疗在改善耳聋、耳堵症状方面，实践证明具有突出优势。本例及时用“通耳方”针刺治疗获效，说明治疗上应当尽早针刺干预。

医案二

姓名：刘某　性别：男　年龄：58岁　初诊日期：2015年4月17日

主诉：突发左耳听力下降12天。

现病史：患者12天前无明显诱因突发左耳听力下降，伴耳鸣，外院查听力提示左耳听力下降，予盐酸泼尼松龙、巴曲酶、甲钴胺改善循环等常规治疗，听力改善不明显，耳鸣已消失。现左耳仍有闷堵感，无头晕呕吐，左侧鼻涕、眼泪增多，复查听力示：左耳250HZ-500HZ-1kHZ-2kHZ-4kHZ-8kHZ对应听力分别为80dB-85dB-85dB-80dB-80dB-70dB，右耳250HZ-500HZ-1kHZ-2kHZ-4kHZ-8kHZ对应听力分别为10dB-10dB-15dB-20dB-40dB-30dB。为求中医治疗来诊。

既往史：体健。

中医诊查：舌暗红，苔黄腻，脉沉弦。

中医诊断：暴聋（肝胆热盛兼上焦湿热）。

西医诊断：特发性突聋（左）。

处方：

当归15g　赤芍10g　白芍15g　柴胡6g
炒白术10g　炒苍术10g　杏仁6g　郁金10g
陈皮10g　桔梗6g　丹参10g　路路通15g
蝉蜕6g　生龙齿20g　穿山甲6g　骨碎补15g
黄芩6g　炒栀子6g　藿香15g　佩兰15g
生薏苡仁15g

水煎服，日2次。

取穴：百会、神庭、耳门、听宫、听会、角孙、翳风、外关、中渚、筑宾、丘墟、太冲、足临泣。

手法：耳门、听宫、听会三穴透刺。余穴平补平泻，留针30分钟。

诊疗经过：

针刺治疗1次后：患者即感听力有所提高。

2015年5月7日复诊：自觉听力提高。去掉炒栀子、藿香、佩兰、生薏苡仁，加川芎10g、菊花10g。

2015年5月13日针刺治疗20次后：自觉听力逐渐好转。复查听力：左耳250HZ-500HZ-1kHZ-2kHZ-4kHZ-8kHZ对应听力分别为60dB-55dB-70dB-70dB-80dB-70dB。

按语：

本例患者为急性重度聋患者，平均听力损失达80dB以上，临床预后差。针刺以“通耳方”为主。中药以柴胡疏肝散为基础加减，根据周老“治聋先治肺”理论，在治疗耳聋耳鸣时，常使用杏仁、郁金、桔梗、陈皮4味药组合，可宣肺化痰理气。并在活血开窍治疗基础上，加用黄芩、栀子、藿香、佩兰、生薏苡仁清热化湿，待外邪祛除，换用川芎、菊花清利耳窍。经早期针刺，恢复至中重度聋，患者生活质量明显提高。可见特发性突聋的早期中医药治疗具有重要价值。

二、耳眩晕

姓名：仇某　性别：男　年龄：32岁　初诊日期：2017年8月29日

主诉：发作性头晕伴视物旋转2天。

现病史：患者2天前清晨起床时突发头晕，自觉天花板旋转，不敢睁眼，不敢转动头位，伴有轻度恶心欲呕，无耳鸣头痛，无肢体活动障碍，无语言不利，发作40秒后，症状缓解，向左侧翻身后症状明显加剧，出现视物旋转，立即又返回平卧位，如此反复3次，症状相同，向右侧翻身时头晕不明显，不敢左侧卧位，静躺2小时后症状缓解，当天在家休息。昨日中午休息后起床再次出现上述症状，但较前日为轻，约1小时后缓解。头颈部CT检查未见异常，至耳鼻喉科就诊，诊断为良性阵发性位置性眩晕，因当时症状缓解，未予手法治疗，嘱其静养，遂到我处就诊，纳食可，二便调，夜寐尚安。

既往史：房间隔缺损修补术1年，规律服药治疗。

家族史：否认家族遗传病史。

中医诊查：形体消瘦，面色无华，神疲乏力。舌淡红，少苔，脉细弱。

中医诊断：眩晕（心脾不足，气血亏虚）。

西医诊断：良性阵发性位置性眩晕。

立法：补益心脾，养血安神。

取穴：百会、神庭、攒竹、风池、关元、足三里、三阴交、太溪、神门。

手法：补法，关元穴加灸法。

医嘱：改变体位时动作应缓慢，并加强前庭功能锻炼。

诊疗经过：

针灸治疗1次后，即觉头脑清楚，头晕感觉明显减轻。

2017年8月31日复诊：诉清晨起床时有一阵目眩感觉，但程度较前2次明显减轻，休息片刻后即起床，症状未再发作，继续针灸巩固治疗。

按语：

良性阵发性位置性眩晕（BPPV）又称内耳耳石症，年发病率为64人/10万，发病年龄11～84岁，平均54岁，女性多于男性，为外周性前庭疾病，预后较好。BPPV 的病因是由于耳石脱落黏附于后半规管壶腹嵴，导致对重力变化敏感性增加，变换头位时使壶腹嵴耳石移位，或由于耳石颗粒悬浮于半规管长臂内淋巴中,从而刺激半规管毛细胞,导致机体发生强烈眩晕。其主要表现是患者处于特定头位或体位时，出现眩晕眼震，时间多在一分钟之内缓解，Dix-Hallpike 头位试验检查阳性。西医治疗主要是手法复位和前庭康复的训练为主，但经常复发。

中医学认为,眩和晕是两种不同概念,眩是看东西眼前发黑,晕是头如旋转，两者常同时出现，故统称眩晕。轻者发作短暂，闭目片刻即可缓解；重者如立舟船之中，不能站立，起则欲倒，甚则恶心呕吐。《丹溪心法》曰：“头眩,痰夹气虚并火,治痰为主,夹补气药及降火药。无痰则不作眩，痰因火动。”《景岳全书·眩晕》说：“丹溪则曰无痰不能作眩……余则曰无虚不能作眩，当以治虚为主。”

周老综上诸家所论，认为眩晕的病因可概括为风、火、痰、虚四方面。本患者依据其证候表现，为虚眩范畴。

患者形体瘦弱，先天禀赋不足，心脾两虚，气血生化无源，运行无力，不能上荣于脑，故眩晕时作时休，卧时气血充养则稍缓，动则气血愈加不足而更甚，由于营血不足，内不能充养脏腑脉道，故见神疲乏力，脉象细弱，心之华在面，脾之华在唇，由于气血不足，外不能充养面舌，故面色无华，舌质淡红。

治疗给予补益心脾、养血安神之法。百会为诸阳之会，具有升提之效；神庭、攒竹镇静安神；关元为临床常用补穴，对于气血不足，髓海空虚证有显著效果。足三里、三阴交健脾胃，生气血，充养后天之本；神门养心安神，风池清上治眩，太溪为肾经原穴，具有滋水涵木、养阴益肾的功效，诸穴配伍，健脾益气，补益心脾，养血安神，治疗虚眩有显著疗效，关元加灸则更加温阳益气，培火助元，增加治疗效果。

第三节　鼻病

一、鼻鼽

姓名：王某　性别：男　年龄：47 岁　初诊时间：2012 年 9 月 14 日

主诉：鼻痒、流清涕、打喷嚏 6 年余，加重 1 个月。

现病史：6 年前秋天劳累后出现鼻痒、流清涕、打喷嚏，晨起明显，受凉后加重，以后每年立秋后都发作，口服抗过敏药治疗，症状能缓解，严重时伴干咳，后半夜为著，能咳醒，曾于同仁医院诊为“过敏性鼻炎”。今为求中医治疗就诊，现症：鼻痒、咽痒、流清涕、打喷嚏，纳眠可，二便调。

既往史：既往体健。

家族史：否认家族遗传病史。

中医诊查：舌淡红，苔薄白，脉细弦。

中医诊断：鼻鼽（肺气虚弱，邪犯鼻窍）。

西医诊断：过敏性鼻炎。

立法：益肺通阳，祛风通窍。

取穴：百会、上星、印堂、迎香、手足三里、外关、合谷、太渊。

手法：平补平泻，留针 30 分钟。迎香向睛明透刺，印堂向鼻透刺。

诊疗经过：针刺治疗 15 次后，症状明显减轻，晨起偶打喷嚏，无其他不适。

按语：

鼻炎是鼻腔黏膜的炎性病变，分为急性、慢性和过敏性三型。急性鼻炎是鼻腔黏膜的急性感染性炎性病变。慢性鼻炎包括单纯性鼻炎，肥厚性鼻炎和萎缩性鼻炎，为鼻黏膜和黏膜下的慢性疾病，可由急性鼻炎日久不愈迁延而来，或由灰尘、化学物质长期刺激所致。过敏性鼻炎属临床常见病、多发病，往往与季节变化有关，以秋冬两季为多见。

急性鼻炎属于中医“伤风”“感冒”范畴，常由风寒外袭，肺气不宣或风热上犯，肺失清肃，邪毒上聚鼻窍而发。慢性鼻炎属于中医“鼻槁”范畴，多由肺脾气虚，邪滞鼻窍，或邪毒久留，气滞血瘀阻塞鼻窍而成。过敏性鼻炎属中医学“鼻鼽”范畴，多由肺气虚弱或脾虚肾亏和肺气受损，风邪乘虚而入犯鼻窍，津液停聚，遂致鼻窍阻塞而成。

针灸疗法对本病有效，即刻效果更佳，根治较难。周老治疗鼻炎常用穴包括百会、上星、迎香（向睛明透刺）、印堂（向鼻透刺）、外关、合谷、太渊。《针灸大成》曰：“鼻流涕臭，名曰鼻渊，曲差、上星、百会、风门、迎香。”《神灸经纶》曰：“鼻塞，囟会、上星、风门……”《备急千金要方》曰：“天柱，主不知香臭……鼻塞、喘息不利，鼻㖞僻多涕，曲差、上星、迎香、素髎、水沟、龈交、通天、禾髎、风府。”周老所用上星，及迎香（向睛明透刺）、印堂（向鼻透刺）为古代医家所用之治疗鼻炎之要穴；百会、太渊益肺气，通阳气，御外邪；合谷奏清热解表之功，可通五官之窍。

治疗上除百会、上星、印堂、迎香等常用穴以外，可予中脘、气海、太渊、手足三里、三阴交补益气血，增强抵抗力。

此患者症状每于立秋后发作，晨起重，考虑与冷空气变化有关，故针刺脉会太渊补肺气；取阳明多气多血穴，手足三里、合谷，益气补血；外关，印堂，上星，迎香等祛风散邪，通利鼻窍，攻补兼施取得了较好的疗效。虽然针刺后症状减轻，但若想从根本上改善，还需增强体质，提高抗寒能力，尤其是提高鼻黏膜等上呼吸道对寒冷的耐受。

二、鼻渊

姓名：李某　性别：女　年龄：42岁　初诊日期：2007年11月16日

主诉：鼻塞流涕1个月伴鼻腔疼痛。

现病史：患者近1个月来经常出现鼻塞、流脓涕，按压鼻旁则有痛感，有时眉骨处疼，于五官科就诊，诊为鼻窦炎，口服消炎药及中药治疗，症状改善不明显，现来就诊。纳可，寐安，二便调。

既往史：既往体健。

家族史：否认家族遗传病史。

中医诊查：迎香穴有压痛。舌红，苔薄黄，脉细滑。

中医诊断：鼻渊（风寒化热，阻滞鼻窍）。

西医诊断：鼻窦炎。

立法：散风清热，活血通窍。

处方：

川芎 10g　杭菊花 10g　细辛 3g　生炙黄芪 20g
防风 6g　炒苍白术各 10g　白芷 10g　辛夷 6g
藁本 6g　广陈皮 10g　炙甘草 6g　荆芥穗 6g

水煎服，日2次。

取穴：百会、上星、迎香、印堂、孔最、列缺、丰隆。

手法：平补平泻，留针30分钟。

诊疗经过：

针刺治疗1周后：流涕明显减少，鼻塞消失。鼻旁压痛减轻。

针刺治疗2周后：症状基本消失，热证缓解，略感口干。

处方：

沙参10g	防风6g	五味子6g	麦冬10g
生黄芪15g	荆芥穗6g	川芎6g	炒苍白术各10g
白芷6g	枸杞子15g	黄精10g	炙甘草6g

水煎服，日2次。

按语：

周老认为鼻窦炎比鼻炎部位深，用药及针刺要直达病所，初期疏风清热，通鼻窍，针取上星、迎香、印堂穴局部通鼻窍；列缺、孔最为肺经络穴和郄穴，肺为鼻之窍，清肺热之力强；丰隆清热化痰，去脓涕。后期补肺肾扶正以防复发，药用益气养阴补肾之品。

第四节　口齿病

一、口疮

姓名：张某　性别：女　年龄：31岁　初诊日期：2017年2月15日

主诉：反复发作口舌生疮3月余。

现病史：患者无明显诱因反复发作口腔溃疡3月余，在口周牙龈舌体反复出现。曾多次就诊，诉清热药物服用较多，初起有效，后效果不显。刻下症见：舌体溃疡，疼痛，迁延不愈，自觉心烦易怒，纳少，易饥，食后腹胀，口苦，咽干，大便干。查体：口腔内、牙龈处可见多个溃疡面，无明显脓性分泌物，色红。

既往史： 既往体健。

家族史： 否认家族遗传病史。

中医诊查： 舌红，苔少薄黄，脉细滑。

中医诊断： 口疮（气阴两亏）。

西医诊断： 复发性口腔溃疡。

立法： 益气养阴。

处方：

生黄芪 30g　　太子参 20g　　玄参 20g　　北沙参 10g
炒白术 12g　　当归 10g　　麦冬 30g　　金银花 20g
山豆根 10g　　生甘草 6g

颗粒剂，日 2 次。

取穴： 百会、神庭、合谷、天枢、丰隆、足三里、支沟、阳陵泉、照海、太冲。

手法： 平补平泻，留针 30 分钟。

医嘱： 忌辛辣、刺激食物。

诊疗经过：

2017 年 2 月 22 日复诊：口疮多已愈合，未再复发，仍觉心烦，大便干症状减轻，加栀子 10g。

2017 年 2 月 28 日复诊：溃疡已愈，继服前方 7 剂，巩固疗效。

按语：

口疮多以实证居多，多为心脾积热所致。治病当清热泻火为主。但部分患者反复发作，尤其是长期服用苦寒降火药，使脾胃受伤致病情更加缠绵难愈，由实转虚，而见乏力气短，虚烦易饿，餐后腹胀等。治疗时重用生黄芪补益肺脾，益气化腐；太子参、炒白术健脾益气；玄参、北沙参、麦冬清热养阴；当归补血；金银花、山豆根清热消肿；生甘草清热解毒，调和诸药。

针刺百会、神庭安神止痛。支沟清三焦热，阳陵泉与支沟相配，疏通少阳气机，疏肝理气，调理肠胃。照海为肾经腧穴，养阴生津。天枢、丰隆、足三里、阳陵泉类似大承气功效，泻阳明实热。合谷、太冲镇静安神，疏肝解郁。

患者针药并用，疗效显著。

二、牙痛

医案一

姓名：张某　性别：男　年龄：23岁　初诊日期：2010年7月10日

主诉：牙痛3周余。

现病史：3周前无明显诱因出现牙痛，干渴，面颊肿胀，自服用多种西药以及牛黄解毒片均无明显效果，遂来就诊。

既往史：体健。

家族史：否认家族遗传病史。

中医诊查：舌淡，苔薄黄，脉弦细。

中医诊断：牙痛（实火型）。

西医诊断：牙周炎。

立法：清泻实热，通络止痛。

取穴：颊车、地仓、内关、合谷。

手法：颊车透地仓，加强透刺手法。合谷、内关平补平泻。

留针 30 分钟。

医嘱：饮食清淡为宜。

诊疗经过：针刺治疗 1 次，起针后牙痛症状立即消失，观察多日未见复发。

按语：

颊车、地仓为足阳明胃经腧穴，具有疏泻阳明经气、通络止痛之效；合谷为手阳明大肠经之原穴，有清泻大肠实热、散风止痛之功；配以内关宁心安神，理气止痛。

医案二

姓名：刘某　性别：男　年龄：50 岁　初诊日期：2017 年 7 月 6 日

主诉：牙痛 1 月余。

现病史：患者近 1 个月来出现牙痛，大便干，服用西药止痛药，短暂有效，今来门诊寻求中医治疗。纳少，眠欠安，大便干。

既往史：体健。

家族史：家族无遗传病史。

中医诊查：舌红，苔黄腻，脉弦滑数。

中医诊断：牙痛（内热夹湿）。

西医诊断：牙周炎。

立法：清热祛湿，通络止痛。

取穴：颊车、曲池、合谷、特效穴（内踝尖）。

手法：平补平泻，留针 30 分钟。

诊疗过程：针刺治疗 1 次后，起针后牙痛症状消失。3 日后来复诊，牙痛未发作。巩固诊疗 2 次，牙痛愈。

按语：

颊车配合谷具有泻阳明热邪的作用；曲池为手阳明大肠经合穴，转化脾土之热，燥化大肠之湿；选牙痛的特效穴内踝尖，上病下治。

第五节 咽喉病

一、急喉痹

姓名：李某 性别：女 年龄：40 岁 初诊日期：2016 年 7 月 25 日

主诉：外感 2 周，喑哑 2 天。

现病史：患者 2 周前受凉感冒，服用西药与中成药治疗，最近 2 天出现喑哑。现症见：喑哑，咽痛、咽痒，咳嗽，痰少。

既往史：既往体健。

家族史：无遗传病史，家族无发育不良病史。

中医诊查：舌尖红，苔白，脉浮数。

中医诊断：急喉痹（郁热伤阴）。

西医诊断：急性咽炎。

立法：清热滋阴。

取穴：廉泉、列缺、照海、鱼际。

手法：泻法，留针 30 分钟。

医嘱：饮食清淡。

诊疗过程：起针后患者喑哑好转，说话清楚，咽喉不适消失。

按语：

咽痛不仅是一个局部的病症，也是诸经病变的反应。十二经脉、支络、别络大都循行咽喉。列缺、照海为八脉交会穴，是治疗咽喉炎的对穴，列缺为手太阴经穴，八脉交会穴，通任脉，宣肺解表，通经活络，通调任脉；照海为足少阴肾经穴，通阴跷脉，滋阴降火，清热利咽。鱼际为手太阴经荥穴，具有清热泻火之功。廉泉为任脉、阴维脉的交会穴，局部取穴，以疏咽喉部局部气血。诸穴合伍，清热滋阴，阴阳平衡，取效立竿见影。

二、喉痹

姓名：胥某　性别：女　年龄：42　初诊日期：2015 年 4 月 8 日

主诉：咽痛，发音困难，不能言语 2 ～3 天。

现病史：患者为某公司销售经理，因职业原因讲话较多，常自觉咽干、咽痛。近日恰逢应酬进食辛辣刺激性食物较多，突发感冒，咽痛加重。刻下见：咽喉部红肿，吞咽疼痛，声音嘶哑。纳可，二便可，月经调。

既往史：既往体健。

家族史：否认家族遗传病史。

中医诊查：舌红，苔薄黄，脉弦紧。

中医诊断：风热喉痹。

西医诊断：急性扁桃体炎。

立法：祛风解表，清热利咽。

取穴：少商、商阳、合谷、内庭、孔最、廉泉。

手法：少商、商阳二穴点刺放血 10 滴，合谷、内庭、孔最、廉泉毫针针刺泻法。

医嘱：平日多饮水，清淡饮食，忌辛辣刺激食物。

诊疗经过：针刺治疗 2 次，自觉咽喉清润，津液徐来，咽痛症状明显好转，3 日后痊愈。

按语：

喉痹是咽喉肿痛的总称，临床可分急性与慢性两型，急性多因风热邪毒引起，主要表现为咽喉部突发红肿疼痛；而慢性的则多由脏腑亏损，虚火上炎所致，其主要表现为咽喉不适，咽干而痒，微痛或有异物感，平时常有干咳现象。本案则为慢性咽炎急性发作。

依据急则治标，缓则治本原则，急以三棱针点刺少商、商阳二穴。少商、商阳二穴为手太阴肺经及手阳明大肠经之井穴，为治疗急性扁桃体炎之要穴，三棱针快速点刺放血十滴余，可清泄肺热以及大肠之热；合谷属手阳明大肠经，善治实热证，有清热凉血、利咽止痛之功；孔最为手太阴肺经之郄穴，郄穴善于治疗急症和痛症，况且肺经循行于“肺系”（咽喉、气管），故孔最可清热利咽止痛；廉泉配少商、合谷达清热泻火利咽之效。

第七章　脑病科疾病

脑病科疾病在临床上涵盖范畴十分广泛，包括中风病、眩晕、痫证、痉证、颤证、痿证、痴呆、头痛等多类病证，相当于西医学神经系统疾病，如脑卒中、脑炎、美尼尔综合征、癫痫、吉兰-巴雷综合征、老年性痴呆、原发性头痛等。传统医学早在《内经》中已对许多脑病的发病机制有了初步认识，如对眩晕的认识："髓海有余，则轻劲多力，自过其度；髓海不足，则脑转耳鸣，胫酸眩冒，目无所见，懈怠安卧"；对中风的认识："虚邪客于身半，其入深，内居营卫，营卫稍衰，则真气去，邪气独留，发为偏枯"。

周老对治疗脑病科疾病颇有心得，在其创立的"针灸六治"学术思想中，以"治神""治风""治痰""治痛"思想在针灸治疗脑病科疾病中体现得尤为突出。周老对中风、眩晕、痫证、颤证、痿证、口噼、头痛等病的中医病因病机有着深刻的认识，如"百病多由痰作祟""怪病要治痰""风为百病之长""无痰不作眩"等，由此总结出许多针灸治疗脑病的独到经验，如"治风别内外"，治疗口噼、头痛时应以祛外风为主，治疗中风、颤证等病则以治内风为主；如"治痛分虚实"，体现在治疗痛证如面痛、头痛时，当辨患者体质之虚实、气血之盛衰。

周老治疗脑病科疾病常用的针灸组方有补中益气方、四神方、五脏俞加膈俞、督脉十三针、手足十二针、涤痰方、化痰方、豁痰方、调气止痛方、通络止痛方等。同时擅长针药并用以增进疗效，中风病多用补阳还五汤，颤证多用真武汤，并用补中益气汤、逍遥散、六味地黄汤等基础方进行随证加减。

本章共设病案 61 例，涉及中风 8 例（包含中风先兆 1 例，急性期 2 例，恢复期 4 例，后遗症 1 例），痉证 3 例，眩晕 7 例，痫证 4 例，痴呆 2 例，痿证 6 例，颤证 6 例，口僻 7 例，头痛 11 例，面痛 5 例，麻木 2 例。在这些病案中不乏一些神经系统疑难疾病，虽西医诊断明确但苦无良法医治。周老往往能抓准病机，辨证精到，巧施妙手，针药并用，使许多顽难痼疾迎刃而解，旁观者无不惊叹于针灸疗效之神奇。相信读者也会从周老学术思想在脑病临床诊疗的运用中受到启发。

第一节　中风

一、中风先兆

姓名：张某　性别：女　年龄：69 岁　初诊日期：2017 年 4 月 3 日

主诉：头晕半天。

现病史：患者今晨出现头晕，行走时突发意识障碍，晕倒于地。家属发现时患者已苏醒，醒后仍诉头晕，伴恶心，呕吐 1 次，呕吐物为胃内容物。无视物成双，无明显肢体活动不利，无小便失禁。急救车送至我院急诊，车上测量血压 80/40mmHg。为系统治疗收入院，刻下症见：头晕，恶心，精神差，肢体活动可，大便黏腻不成形。

既往史：冠心病多年。血糖偏高，间断服药。颈椎病史多年，有类似猝倒发作史。

家族史：父母均有心脑血管病。

中医诊查：舌淡红，苔白腻，脉滑细沉。

中医诊断：中风先兆（痰浊中阻，气血亏虚）。

西医诊断：短暂性脑缺血发作 – 椎基底动脉系统。

立法：化痰降浊，补气活血。

处方：半夏白术天麻汤加减。

法半夏 10g	白术 15g	天麻 10g	陈皮 10g
丹参 30g	麦冬 10g	五味子 6g	瓜蒌 30g
钩藤 10g	生晒参 10g	升麻 3g	当归 10g
黄芪 15g			

水煎服，日 2 次。

取穴：百会、中脘、气海、内关、列缺、太渊、足三里、三阴交、丰隆、公孙。

手法：平补平泻，留针 30 分钟。

医嘱：避风寒，慎起居。

诊疗经过：住院治疗 7 天出院，诸症消失，嘱做好二级预防。

按语：

患者发病时见头晕，中医认为，眩晕的病机不外风火痰瘀虚，是本虚标实之证。以肝肾亏虚、脾失健运为本，风火痰瘀为标。《素问·至真要大论》有“诸风掉眩，皆属于肝”之说。张仲景则指出痰饮是眩晕的发病原因之一。朱丹溪提出“无痰不作眩”，而临床上，多数患者属于风火痰瘀虚。应用半夏白术天麻汤以清痰息风，补虚化痰，诸药合用，则风可息，痰可清，火可逆，瘀可祛，并可益气健脾，滋养肝肾。

本例患者既有痰湿中阻的表现，又有气血不足的征象，中脘为胃经募穴，又为腑会穴，具有健脾和胃、行气化痰之功效。内关为心包经之络穴，既可清心开窍，又可宽胸理气，可加强中脘化痰之功。公孙为脾经络穴，与内关相配，为八脉交会穴之一，可治胃、心、胸之疾，脾为生痰之源，公孙可健脾养胃，促进运化，减少生痰。列缺为肺经络穴，宣肺理气化痰。丰隆为化痰要穴。百会、中脘、气海、太渊、足三里、三阴交为周老经验“补中益气方”，针刺可补益气血，增强体质。患者针药并用，恢复良好。

二、中风急性期

医案一

姓名：张某　性别：男　年龄：43 岁　初诊日期：1996 年 10 月 8 日

主诉：右手活动不利伴言语欠清 3 天。

现病史：3 天前无明显诱因出现言语欠流利，稍感舌强，伸舌右偏。后又觉右手写字欠灵活，伴神疲乏力，纳可，寐安，二便调。今来就诊。

既往史：高血压 1 年。一周前曾连续 3 天进食羊肉过多。

药敏史：否认食物及药物过敏史。

中医诊查：舌红，苔白黄相兼，脉数。

中医诊断：中风 – 中经络（阳亢化风，经络痹阻）。

西医诊断：脑梗死。

立法：平肝潜阳，通经活络。

取穴：百会、廉泉、通里、神门、内关、足三里、照海、三阴交、太冲。

手法：平补平泻，留针30分钟。

按语：

羊为火畜，甘温，暖中，补气，多食动气生热。患者既往高血压，为阴虚阳盛之体，多食羊肉，动气生热，燥火克金，收敛不及，阳亢化风，夹素体痰浊阻于经络。“天不足西北，故西北方阴也，而人右耳目不如左明也。地不满东南，故东南方阳也，而人左手足不如右强也……故俱感于邪，其在上则右甚，在下则左甚，此天地阴阳所不能全也，故邪居之。”舌为心之苗，同气相求，故舌强神疲而肢体活动不利，病在右。舌红，舌苔黄白，脉数，皆为火。肝主疏泄，主风，主曲直，故治在肝。治以平肝潜阳，通经活络。

周老根据中医经典理论与临床实践总结，认为“治风别内外”，他认为治风大致可分为6方：醒神开窍方，回阳固脱方，中风解语方，平肝息风方，手足十二针方，祛风通络方。结合本病例患者情况予“中风解语方”合“手足十二针方”加减。百会是督脉穴位，督脉为阳脉之海，统帅全身阳气，且位于人体之巅，为阳中之太阳，调节阳气要穴，脑为元神之府，具开窍醒神、安神镇静、益气升阳、清热泻火之功，有“一窍通百窍通”的作用，又有“治病先治神”的意义。廉泉为任脉穴位，舌咽部局部穴，刺之可通调局部气血，使经脉畅通，而达言清语利之效。通里为手少阴心经络穴，神门为心经原穴，心主血脉，为神明之府，开窍于舌。通里既有开窍醒神、解语通络之功，又可通小肠经，泻火利水，神门可养血安神，二者协同百会醒神开窍。照海为足少阴肾经穴位，肾经循喉咙，挟舌本，络心，注胸中，通里、照海上下相应、水火相济，直达病所，可奏通络解语之功效。内关为手厥阴心包经之络穴，可助化痰解语通窍。

足三里为足阳明胃经的合穴，阳明为多气多血之经，三阴交为足太阴脾经穴位，二者相配能健运脾胃，祛痰湿。又三阴交为足三阴经之交会穴，可壮水之主，以制阳光，有从阳引阴、以阴配阳之意，既调气血，又通经络。太冲属阴主血，为肝经原穴，可平肝潜阳，调畅经络。

中风与西医学急性脑血管病大致相同，是临床一种以神经功能缺失为表现的常见急性病。主要分为出血性脑血管病及缺血性脑血管病。中医一般认为本病多与五志过极，心火内燔，火化风动；或情志不疏，肝阳上亢；或痰火内扰，上扰清窍；或房劳过度，水不涵木等而至虚阳上越有关。周老经多年的临床观察，认为该病的发生与王清任的气虚血瘀观点有密切的关系。气血瘀滞，经脉不通，成为中经络；由于气虚不能摄血成为中脏腑之脱证。本病可分为四型：肝风内动（相当于短暂性脑缺血发作）、中经络、中脏腑、后遗症（相当脑血管病恢复期）。

医案二

姓名：李某　性别：女　年龄：53 岁　初诊日期：2017 年 9 月 13 日

主诉：突发意识丧失，昏迷 1 个月（以妹妹代诉）。

现病史：2017 年 8 月 13 日住院治疗，诊断为脑干出血，当日进行手术，术后 3 日再发出血，至今 1 个月尚未苏醒，血压 140/90 mmHg，体温最高达到 39℃。术后检查发现患有糖尿病，空腹血糖 7.8mmol/L、餐后血糖 11.2mmol/L，口服二甲双胍降糖。

既往史：两次脑梗死病史（2010.9，2017.8.7）。

家族史：家属否认有相关遗传病史。

中医诊查：眼神呆滞，神识昏蒙，舌、脉具体不详。

中医诊断：中风（中脏腑之闭证）。

西医诊断：脑出血。

立法：清热豁痰，开窍醒神，平肝息风。

处方：

方药1：

石菖蒲15g　广郁金15g　天麻10g　豨莶草15g

水蛭3g　龟甲胶15g[烊]　炒苍白术各10g　广陈皮10g

茯苓10g　羚羊角丝2g　赤白芍各10g　西红花2g

冰片2g[冲]　生地黄15g　北沙参15g　五味子6g

麦冬15g

自备天然牛黄1g，麝香1g（另包，一剂约0.3g）。

三剂。

（家属误用麝香用量，处方为1g分三剂冲服，实际给药为每剂1g，三剂共服用3g。）

方药2：

上方去冰片、麝香、牛黄，加北黄芪20g，防风10g，无柄灵芝10g。

服法：灌服。

取穴：百会、神庭、攒竹、人中、中脘、关元、天枢、内关、通里、丰隆、公孙、照海、太冲。

手法：平补平泻。

医嘱：方药1服完，若苏醒改续服方药2，待周老出诊再行调方。

诊疗经过：

2017年10月11日复诊：家属诉服方药1一剂后患者苏醒，

意识恢复，能通过手脚的动作来应答，右半身有知觉，咳黄脓痰，无发热，胸部X片示肺部感染。血压139/87 mmHg。

方药3：

石菖蒲10g	广郁金10g	归10g	生炙黄芪各20g
防风6g	无柄灵芝10g	丹参10g	炒苍白术各10g
石斛15g	生地黄15g	麦冬15g	北沙参15g
天麻10g	豨莶草15g	水蛭3g	西红花2g
桑枝15g	川牛膝10g	羌活10g	鸡血藤20g

医嘱：按此方服两周，再行复诊调方。因吞咽受限，告知家属喂食糊状食物，避免呛咳。

2017年10月25日复诊：患者目前可行吞咽动作，右侧肢体可见自主活动，左半侧肢体仍不能活动。立法活血化瘀，通经活络。针刺同前。

方药4：

当归尾15g	生黄芪30g	红花10g	桃仁泥10g
地龙10g	川牛膝10g	川芎10g	赤白芍各10g
石斛15g	北沙参15g	麦冬15g	五味子6g
桑枝15g	西红花2g	水蛭3g	豨莶草15g
鸡血藤30g	海风藤20g		

2017年11月29日复诊：意识清楚，右侧肢体恢复良好，咳黄痰，舌尖红，脉细弱。于原针刺取穴基础上加“手足十二针”，平时以加强功能锻炼为要。

方药5：

天麻10g	法半夏6g	茯苓10g	炒苍白术各10g
瓜蒌10g	生黄芪30g	归尾10g	赤白芍各10g
桃仁10g	西红花2g	水蛭3g	豨莶草15g

浙贝母 10g　北沙参 15g　麦冬 15g　五味子 6g
牛膝 10g　鸡血藤 30g　郁金 10g　海风藤 20g

按语:

首诊家属代述，患者高烧不退，昏迷不醒，为达到急救促醒之目的，治以清热豁痰，开窍醒神，菖蒲郁金汤为底，加上辛凉之冰片、辛温之麝香、豁痰之牛黄，共奏开窍醒神之功，佐以活血逐瘀、养阴凉血之品，如龟甲胶、羚羊角丝、水蛭及西红花等，上方先服三剂，苏醒后停服，改以玉屏风散加无柄灵芝等恢复正气之药。其后分别依据当时病证，阶段性施以不同用药方针，补益正气、活血化瘀、化痰通络等，如常用之补阳还五汤、半夏白术天麻汤，以及通经活络的习惯用药桑枝、豨莶草、鸡血藤、海风藤、牛膝等。从此例能看出周老的治病思路，用药平淡温和，不求特效、峻猛，亦能取得良好的疗效。

周老十分重视“神”在疾病发展中的作用，提出了“治病先治神”的理论。患者昏迷不醒，意识丧失，是神不归其位的表现，治疗上须特别留意，其中百会、神庭、攒竹是周老常用穴，临床应用尤以镇静安神为首任，而达清眩健脑、益智安神之效。人中、内关、丰隆能起到豁痰息风、醒神开窍之功。通里配照海，为手足少阴经之穴，主阴分的出入转枢，能清热泻火，上下相应，水火既济，直达病所。对于中风偏瘫患者，常用王乐亭教授“手足十二针”，此为治疗半身不遂的首选方，功效通经活络，调气和血。其中曲池、合谷为手阳明大肠经之合穴、原穴，足三里为足阳明胃经之合穴，三穴并用，阳明经为多气多血之经，同名相接，上下相通，助气行血，气血阻滞或气血不足均可针刺，起到针灸双向调节之功。阳陵泉为八会穴中的筋会，气血壅滞、筋脉拘急之证，刺之均有疏利关节之效果。内关为手厥阴心包经之络穴，特别是对于中脏腑之闭证，具有醒神开窍之用。三阴交为足太阴脾经穴，肝脾肾三阴经之交会穴，与上述诸穴相和，实有从阳引阴、以阴配阳之意，既调气血，又通经络。

本案周老根据疾病发生发展的不同阶段，进行相应的辨证和治疗，强调在疾病发展的不同阶段，应采用不同的治疗方法，急则治其标，缓则治其本。

三、中风恢复期

医案一

姓名：李某　性别：女　年龄：67 岁　初诊日期：2016 年 2 月 17 日

主诉：行走不稳 4 月余。

现病史：患者 2015 年 10 月 16 日突发意识障碍，于顺义区医院内科就诊，查头颅 CT 示小脑蚓部及左侧小脑出血破入脑室，经住院系统治疗，脑出血吸收，留有头晕、行走不稳、走路蹒跚等症状，走路需家人搀扶。后回家自行锻炼，4 个月来效果不佳，于我门诊就诊。症见：头晕，走路不稳，不能离开家人搀扶，四肢活动尚可，纳食可，夜寐安，二便调。

既往史：高血压病史 5 年，糖尿病史 3 年。

家族史：父亲有脑梗死病史。

中医诊查：神清，反应迟钝，四肢肌力 5 级，闭目试验（+），左上肢共济失调，言语謇涩。舌暗红，苔黄腻，脉弦滑。

中医诊断：中风病 – 中经络（痰瘀阻络）。

西医诊断：小脑出血 – 恢复期。

立法：息风化痰，活血通络。

取穴：四神方、化痰方、后溪、申脉、风池、风府、廉泉、天容。

手法：平补平泻，留针30分钟。

医嘱：调畅情志，饮食清淡，加强平衡功能锻炼。

诊疗经过：

2016年3月10日，针刺治疗10次：自觉走路较前平稳，仍需四脚拐杖辅助行走，已脱离家人搀扶，语言謇涩好转，嘱继续康复锻炼。

2016年4月5日，针刺治疗20次：已能独自弃拐步行100～200米，头晕、语言謇涩明显改善，针灸巩固治疗。

按语：

出血性脑卒中是中老年人的常见病、多发病，起病较急，症状迅速达到高峰，出现局灶性神经功能障碍，因出血部位不同而症状表现各异。小脑出血约占脑出血的10%。小脑蚓部出血为躯干型共济失调，主要表现为坐立不稳，行走时易向前跌倒，严重影响其平衡功能；而小脑半球出血，主要表现为同侧肢体共济失调，取物不稳等症状，一般小脑出血可伴有头晕等后循环症状，但多不伴有肢体瘫痪。目前西医对于小脑出血遗留平衡障碍的治疗，主要是以进行平衡功能和精细运动的康复训练治疗为主。

中医称脑出血为中风，常以突然昏仆，不省人事，半身不遂，言语謇涩为主症，其发病原因很多，病情变化快，多由痰瘀所致。本患者年老体虚，平素嗜食肥甘厚味，日久化湿生痰，风痰上扰，气血并壅于上，蒙蔽清窍，形成中脏腑之重症。痰阻经络，瘀闭不通，瘀血阻络，而出现言语謇涩、行走不稳等症，中医针灸治疗本病有独特疗效。

本案中，四神方即百会、四神聪、神庭、本神、神门，是周老根据多年临床经验总结出的针灸处方，治疗以精神、情志、记忆、思维为主要病变的疾病，如中风、眩晕、痴呆等有良好的疗效。诸穴合用，既有镇静安神之效，又有益智补元之功，是周老“治病先治神”学术思想在针灸治疗脑病方面的体现。

化痰方由中脘、内关、公孙、丰隆、列缺穴组成。周老认为中风主要责之于痰瘀，其中痰是重要的致病因素。中脘是胃之募穴，又为腑会，可健脾和胃，行气化痰；内关为心包经络穴，可清心开窍，宽胸理气，加强中脘开胃化痰作用；公孙为脾经络穴，为八脉交会穴之一，与内关相配，可治胃、心胸之病，脾为生痰之源，公孙健脾养胃，促进运化，减少生痰之源，治痰之本；列缺为肺经络穴，宣通肺气，理气化痰；丰隆为胃经络穴，是健胃化痰经验穴。诸穴合用，共奏行气化痰之效。

风池为祛风要穴，为足少阳、阳维经之会，有醒脑开窍、清上治眩的作用，为中风病常用腧穴；风府为督脉腧穴，《通玄指要赋》载：“风伤项急求风府”，督脉从风府入脑，故针刺风府可增加后循环系统供血作用。后溪、申脉为八脉交会穴，一上一下，分别通于督脉和阳跷脉，为窦汉卿的《针经指南》常用腧穴，周老用两穴配合，常用来治疗小脑病变和锥体外系病变，对共济失调、平衡障碍、震颤等病证有显著效果。廉泉为任脉穴，是任脉与阴维脉交会穴，具有清热利咽、解语息风、通调经络之功；天容，为小肠经腧穴，又是咽喉部邻近穴，有清解少阳、通利咽喉之效，两穴配伍合用，是周老治疗中风失语、吞咽困难的一组常用对穴，称之为“中风解语方”，两穴三针的针刺方向均是向舌根方向斜刺，深度为 1 ～1.5 寸。另外需要强调的是，本病除针灸治疗外，加强肢体运动和平衡功能康复锻炼也是必不可少的。

医案二

姓名：陆某　性别：女　年龄：55 岁　初诊日期：2016 年 11 月 4 日

主诉：右侧肢体活动不利伴言语不利 20 天。

现病史：患者 20 天前无明显诱因出现右侧肢体活动不利，无意识障碍，无头晕、头痛，无恶心、呕吐，遂就诊于“武警总医院”急诊科，查头颅 CT 提示“脑梗死”，予“阿替普酶”行静脉溶栓治疗，溶栓后肢体活动未见明显好转，夜间逐渐出现言语不利，复查头颅 CT 未见脑出血，予脑保护剂、改善脑循环等治疗后症状好转出院。刻下症见：右侧肢体活动不利，站立行走尚可，神疲乏力，言语不利，偶饮水呛咳，纳眠可，夜尿 1 ～2 次，大便正常。

既往史：高血压病 20 余年；发现高脂血症、动脉粥样硬化 20 天；20 年前因“肺部肿瘤”行手术切除（具体肿瘤及术式不详）。否认其他病史。

家族史：否认家族遗传病史。

中医诊查：舌暗淡，苔白，脉沉而无力。

中医诊断：中风病 – 中经络（气虚血瘀）。

西医诊断：脑梗死（恢复期）。

立法：益气活血，通经活络。

处方：补阳还五汤加减。

取穴：神庭、百会，廉泉、天容，中脘、气海、太渊、三阴交，曲池、合谷、内关、足三里、阳陵泉、三阴交。

手法：平补平泻，留针 30 分钟。

诊疗经过：

治疗 2 周后，患者症状较前减轻，吞咽功能改善明显，肢体仍有乏力感。治疗过程中患者逐渐出现情绪波动，调整针刺诊疗方案为：①百会、风府，廉泉、天容，风池、肩髃、曲池、合谷、环跳、委中、阳陵泉、悬钟、太冲；②五脏俞加膈俞。两组穴位交替。

治疗4周后，患者肢体功能基本恢复，右侧肢体略有乏力，进食饮水无明显障碍。嘱患者继续间断治疗，可继续用补中益气方、老十针调理。

按语：

通过临床实践观察，周老认为本病病机以气虚血瘀为主。盖因气为血帅，血为气母，气行则血行，血行风自灭，气虚者无力运血，久之则瘀阻经络而导致半身不遂。治疗本病首选神庭、百会，醒神开窍；百会、中脘、气海、太渊、足三里、三阴交六穴，周老称之为"补中益气方"，可获益气升阳、补虚益损之效。廉泉、天容两穴配伍而用，是周老治疗中风失语、吞咽困难的一组常用对穴。

"手足十二针方"由曲池、合谷、内关、足三里、阳陵泉、三阴交组成，是王乐亭从手足部五输穴精选而成，功效通经活络，调气和血，是治疗半身不遂的首选方，可用于中风病急性期、恢复期、后遗症期各期的治疗。

"纠偏方"由百会、风府、风池、肩髃、曲池、合谷、环跳、委中、阳陵泉、悬钟、太冲组成，功效为通调气血，疏利关节，适用于风阻经络所致半身不遂，可在中风恢复期时与"手足十二针"交替使用。

"五脏俞加膈俞方"作为调节全身阴阳、气血、脏腑功能的通用方剂应用，更可用于"治神"，治疗属气血虚弱、脏腑亏虚、阴阳失调所致精神、情志疾病时，针刺"五脏俞加膈俞"补五脏以“补益安神”。

“老十针”穴位组成为上脘、中脘、下脘、气海、天枢、内关、足三里。主要功效是调中健脾，理气和血，调理胃肠。适用于半身不遂，伴肠胃不和，食少纳呆，脘腹胀满等。临床主要用于治疗消化系统疾病，亦为针灸治疗中风的基础要方。

从西医学角度去认识，其病多为高血压动脉硬化，血液黏稠度较大，血流缓慢而形成血栓，梗塞于脑部血管而成，与气虚血瘀的理论颇为接近。以上穴组在治疗中风病、后遗症及其二级预防时进行针刺（特别是老十针、补中益气方）可在一定程度上调节血压、血脂及血糖，但尚需进一步临床验证。

医案三

姓名：邓某 性别：男 年龄：52岁 初诊日期：2017年12月11日

主诉：右侧肢体活动不利伴言语不利2个月。

现病史：患者2017年10月7日在安静状态下出现右侧肢体活动不利，言语欠清晰，无头晕、头痛，无恶心、呕吐，无意识不清。在当地医院查头颅核磁，诊断左侧桥脑、枕叶新发脑梗死。刻下症见：右侧肢体活动不利，上肢不能抬离床面，下肢可勉强抬离床面，言语欠清晰，右侧口角㖞斜，纳可，眠差，二便调。

既往史：高血压病史。否认其他病史。

家族史：无家族遗传病史。

中医诊查：舌红，苔薄黄，脉弦。

中医诊断：中风病－中经络（风火上扰）。

西医诊断：脑梗死（恢复期）。

立法：平肝清热，息风通络。

处方：天麻钩藤饮加减。

天麻 9g	川牛膝 12g	钩藤 12g	石决明 18g
山栀 9g	杜仲 9g	黄芩 9g	益母草 9g
桑寄生 9g	夜交藤 9g	茯神 9g	

颗粒剂，日 2 次。

取穴：百会、神庭、头部运动区（左）、地仓（右）、颊车、廉泉、肩髃（右）、曲池、内关、合谷、髀关、梁丘、足三里、阳陵泉、三阴交、悬钟、丘墟、足临泣、太冲。

手法：头部穴位用平刺，地仓、颊车透刺，廉泉采用苍龟探穴，余穴位直刺或斜刺。留针 30 分钟。

医嘱：调整情绪，注意休息，配合肢体康复锻炼。

诊疗经过：

治疗 2 周后，饮水呛咳缓解，右上肢仍不能抬离床面，右下肢可部分对抗阻力，可在床边站立。

治疗 3 周后，右上肢可抬离床面，右手握力仍差，可扶行数步。

治疗 2 个月后，可独立行走，右手可持物，可部分对指。

按语：

脑干梗死是指椎－基底动脉及其分支血管因动脉硬化、栓塞、痉挛，或炎症，导致上述动脉狭窄或闭塞而引起的中脑、桥脑、延髓缺血，从而出现相应的神经系统症状和体征。本病严重者常可危及生命。脑干梗塞最常见于桥脑，发病较急，主要表现为偏瘫或四肢瘫，吞咽及发音困难，高热，意识障碍（昏迷、缄默症等）。西医治疗包括溶栓、抗血小板聚集及抗凝、神经病保护剂应用、血管内介入和手术治疗等。

中医认为中风有外风和内风之分，外风因感受外邪（风邪）所致；内风属内伤病证，多指内伤病证的类中风，多因气血逆乱、脑脉痹阻或血溢于脑所致，以突然昏仆、半身不遂、肢体麻木、舌謇不语，口舌㖞斜，偏身麻木等为主要表现，并具有起病急、变化快的特点。

本患者同时存在脑干梗死和枕叶梗死，针刺百会、神庭先治神；头部运动区激发头皮反应区；手足十二针（曲池、合谷、内关、足三里、阳陵泉、三阴交）通经活络，调气和血，是治疗半身不遂的首选方；纠偏方中的肩髃、曲池、内关、合谷、阳陵泉、悬钟、太冲通调气血，疏利关节；丘墟、足临泣疏利关节；髀关、梁丘为多气多血阳明经穴，改善偏瘫侧气血偏枯；地仓、颊车、廉泉改善面部经脉不通，吞咽障碍。本患者同时配合肢体康复训练，多重治疗，故而疗效明显。

医案四

姓名：孙某　性别：男　年龄：72岁　初诊日期：1996年9月24日

主诉：双下肢力弱，言语不利，饮食发呛1月余。

现病史：1个月前因“脑梗死”在外院住院治疗，症状稍见好转后出院。现症见：双下肢乏力，言语不利，饮水发呛，进食困难，寐安，二便尚调。情绪失控，悲伤易哭。

既往史：1986年曾患脑梗死，遗留左侧偏瘫。

药敏史：否认食物及药物过敏史。

中医诊查：舌暗淡，苔腐，脉弦缓。

中医诊断：中风病－中经络（肝郁脾虚，气血不畅）。

西医诊断：脑梗死（恢复期）。

立法：疏肝健脾，理气通络。

取穴：百会、神庭、神门、通里、中脘、气海、足三里、三阴交、太冲。

手法：平补平泻，留针 30 分钟，每周治疗 3 次。

诊疗经过：

针刺治疗 10 次，情绪较前略好转，双下肢乏力减轻。

针刺治疗 20 次，呛咳次数明显减少，言语较前清楚。

针刺治疗 30 次，情绪平稳，生活基本自理。

按语：

肝主筋，脾主肉，足受血而能步；咽为七冲门之一；血气者，人之神，神有余则笑不休，神不足则悲。故肝郁脾虚，气血不畅可见上述症状。

周老在临床观察中发现，中风患者证型多是气血不调，阻滞经络。通过摸索和不断筛选，周老创立了针灸“补中益气方”，除可治疗气虚血瘀证中风外，还可用于脾胃虚寒，中气不足，水湿不化，营卫失调，虚劳损伤等证。取穴为百会、中脘、气海、太渊、足三里、三阴交。百会是诸阳之会，可益气升阳行血；腑会、胃之募穴中脘，胃经合穴足三里，二者可健脾和胃，调和气血，升清降浊；气海属任脉，任脉总任一身之阴，气海又为元气生发之处，有蒸腾气化、温暖下元之效，可谓阴中阳穴，可治虚劳诸不足；足三阴经交会之三阴交，可健脾益气，培补精血，益阴助阳，偏于治血；太渊为周老常用效穴，为肺经原穴、脉会，肺主一身之气，血行脉中，气为血之帅，故有益气养血、行气活血之功。本患者吞咽、情志、言语不利症状较明显，肢体活动障碍不重，仅为双下肢无力，故以治神、健脾胃、调情志为主，在补中益气方中去益气养血之太渊，加肝经原穴之太冲，肝主疏泄，气血调畅则情志正常；手少阴心经络穴通里、原穴神门，解语通络，养血安神；督脉之神庭，乃神之居处，居庭则神安，离庭则神动，有安神之效。

四、中风后遗症期

姓名：蔡某　性别：女　年龄：64岁　初诊日期：2017年1月7日

主诉：右侧肢体活动不利10年。

现病史：患者10年前患脑出血后，遗留右侧肢体活动不利，言语不利等。平日外出活动、如厕等均可自理，近1周来天气转凉，患者自觉右侧肢体活动不利加重，少气懒言，言语謇涩，怕冷，衣着较他人厚重，纳少，小便频，大便无力。

既往史：高血压多年。

家族史：父母均因脑血管病去世。

中医诊查：舌淡暗，苔白，脉弦细。

中医诊断：中风后遗症（气虚血瘀）。

西医诊断：脑出血后遗症。

立法：益气活血，化瘀通络。

处方：补阳还五汤加减。

生黄芪120g　当归尾6g　赤芍10g　地龙10g
川芎10g　红花5g　桃红10g　党参10g
淡附片10g　牛膝10g　丹参20g

颗粒剂，日2次。

取穴：百会、神庭、中脘、气海、天枢、曲池、手三里、太渊、内关、合谷、足三里、阳陵泉、三阴交、太冲。

手法：平补平泻，留针30分钟。

医嘱：避风寒，慎起居。

诊疗经过：

2017 年 1 月 25 日复诊：气短乏力症状改善，畏寒及肢体僵硬症状仍未减轻，加芍药 20g，甘草 10g，木瓜 10g。

7 剂后症状基本恢复，日常生活自理状态。

按语：

周老认为中风后遗症患者多为气虚血瘀证，在针灸“老十针”“补中益气方”基础上，配合中药补阳还五汤以增进疗效。补阳还五汤出自清代王清任《医林改错 · 卷下 · 瘫痿论》，主治中风及中风后遗症，是中风病的常用方剂。君药是生黄芪，重用大补脾胃之气，臣药当归尾，长于活血，兼能养血，因而有化瘀而不伤血之妙。佐药赤芍、川芎、桃仁，助当归尾活血祛瘀；地龙活血通络。此方的配伍特点是大量补气药与少量活血药相配，气旺则血行，活血而又不伤正。黄芪用量宜大，如仅用黄芪 20 ～30g，临床效果不佳，只要患者确为虚证，没有阴虚阳亢的表现，大量使用黄芪不会使患者血压升高，产生不良后果。现代研究认为黄芪能增加心肌收缩力，保护心血管系统，抗心律失常，扩张冠脉和外周血管，降低血压，降低血小板黏附力，减少血栓形成。而对于活血药，用量则不宜大。过去曾经认为患者如有瘀血表现，用大量活血药可以起到活血通络作用，但事实并非如此。因为气动血静，气非血不和，血非气不行，气血相辅相成，如果活血药加大，黄芪用量反而转轻，就会气劲不足，血不能行，就无法达到通络之目的。故活血药的总量不能超过黄芪的用量。本例病人，久病正气亏虚较重，除气虚外，阳虚症也明显，故在给予大量补气药物的同时，给予温肾阳的药物，患者也未出现血压升高的表现，因久病只能维持基本状态，故未再坚持服药。

针刺百会、神庭二穴，镇静安神，体现治病先治神的原则。中脘、气海、天枢、手足三里、太渊、三阴交为针灸补中益气方。在汤剂大量补气的基础上，再增强补益气血的功效。再取合谷、太冲平肝息风通络。

针药结合，患者恢复至日常状态。

第二节 痉证

医案一

姓名：李某 性别：男 年龄：42 岁 初诊时间：2014 年 4 月

主诉：颈部痉挛，左斜 1 年余。

现病史：患者 1 年多前无诱因出现颈部痉挛，向左偏斜，伴颈部及肩部疼痛不适，后症状逐渐加重，于外院诊断为痉挛性斜颈，予药物（具体不详）治疗后，症状时好时坏，工作紧张劳累后症状加重，现已影响工作、生活，纳眠可，小便黄，大便可。

既往史：既往体健。

家族史：否认家族遗传病史。

中医诊查：舌暗红，苔白，脉弱。

中医诊断：痉证（寒凝经脉）。

西医诊断：痉挛性斜颈。

立法：温阳通经。

取穴：局部火针，百会、神庭、攒竹、后溪、申脉、绝骨。

手法：平补平泻，留针 30 分钟。

诊疗经过：

针刺治疗 3 次后：患者自诉每次针刺后颈部舒适轻松，颈肩疼痛感减轻，颈部痉挛不明显，但 2 ～3 小时后，颈部仍痉挛、左斜。

针刺治疗 7 次后：患者自觉颈部痉挛缓解较明显，每日下午工作劳累后仍出现颈部痉挛，但已较前明显减轻。

按语：

痉挛性斜颈是一种以颈肌扭转或阵挛性倾斜为特征的锥体外系器质性疾患，临床表现为起病缓慢，头部不随意的向一侧旋转，颈部则向另一侧屈曲。可因情绪激动而加重，病情多变，有轻度或偶尔发作至难于治疗等不同程度，本病可持续终身，可导致限制性运动障碍及姿势畸形，病程通常进展缓慢，1 ～5 年后呈停滞状态，部分病人发病后 5 年内可自发痊愈，通常为年轻发病、病情较轻者。1/3 病人有其他部位张力障碍的表现，如眼睑、面部、颌或手不自主运动（如痉挛），在睡眠状态时可消失。该患按临床表现为侧挛型，程度为中度。

中医认为此病隶属中医痉证、痉风、振掉范畴。病机在于窍闭神妄，痰浊，湿热等病邪阻滞经络，上蒙清窍，或督脉失养，阴虚筋燥，导致神机妄动，经筋结聚无常，拘挛弛纵混乱而发此病。

周老认为“轻病多由痰作祟，顽疾必兼痰和瘀”，故治疗予局部火针点刺以温经行气、活血化瘀，此外用后溪、申脉两穴，后溪主治督脉病症，“督脉并于脊里，上至风府，入属于脑”；申脉主治阳跷脉病症，阳跷脉“沿髀胁上肩”，正所谓“经脉所过，主治所及”。后溪配申脉，对于项、肩胛部病症有很好的治疗作用。

医案二

姓名：李某　性别：女　年龄：54岁　初诊日期：2017年3月12日

主诉：颈部痉挛伴疼痛2年余。

现病史：2年余前出现颈部痉挛，诊为痉挛性斜颈，曾予肉毒素治疗症状缓解，后再次复发。现颈部痉挛，腰部疼痛，四肢发麻，左腿部疼痛，心慌，眠差，便溏。

既往史：体健。

家族史：否认家族遗传病史。

中医诊查：舌淡暗，苔水滑，脉沉缓。

中医诊断：痉证（寒凝经脉）。

西医诊断：痉挛性斜颈。

立法：温阳通络。

处方：

白芍 30g	桂枝 6g	葛根 10g	生龙牡各 30g 先煎
柴胡 10g	郁金 10g	茯神 15g	合欢花 10g
砂仁 6g	陈皮 10g	鳖甲 15g 先煎	龟甲 15g 先煎
羌活 6g	白芷 6g	全蝎 3g	炙甘草 6g

水煎服，日2次。

取穴：督脉十三针、风池、阿是穴。

手法：阿是穴火针点刺，余穴平补平泻，留针30分钟。

医嘱：忌劳累，清淡饮食。

诊疗经过：

2017年3月23日，针药并施后，诸症均轻，尤以睡眠改善明显，现纳少眠安、二便调，唯颈项仍不自觉左转，双耳后疼。

2017年3月28日，针刺治疗5次后，症状缓解。

按语：

颈部分布有多条经脉及其对应的经筋，与本病有密切联系的经脉有少阳经、阳明经、太阳经、督脉、阳跷脉和阳维脉。本案患者颈腰不舒，以督脉病症为主，周老火针点刺局部阿是穴，以温经行气，活血化瘀。针刺督脉十三穴，调节阳经气血，强壮腰脊。

方剂为合方，从羌活胜湿汤化裁，加解痉柔筋的白芍及葛根，可以祛风除湿，散寒解肌，疏筋活络；鳖甲、龟甲软坚散结；生龙骨、生牡蛎安神；柴胡、郁金、合欢花疏肝解郁；陈皮具理气降逆、调中开胃、燥湿化痰之功。针药并用，达到整体治疗效果，缓解患者的症状。

医案三

姓名：高某　性别：女　年龄：72岁　初诊日期：2017年9月14日

主诉：双眼睑不自主痉挛闭合1月余。

现病史：患者1个月前无明显诱因出现双眼睑不自主痉挛闭合，瞬目较快，刚开始持续数分钟，后来逐渐延长至数小时，在精神紧张、注视人时加重，讲话、咀嚼时减轻，睡眠时症状消失，近日来症状发作时间明显延长，头颅CT检查未见异常。纳食可，夜寐安，二便调。

既往史：既往体健，否认其他病史和服药史。

家族史：否认家族遗传病史。

中医诊查：表情痛苦，双眼睑不自主痉挛闭合，眨眼时间缩短。舌暗红，苔白，脉弦滑。

中医诊断：痉证（肝风内动，痰热上扰）。

西医诊断：Meige 综合征。

立法：清热化痰，镇静安神。

取穴：百会、神庭、攒竹、中脘、手三里、内关、丰隆、足三里、绝骨、合谷、太冲、承泣透睛明、阳白透鱼腰、太阳透丝竹空。

手法：平补平泻，留针 30 分钟。

医嘱：避免情绪波动，合理安排生活起居。

诊疗经过：

针刺治疗 1 次后，当时即觉症状减轻。

2017 年 10 月 9 日，针灸治疗 10 次后，双眼睑痉挛明显减轻，继续针灸巩固治疗。

按语：

Meige 综合征由 Meige 首先报告（1910），是主要累及眼肌和口、下颌肌肉，表现睑痉挛和口－下颌肌张力障碍的综合征，属于运动障碍疾病。其临床特点主要是双眼不自主眼睑闭合或痉挛，持续数秒至数分钟，多为双眼，少数由单眼起病，渐波及双眼，精神紧张、阅读、注视时加重，讲话、唱歌时减轻，睡眠时消失。西医治疗目前给予肉毒素和抗精神药物治疗为主，个体差异较大。

周老治疗此类病症经验较为丰富。其针灸六治学术思想中，其中之一即是“治动”，认为针刺当贯彻“治病先治神”的治疗原则，故百会、神庭、攒竹镇静安神；合谷、太冲四关穴，平肝息风；中脘、内关、丰隆健脾化痰；绝骨为髓会穴，有益智健脑之功；手足三里为周老经验用穴，能通经活络，鼓舞气血。另外，依据病变部位辨证取穴，眼睑痉挛，取眼周围局部腧穴，进行透刺，加强治疗效果，可有效地控制眼睑抽动症状。

第三节 眩晕

医案一

姓名：张某 性别：女 年龄：65岁 初诊时间：2017年3月4日

主诉：反复头晕5年，加重3天。

现病史：患者近5年反复头晕，多在低头或者转头时出现，休息后症状可缓解。3天前转头后出现头晕，视物旋转，恶心，无明显呕吐。卧床休息后症状可减轻，起身活动眩晕症状加重。

既往史：颈椎病病史多年。

家族史：否认家族遗传病史。

中医诊查：舌淡红，苔白腻，脉滑。

中医诊断：眩晕（痰湿阻络）。

西医诊断：椎动脉型颈椎病。

取穴：风池、颈四针。

诊疗经过：针刺1次后患者头晕明显改善。5次后头晕缓解，10次后患者头晕未再发作。

按语：

椎动脉型颈椎病在临床上可见突然转头时出现头晕，并伴有复视、共济失调等脑干症状，使用周老的经验穴颈四针治疗可有效改善椎－基底动脉血流量，改善供血，在临床上疗效显著，患者症状多可以快速缓解。颈四针分别位于后正中线第4～7颈椎棘突下，其中第7颈椎棘突下是大椎穴。以上四穴均位于督脉上，可调督益肾，散风通络。

医案二

姓名：张某 性别：女 年龄：47岁 初诊日期：2013年9月10日

主诉：右耳听力下降20余年，头晕、呕吐1周。

现病史：20余年前无明显诱因右耳出现听力下降，经诊治现听力为30dB-40dB-45dB-45dB-110dB-110dB。1周前出现头晕，视物旋转，每天呕吐10余次，自觉听力进一步下降，于同仁医院诊断为美尼尔综合征并予静点前列地尔治疗，测右耳听力为60dB-60dB-45dB-45dB-110dB-110dBdB，现仍头晕，偶有呕吐，纳可，眼干，便秘。

既往史：贫血多年。

家族史：否认家族遗传病史。

中医诊查：舌暗淡，苔薄白腻，脉沉细滑尺弱。

中医诊断：眩晕（脾虚失运，风痰上扰）。

西医诊断：美尼尔综合征。

立法：健脾化痰，平肝息风。

处方：

天麻10g	姜半夏6g	茯苓10g	炒二术各10g
竹茹10g	陈皮10g	胆南星6g	天竺黄6g
丹参10g	路路通15g	葛根10g	生磁石15g
生黄芪15g	枸杞子10g	蝉蜕6g	炙甘草6g

水煎服，日2次。

取穴：百会、神庭、攒竹、角孙、翳风、耳门、听会、风池、外关、合谷、足三里、丰隆、公孙、太冲。

手法：平补平泻，留针30分钟。

医嘱：清淡饮食。

诊疗经过：

2013 年 9 月 17 日，服中药 7 剂，针刺治疗 3 次后：头晕减轻，未再呕吐，听力未改善，上方减胆南星、天竺黄，加黄芪 30g，党参 20g。

服中药 7 剂，针刺治疗 3 次后：头晕、呕吐消失，听力改善，右耳听力为 35dB–40dB–45dB–45dB–110dB–110dB。

按语：

美尼尔综合征即梅尼埃病，是膜迷路积水的一种内耳疾病，以突发性眩晕、耳鸣、耳聋或眼球震颤为主要临床表现，眩晕有明显的发作期和间歇期。患者多数为中年人，单耳患病多见。约 25% 的患者在发作前已有耳鸣及耳聋出现，并在发作后加重。

此病多系脾虚湿盛所致，周老常以半夏白术天麻汤加减，方中以半夏燥湿化痰，降逆止呕，天麻平肝息风而止头眩为君；白术、茯苓健脾渗湿为臣；陈皮理气化痰，胆南星、天竺黄清热化痰，诸药相伍，共奏燥湿化痰、平肝息风之功。针刺取穴除了百会、神庭等治神诸穴之外，添加了外关、风池、丰隆、公孙、足三里等祛风化痰的穴位，针药并用，取得满意疗效。

医案三

姓名：杨某　性别：男　年龄：65 岁　初诊日期：2016 年 11 月 27 日

主诉：阵发性眩晕伴耳鸣 10 年，加重 1 周。

现病史：患者 10 年前无明显诱因突发头晕，视物旋转，无意识丧失及肢体活动障碍，持续不缓解，伴耳鸣，恶心、呕吐，就诊于当地医院诊断为“美尼尔综合征”，予止吐、镇静等对症处理后症状减轻，此后眩晕不定期发作，尤其生气或忧郁易诱发，每次持续时间约3天。1周前因生气后情绪激动，再次出现眩晕伴耳鸣，持续不缓解，为求中医治疗来诊。刻下症见：头晕，视物旋转，恶心呕吐，动则尤甚，伴耳鸣，听力下降，平素易咳痰，色白量多，晨起口腻，腹部胀满，纳眠差，二便调。

既往史：既往体健。

家族史：否认家族遗传病史。

中医诊查：舌淡，苔白滑，脉弦滑。

中医诊断：眩晕（风痰上扰）。

西医诊断：美尼尔综合征。

立法：健脾化痰，息风通络。

处方：

半夏15g　　白术20g　　天麻15g　　茯苓30g

陈皮10g　　石菖蒲20g　　旋覆花30g　　蔓荆子30g

生姜3片　　大枣3枚　　生甘草6g

水煎服，日2次。

取穴：百会、神庭、翳风、合谷、太冲、风池、中脘、内关、公孙、丰隆、金津、玉液。

手法：金津、玉液三棱针放血，余穴平补平泻，留针30分钟。

诊疗经过：

2016年12月4日二诊：诸症减轻，眩晕消失，略有耳鸣，仍有恶心欲吐，口苦，舌淡，苔白滑，脉弦滑。中药加白芥子15g继服7剂。后患者电话告知，服用7剂中药后至今未再复发。

按语：

患者年过半百，乃肝郁脾虚之体，素体肝旺，木郁不疏，横犯中州，脾虚生痰，因情志不遂引动肝风，风痰上扰清窍所致发病。风痰上扰，蒙蔽清阳，故眩晕、耳鸣；痰阻气滞，升降失司，故胸膈痞闷，恶心呕吐；内有痰浊，则舌苔白腻；脉弦滑，主风主痰。

治疗方面针药结合，针刺方面首重调神，取百会、神庭安神定志止眩，再以三棱针点刺金津、玉液，以清上逆之火；而后针刺中脘、内关、公孙及“四关”诸穴，以达疏肝健脾、宽胸理气、息风化痰之效，内关、公孙为八脉交会穴之对穴应用；再配翳风清泄少阳经之热。该患者取得疗效的关键在于调神，而调神取效的原因在于该患者起病及加重均由情志不畅引起，充分说明了“凡刺之法，必先本于神”。中药方面用半夏燥湿化痰又善和胃止呕，天麻息风止眩，二药合用为主药，以治风痰眩晕；白术、茯苓健脾祛湿，以治生痰之源；陈皮理气化痰；甘草、生姜、大枣调和脾胃；石菖蒲又善开窍聪耳；旋覆花又善降逆止呕；蔓荆子清利头目，善治眩晕耳鸣，其质轻，性升浮，用之借其升浮之性，助药力功专于上；加白芥子通络，消其伏痰，以绝后患。全方攻补兼施，标本兼治，用药恰当，故效果显著。诸药相合，方简力宏，共同体现化痰息风、健脾祛湿之功。

医案四

姓名：杨某　性别：女　年龄：42 岁　初诊日期：2017 年 11 月 13 日

主诉：反复发作头晕，视物旋转 2 年余。

现病史：患者平素失眠、劳累后易引发头痛，严重时并发头晕，视物旋转，休息后未见缓解，不敢移动体位，无法平衡站立，动则眩晕加重，恶心呕吐、冷汗频出。发作之时需卧床 2 日才能自行缓解，反复发作已达 2 年余。平素家务较繁忙，若未午睡或夜间 23 点前未就寝，必发头痛。听力正常，双耳无不适，经耳鼻喉科确诊为美尼尔综合征。纳可，二便调，夜寐佳。

既往史：既往胆固醇偏高。

家族史：其母及姨皆患美尼尔综合征。

中医检查：肩颈肌肉紧张僵硬。舌淡红，苔薄白，脉寸细、关缓、左弦右滑、尺脉沉弱。

中医诊断：眩晕（痰浊阻遏，上犯清窍）。

西医诊断：美尼尔综合征。

立法：燥湿健脾，涤痰止眩。

处方：半夏白术天麻汤加减。

取穴：百会、风府、风池、大椎、肩井、内关。

手法：平补平泻，留针30分钟。

诊疗经过：复诊自述虽工作繁忙而无法休息，但眩晕头痛情况却未发生，故仍用前法，巩固3次，皆未复发。3个月后来诊调经，得知前症已去。

按语：

眩晕乃清窍失养以致头晕眼花的一类病症。痰饮是眩晕发病原因之一，丹溪提出痰火致眩，无痰不作眩；张景岳提出虚则致眩理论。《灵枢》言：“髓海不足，则脑转耳鸣，胫酸眩冒，目无所视，懈怠安卧。”此患者平素过于劳累，休息不足，且胆固醇偏高，其脉缓，关左弦右滑，为风痰上扰之象；寸脉细，为上焦气道不畅，精气无法顺利上达清窍；尺脉沉，为下元不足，髓海空虚。推断其素体不足，痰浊内生，上扰清窍，清阳不升，浊阴不降。故治以补虚化痰，升清止眩。因其耳症不显，但颈肩僵硬不适，故取风府、风池、大椎、肩井以疏利颈肩气机，加百会升阳升清，内关止晕止呕，风府、风池亦能疏风清热止晕。并配伍中药半夏白术天麻汤加减，方中半夏、炒苍术、炒白术燥湿化痰；羌活、葛根升阳除风祛湿；天麻、生龙牡、赤白芍、钩藤平肝息风止眩；丹参、郁金疏肝解郁，活血行气；熟地黄、山萸肉滋水涵木；细辛温散助化头面痰饮，散浮热，通窍启闭。

医案五

姓名：周某　性别：女　年龄：72 岁　初诊日期：2007 年 12 月 9 日

主诉：头晕乏力 1 周。

现病史：患者 1 周来经常头晕，头脑昏沉，自测血压 130/80mmHg，无恶心呕吐，无肢体偏瘫，到外院就诊，头颅 CT 示脑动脉硬化，未见脑梗死、出血等，予口服银杏叶、眩晕宁等药治疗，化验见甘油三酯略高。患者在家休养后头晕仍时有发作，今来就诊。

既往史：血脂稍高，未服药。心脏房室传导阻滞。

家族史：家族多人患高脂血症、脑血管病。

中医诊查：舌红，少苔，脉弦细。

中医诊断：眩晕（肝肾不足，清窍失养）。

西医诊断：后循环缺血。

立法：滋补肝肾，濡养清窍。

取穴：百会、风池、头维、内关、合谷、太冲、绝骨、照海。

手法：平补平泻，留针 30 分钟。

诊疗经过：

针刺治疗 3 次后，患者自觉头晕缓解，头脑清楚，体力恢复。

针刺治疗 6 次后，诸症消失。

按语：

周老认为老年患者的头晕多因肝肾不足、髓海失养，治疗针绝骨以补髓海，针照海以补肾水，水充木顺，则症状改善。

医案六

姓名：张某　性别：女　年龄：82岁　初诊日期：2017年10月4日

主诉：头晕、心慌半天。

现病史：患者今日与家人生气后出现头晕、心悸等症状，肢体活动自如，无麻木、抽搐等症状。伴有口苦、口干，不欲饮，胁肋胀痛，心腹硬满，寐差，大便10余日未排，小便频数。查头颅CT示桥脑梗死，多发腔隙性脑梗死，脑白质脱髓鞘改变。

既往史：高血压、冠心病多年。

家族史：不详。

中医诊查：舌红，苔黄厚，脉弦细滑。

中医诊断：眩晕（少阳阳明合病）。

西医诊断：桥脑梗死。

立法：和解少阳，清热通腑。

处方：大柴胡汤加减。

柴胡24g　黄芩10g　清半夏18g　生姜9g
白芍10g　枳实12g　大黄12g　大枣20g

颗粒剂，日2次。

取穴：百会、合谷、天枢、阳陵泉、足三里、丰隆、太冲。

手法：平补平泻，留针30分钟。

医嘱：畅情志，慎起居。

诊疗经过：

患者当日未服药，第2天服药，大便未排，自行服用果导片2片，夜间排便，但仍有胸腹胀满，心下痞硬压痛，并出现恶心呕吐，不欲饮食，大柴胡汤证仍在，嘱咐家属予颗粒剂 1 剂服用。服药后，晚间大便数次，排出大量臭秽粪便，头晕心慌症状均减轻，但仍有胸肋胀满，心下痞硬压痛，考虑小陷胸汤证存在，予大柴胡汤合小陷胸汤，大黄减量至 6g。

处方：

柴胡 24g　　黄芩 10g　　清半夏 18g　　生姜 9g
白芍 10g　　枳实 12g　　大黄 6g　　大枣 6 枚
瓜蒌 10g　　黄连 10g

患者服药后，每日排便 1 次，诸症减轻，住院 1 周出院。

按语：

该患者为老年女性，平日性情急躁，爱发怒生气。此为少阳证病因。长期便秘，毒素不能排出，少阳阳明燥火上攻，故见头晕、心慌，予大柴胡汤泄热通便后，头晕心慌症状自然减轻。患者不遵医嘱，自行服酚酞片有通便之效，但症状未见减轻，服中药通便后诸症均减轻，故可见酚酞片有通便之效，并无泄热之功，治病仍需辨证，同一便秘，治法各不相同，此为中医之郁热。另考虑患者高龄体弱，大枣加量，服药 1 剂，大便不通似与此有关，大实有羸状，如明确为大柴胡汤证，需放胆用之，不必顾虑再三，增加补药反而闭门留寇，故大枣减量。

针刺百会、合谷、太冲有清热泻火、平肝潜阳、镇静安神之功，可治疗患者头晕心悸等症。天枢为大肠经募穴，可调和肠胃，疏通大肠腑气，清泄大肠积热；阳陵泉为足少阳胆经的合穴，可清泄肝胆之热；足三里是胃经合穴，可治疗一切胃肠疾患，可导气下行，泻浊通便；丰隆为胃经的络穴，具有导滞降浊功效。四穴共奏消食导滞、泄热通腑之功。

医案七

姓名：焦某　性别：女　年龄：24岁　初诊日期：2017年8月15日

主诉：畏寒、鼻塞1周，头晕、头痛、恶心呕吐2天。

现病史：患者1周前受凉且生气后出现畏寒、鼻塞等症状，未予治疗，2天前自觉头晕，头痛，伴视物旋转，恶心呕吐，于社区医院就诊，予静点舒血宁、前列地尔、天麻素注射液治疗2天，上述症状仍反复发作，故来我院。刻下症见：头晕，头痛，恶心呕吐，乏力，畏寒，鼻塞，颈项不适，口苦口干，纳少，二便调。查体可见水平眼震，肢体活动自如。

既往史：高血压病史多年。

家族史：否认家族遗传病史。

中医诊查：舌淡红，有齿痕，舌体胖大，苔薄白，脉浮，关尺弦细。

中医诊断：眩晕（太阳少阳合病）。

西医诊断：前庭神经元炎。

立法：太少两解。

处方：柴胡桂枝汤加减。

柴胡18g　黄芩10g　生姜9g　法半夏9g
大枣10枚　炙甘草12g　党参20g　桂枝12g
白芍10g　葛根30g

颗粒剂，日2次。

取穴：大椎、风门、外关、合谷、列缺、上星、迎香。

手法：平补平泻，留针30分钟。

医嘱：静点少量激素。

诊疗经过：患者服药后头晕头沉症状明显改善，无恶心呕吐再发。口干口苦明显减轻，再服 2 剂原方无加减。

按语：

前庭神经元炎系因前庭神经元受累所致的一种突发性眩晕疾病，病变发生在前庭神经节或前庭通路的向心部分。病前两周左右多有上呼吸道病毒感染史，眩晕与自发性眼球震颤为其主要临床表现，重症者可伴有恶心、呕吐，但无耳鸣、耳聋，眩晕持续时间较长。

《伤寒论》146 条载，伤寒六七日，发热，微恶寒，肢节烦痛，微呕，心下支结，外证未去者，柴胡桂枝汤主之。柴胡桂枝汤治疗眩晕，多有外感病史，太阳表证未解。治疗失当，或体虚正气不足，致使邪入少阳，出现太阳少阳并病的格局，患者头晕多伴恶心呕吐，不欲饮食（半夏，生姜），口苦口干（黄芩），胸胁苦满（柴胡），头痛，肢体酸痛（桂枝，白芍），颈项不适（葛根），辨证准确，服药后效果立显。

大椎为督脉穴，可疏散风寒，针刺可助阳发汗。风门为足太阳膀胱经穴，膀胱经主表，凡表邪侵入，针刺风门均可疏风散邪外出。外关为手少阳三焦经穴，合谷为手阳明大肠经的原穴，具有疏风散邪之功，凡因外邪引起的头痛、鼻塞、咽痛、咳嗽，均可刺合谷。列缺为肺经络穴，具有解肌发表之功，“头项寻列缺”，针刺可改善颈部不适症状。针刺上星、迎香，宣通鼻窍。

第四节　痫证

医案一

姓名：冯某　性别：男　年龄：22 岁　初诊日期：2014 年

11月14日

主诉：发作性腹部不适20年。

现病史：患者2岁时曾诊断为癫痫。20年来，主要表现为发作性腹部肌肉酸楚感，半梦半醒，症状持续几分钟消失。多年来反复发作，发作时影响正常工作、生活，严重时一天发作6次。长期服用抗癫痫药物，不断调整药物组合，仍间断发作至今，近期于北大医院诊断为“腹型癫痫”。

既往史：体健。否认有家族史，否认药食物过敏史。

中医诊查：舌暗，苔薄白，脉弦滑。

中医诊断：痫证（肾精不足，痰浊阻窍）。

西医诊断：原发性癫痫。

立法：化痰开窍，补肾填精。

取穴：百会、四神聪、神庭、本神、神门、中脘、关元、天枢、内关、合谷、公孙、太冲、丰隆、绝骨。

手法：平补平泻，留针30分钟。

诊疗经过：

前10次均为仰卧位，第11、12次使用“督脉十三针”加后溪、申脉。

至12月初已经针刺治疗12次，发作次数明显减少，1～2次/天，劳累后出现，自觉发作时头脑较清醒。

至12月中旬，针刺治疗17次后，自觉发作已明显减少，且时间短、程度轻，睡眠改善，头脑清醒。继续针刺，并开始用“督脉十三针”配合“五脏俞加膈俞”与前组穴位隔次交替。

按语：

癫痫的针灸治疗，周老以镇静安神（百会、四神聪、神庭、本神、神门，即针灸“四神方”）、化痰（中脘、天枢、内关、公孙、丰隆，即周氏“化痰方”）、平肝潜阳（合谷、太冲）整体治疗为基础进行加减。本例患者先天不足，故加用关元、绝骨补益肾气。本例治疗过程中，亦使用王乐亭的“督脉十三针”以重镇安神及配合“五脏俞加膈俞”调补五脏。“督脉十三针”是金针王乐亭治疗痿病的针灸处方，周老根据督脉入脑理论，应用于脑病治疗，发现其有明显的重镇安神作用。本案体现出针灸治疗癫痫具有较好疗效，在服用抗癫痫药基础上，可降低癫痫发作频率和程度。

医案二

姓名：吕某　性别：男　年龄：29 岁　初诊日期：2011 年 5 月 2 日

主诉：频繁发作腹痛 27 年，加重 2 月余。

现病史：患者 2 岁半时因腹痛突发昏仆，疑为蛔虫所致。后时常发作腹痛，4 岁时在北大医院诊断为癫痫。今年 2 月 20 日意识丧失、肢体抽搐发作 1 次。3 月 17 日晚十点发作一次。近 2 个月受精神刺激后易言语不利，心烦，小发作较为频繁。现服苯巴比妥 30mg 1 日 3 次，卡马西平 200mg 1 日 3 次。纳可，眠欠安，夜尿频，大便不成形。

既往史：体健。

家族史：否认家族遗传病史。

过敏史：否认食物及药物过敏史。

中医诊查：舌红，苔黄腻，脉左细滑、右滑。

中医诊断：痫证（风阳上扰，痰瘀阻络）。

西医诊断：原发性癫痫。

立法：平肝息风，活血通络，化痰定痫。

取穴：

①督脉十三针、譩譆、魂门、志室。

②百会、神庭、本神、鸠尾、天枢、关元、中脘、丰隆、公孙、太冲、内关。

手法：两组穴交替，平补平泻，留针30分钟。

医嘱：调畅情志，忌羊肉，不宜饮酒、咖啡，适当进行体育锻炼。

诊疗经过：

针刺治疗5次后，病转稳定。

针刺治疗20余次后，晨起先自觉右下腹不适，后觉心中烦闷有悲怆感，之后即入无意识状态，呼之不应，无抽搐口吐白沫现象，持续时间5分钟左右，意识自行恢复。嘱其检查精神方面因素，如抑郁焦虑、神经官能症等，并多参加社会活动，保持心情舒畅，后又针刺治疗20余次，病情转归稳定。

按语：

痫证是一种发作性神智异常性疾病，俗称“羊痫风”。其特征是发作时突然仆倒，昏不知人，口吐涎沫，双目上视，四肢抽搐，或口中作如猪羊叫声，少时即醒，一如常人。本例病因为素体虚亏，风痰气逆所致。风痰之症，或因肝旺脾虚，虚而生痰，肝阳化风，痰随风动，或因外风牵动内风，风痰窜袭经络所致，如《医学心语》：“痫症，则痰涎聚于经络也。”所以在饮食方面，忌食羊肉，不宜饮咖啡、酒，以防生痰生火。在生活调理上，应嘱咐病人避免受到精神刺激或过于激动，心态平和，生活要有规律，适当参加文娱活动及体育锻炼。

取穴上：①督脉总督一身之阳气，为“阳脉之总纲”，可清神智、苏厥逆、开关窍，固本扶正。譩譆平督俞，可调节阴阳。肝藏魂，魂门即肝气开固之意也。肾藏志，志室平肾俞，为肾气留驻之处所。三穴功于协调阴阳之逆乱，补益肝肾。

②百会位于颅顶中央，属督脉，也是督脉、足太阳膀胱经、手少阳三焦经、足少阳胆经、足厥阴肝经五条经脉的会穴，别名“三阳五会”，功擅苏神醒脑，配以同属督脉的神庭，共奏镇静安神、开窍醒脑、益气健脑之功。本神属足少阳胆经，也是胆经、阳维脉的交会穴，肝胆相表里，一般肝风内动引起的疾患，它可直接作用于脑部，祛风醒脑。鸠尾为历代针家治疗癫痫之效穴，针刺鸠尾穴，可借以疏郁导气，清心宁神，从而消除各种症状。天枢、关元、中脘为周老用于调理先天、后天之本的常规穴。公孙与丰隆相配，调和脾胃，清热化痰。内关为心包之络穴，可开心窍，豁痰浊，配太冲平肝息风。诸穴相配，以息风定痫，宁心化痰。

医案三

姓名：赵某　性别：女　年龄：10 岁　初诊日期：2017 年 5 月 5 日

主诉：间断发作肢体抽搐 9 年。

现病史：9 年前，患者 8 个月时高热，夜间出现惊厥，持续数分钟，送至医院治疗后热退，神志较清。10 个月时又出现一次惊厥，此后每隔 10 ～15 天即大发作一次，每天夜间小发作双目上视 10 余次，于当地医院诊为“癫痫”，口服抗癫痫药物治疗。现上述症状间断发作，智力较同龄孩子差，眠可，纳差，大便偏干。

既往史：体健。

家族史：否认家族遗传病史。

中医诊查：舌偏红，苔白厚腻，脉沉滑。

中医诊断：痫证（痰浊内蕴，肝风内动）。

西医诊断：继发性癫痫。

立法：宁心化痰，镇肝息风。

取穴：百会、神庭、攒竹、内关、合谷、鸠尾、中脘、天枢、关元、丰隆、绝骨、公孙、太冲、申脉。

手法：平补平泻，留针30分钟。

诊疗经过：经2次针灸治疗，患者肢体抽搐症状减少。针刺治疗5次后，调整穴位，申脉改照海，夜间小发作完全消失。继续治疗30次后计算力、记忆力明显提高。

按语：

痫证是一种发作性神志失常的疾病，其特点为发作时突然倒地，两目上视，口吐涎沫，四肢抽搐，或发出猪羊等叫声。发作后除自感疲劳外，一如常人。本病的发作呈不定时，阵发性，长则一两月、一年半载，短则每周发、每日发，严重者可一日数发不等。发作的时间也长短不一，有的一惊即过，有的数小时不醒而呈持续状态。痫证的发作多与惊恐伤肾、肝气郁结、痰火上扰清窍等有关，亦有先天禀赋不足，气血未充而致的幼儿痫证。

该患者取穴百会、神庭、攒竹为周老常用的镇静安神之穴位组合，体现周老一贯的治神思想。内关、中脘、天枢、丰隆、公孙为周老创立的针灸"涤痰方"化裁，中脘为募穴，又为腑会穴，具有健脾和胃、行气化痰之效。内关为心包之络，宁心化痰，既可清心开窍，又可宽胸理气，可加强中脘的开胃化痰之功。公孙为脾经络穴，与内关相配，为八脉交会穴之一，可治胃、心、胸之疾，脾为生痰之源，公孙健脾养胃，促进运化，实乃治痰之本。丰隆为足阳明胃经的络穴，是健胃化痰的经验穴，据西医学研究，该穴对降低血脂、血液黏稠度有良好效果。肾主骨生髓，脑为髓之海，绝骨为髓会，具有填髓益智之功。合谷、太冲为四关穴，具有镇静安神、镇肝息风的作用。中脘、天枢、关元为金针王乐亭的著名“腹四针”的变方，以关元换掉原来的气海，调理气机，培补先天。鸠尾清心泻火，涤痰定痫，为历代医家之治痫经验穴。周老治疗痫病，注重患者发作时间，白天好发作者加申脉，夜间好发者加照海，每可获得良效。

医案四

姓名：赵某　性别：女　年龄：66岁　初诊日期：2011年10月6日

主诉：发作性意识丧失1年余，加重伴言语欠清、行走不稳10天。

现病史：1年多来出现发作性意识丧失，先后就诊于北京301医院、佑安医院，诊断为“癫痫待查、椎－基底动脉供血不足、焦虑抑郁状态？”近10天伴见言语欠清、行走不稳。现情绪低落，头晕阵作，饮食欠佳，睡眠欠安，大便近10日未行。

既往史：高血压病。

中医诊查：舌暗红，苔白厚，脉滑。

中医诊断：痫证（痰浊瘀阻）。

西医诊断：继发性癫痫。

取穴：百会、神庭、印堂、四神聪、上脘、中脘、下脘、气海、天枢、内关、足三里。

手法：天枢采用提插捻转泻法，余穴行平补平泻。

诊疗经过：针刺治疗3日后，未再出现意识丧失。针刺治疗1周后取穴百会、神庭、印堂、四神聪、曲池、合谷、内关、足三里、阳陵泉、三阴交。住院18天出院，出院时四肢有力，行走无需搀扶，纳眠及二便正常。经我科联系，患者入北京宣武医院神经内科住院检查以明确诊断。患者体内检测出血清抗神经抗体（抗Yo抗体）阳性，宣武医院出院主要诊断为“疑似副肿瘤综合征”。

按语：

副肿瘤综合征（PNS）是指癌肿通过远隔作用引起的神经障碍，而没有癌肿直接侵犯神经系统或代谢性、感染性及血管性并发症表现。PNS出现明显的临床症状可发生在肿瘤发现之前或与之同时发生。抗Yo抗体为特异性神经元抗核抗体，被认为是副肿瘤综合征的标记物之一，与副肿瘤性小脑变性和生殖系统或妇科肿瘤有关。副肿瘤综合征的诊断分为确诊副肿瘤综合征和疑似副肿瘤综合征。本例患者为老年女性，虽无癌肿证据，但抗Yo抗体阳性，入院时的症状、体征为副肿瘤性小脑变性、自主神经病表现，其癫痫发作也与本病相符，符合疑似副肿瘤综合征的诊断标准。

中医认为本案诸症责之于痰瘀内结，以活血化瘀、行气化痰、醒脑宁神为治疗法则。所用处方是已故针灸大师王乐亭经验方，入院第1周采用“老十针”为主，针刺后，患者纳食转佳，大便调畅，且未再发作神昏、头晕等症；第2周起除继用头面部穴位外，改用“手足十二针”。百会、神庭、印堂、四神聪贯穿治疗始终，现代研究已证实此组穴位对改善情绪有确切疗效。

第五节　痴呆

医案一

姓名：郑某　性别：女　年龄：80岁　初诊日期：2017年10月24日

主诉：记忆力减退9月余。

现病史：患者9个月前出现记忆力、计算力减退，于协和医院诊为“中度痴呆”，现双耳聋，言语减少，咽部如有物堵塞，大便少，纳呆，眠可。

既往史：糖尿病史十年。

家族史：否认家族遗传病史。

中医诊查：舌淡，苔白腻，脉弦滑。

中医诊断：痴呆（肾精不足，痰瘀阻窍）。

西医诊断：混合性痴呆。

立法：益肾填精，化痰祛瘀。

处方：

石菖蒲 10g	广郁金 10g	熟地黄 10g	山萸肉 10g
鳖甲 15g	菟丝子 10g	黄精 15g	枸杞子 10g
龟甲 15g	覆盆子 10g	砂仁 6g	五味子 6g
丹参 10g	车前子 10g	红花 10g	广陈皮 10g

水煎服，日2次。

取穴：百会、神庭、四神聪、本神、中脘、关元、天枢、内关、通里、丰隆、绝骨、公孙、太冲、鱼际、照海。

手法：平补平泻，留针30分钟。

诊疗经过：

2017年11月3日二诊：食欲较前好转，舌脉同前，原方继服。

治疗4个月，症状明显缓解，语言增多，认知能力提高。

按语：

周老认为痴呆可分三型，肝肾阴虚伴有血瘀型，治宜滋阴养血，补益肝肾，佐以益气活血；阳亢火旺型，治宜潜阳开窍，泻火清心，佐以活血通络；脾虚湿痰阻窍型，治宜健脾化痰，开窍醒脾，佐以通络。此患者年过八旬，长期糖尿病，肝脾肾三脏皆不足。脾气不足，运化失司，痰湿内生，上蒙清窍，故用石菖蒲、郁金涤痰开窍；肾阴亏虚，髓海不足，故用熟地黄、山萸肉滋阴益肾，鳖甲、龟甲血肉有情之品益精填髓；脾肾阳气不足，故用菟丝子、黄精、枸杞子、覆盆子补气壮阳；久病入络，痰瘀交阻于脑络，故佐以丹参、红花活血化瘀。针刺以“四神方”（百会、神庭、四神聪、本神）加“补中益气方”为主，内关、通里为开窍对穴，提高语言能力；鱼际、照海是治疗咽部疾病的对穴，鱼际是肺经荥穴，清肺热，照海是肾经滋阴要穴，两穴合用滋阴降火。方药相配，共同起到益肾填精、补益脑窍的作用。

医案二

姓名：李某　性别：男　年龄：53岁　初诊日期：2017年4月28日

主诉：言语减少，记忆力减退1年余。

现病史：患者1年前开始出现言语减少，记忆力下降，表情淡漠。半年前上述症状逐渐加重，伴有行动迟缓，于某医院就诊，诊断为阿尔茨海默病早期，予口服安理申治疗，但患者服用此药后，常有呕吐等反应，遂自行停药。今日来诊，要求中药及针灸治疗。纳食欠佳，寐欠安，大便略干，小便可。

既往史：高血压数年，坚持服用降压药。

家族史：否认家族遗传病史。

中医诊查：舌淡红，苔白有齿痕，脉沉细。

中医诊断：痴呆（肾精不足，肝郁脾虚）。

西医诊断：阿尔茨海默病。

立法：填精益髓，疏肝健脾。

处方：柴胡疏肝散合生脉饮加减。

柴胡 6g	当归 10g	白芍 10g	炒苍白术各 10g
茯神 15g	合欢皮 20g	香附 10g	广郁金 10g
砂仁 6g后下	鸡内金 10	丹参 10g	北沙参 10
麦冬 15g	五味子 6g	陈皮 10g	炙甘草 6g

水煎服，日 2 次。

取穴：百会、四神聪、本神、神庭、神门、中脘、关元、天枢、内关、丰隆、绝骨、公孙、太冲。

手法：平补平泻，留针 30 分钟。

诊疗经过：治疗 3 个月，诸症有所缓解，语言及表情较前丰富。

按语：

阿尔茨海默病是一种起病隐匿的进行性神经系统退行性病变，相当于中医的脑萎、痴呆或呆证。痴呆之病机，以虚为主，虚实夹杂，病位在脑，与心、肝、脾、肾相关。中医古籍记载，脑为元神之府，脑髓充足，才能神气轻灵。此患者五旬有余，肾气渐衰，阴精渐亏，不能上充脑髓，表现为记忆力下降、丢三落四。肝郁脾虚，脾失健运，心失所养，痰浊内生，上蒙清窍，则不爱说话，表情呆板，行动迟缓。督脉循行入于脑，肾主骨生髓，故取百会、神庭以补益督脉，绝骨为髓海，三穴相互配合，起到了填精益髓之功。四神聪、本神、神门具有很强的醒脑开窍作用。中脘为胃的募穴，丰隆为足阳明胃经的络穴，二者为健脾化痰之要穴。内关为手厥阴心包经的络穴，内关与公孙是八脉交会穴，有宁心安神之功。天枢为足阳明胃经要穴，大肠募穴，取之可强健脾胃。关元为小肠募穴，又是人体先天之元气汇聚之处，有较强的补益之功。太冲为足厥阴肝经之原穴，有较强的疏肝理气作用，刺之可促进全身气血的运行。诸穴相配，共同起到填精益髓、醒神开窍的作用。

第六节 痿证

一、痿证

医案一

姓名：王某 性别：女 年龄：28 岁 初诊日期：2016 年 11 月 4 日

主诉：渐进性四肢无力伴肌肉酸痛 3 个月。

现病史：患者 3 个月前行经期间在外淋雨后出现腰背酸痛，放血、拔罐治疗后未见好转，逐渐出现周身肌肉酸痛不适，四肢近端无力，抬头及咀嚼费力，颈部、胸前及双手起皮疹伴瘙痒，在外院查肌酸激酶（CK）升高，肌电图可见自发性纤颤电位，双髋关节肌肉核磁提示盆壁肌群、臀肌、股骨周边肌群弥漫性对称性 T2 高信号，确诊为“多发性肌炎”，予激素治疗后病情未再进展。现四肢乏力，周身酸困，头重如裹，双上肢可勉强抬举过头，握物欠牢，双下肢浮肿，他人搀扶下可缓慢行走约 10 米，活动后肌肉酸痛明显，休息后可缓解，咀嚼略费力，可进半流食，纳呆，餐后腹胀，眠欠安，白天精神差，情绪低落，小便调，大便 2 ～3 日一行，排便无力。

既往史：既往体健。

家族史：否认家族遗传病史。

中医诊查：精神不振，情绪低落，面色萎黄。舌暗红，舌体胖大，边有齿痕，苔薄黄，根部略腻，脉细滑数。

中医诊断：痿证（脾胃虚弱，湿热浸淫）。

西医诊断：多发性肌炎。

立法：健脾益气，清热利湿，通利筋脉。

处方：

党参 10g　炙黄芪 10g　当归 10g　炒苍白术各 10g
黄柏 6g　萆薢 12g　木瓜 12g　白僵蚕 6g
茯苓 15g　生薏米 10g　杏仁 6g　白蔻仁 6g
防己 10g　羌活 10g　川牛膝 10g　路路通 10g

水煎服，日 2 次。

取穴：百会、神庭、四神聪、曲池、手三里、内关、合谷、中脘、气海、天枢、足三里、阴陵泉、三阴交、公孙、太冲。

手法：平补平泻，留针 30 分钟。

医嘱：畅情志，避风寒，勿劳累。

诊疗经过：

2016 年 11 月 25 日二诊：治疗 2 周，服药 14 剂后，自觉双上肢较前有力，可自己用手拿勺子吃饭，头身困重感减轻，双下肢仍乏力、浮肿，活动后汗出较多，进食增多，睡眠改善，白天精神转好,大便 1 ～2 日一行。舌暗红,边有齿痕,苔白略腻,脉细滑。上方炙黄芪加至 20g，当归改为归尾，去黄柏、羌活，加黄精 10g，枸杞子 10g。

2017 年 1 月 10 日：又针刺治疗 15 次，服药 28 剂后，诉精神明显好转，双下肢浮肿减轻，每日可独自拄拐行走 50 米，无明显肌肉酸痛感，生活大部分可自理，纳眠可，二便调。疗效满意，要求继续坚持中医治疗。

按语：

百会、神庭、四神聪安神定志，同时配合心理疏导，改善患者低落情绪，体现周老“治病先治神”的思想。曲池为手阳明大肠经合穴，可调理肠胃，清利湿热；手、足三里为手、足阳明经的腧穴，阳明为多气多血之经，二穴同用益气养血，促进气血运行以达四末；内关、中脘、气海、天枢合用仿“老十针”，意在健运后天脾胃，使气血生化有源；阴陵泉、三阴交、公孙均为脾经腧穴，共奏健脾化湿之功；针刺合谷、太冲“开四关”，起到行气活血的作用。

多发性肌炎是一种以肌无力、肌痛为主要表现的自身免疫性疾病，多为亚急性起病，女性略多，主要以对称性四肢近端、颈肌、咽部肌肉无力，肌肉压痛，分布形态特殊的皮疹，血清酶增高为临床特征。该病当属中医“痿证”范畴,《素问·痿论》对此做了详细论述,提出痿证的病因病机、分类及治疗原则,《素问·生气通天论》中又有“因于湿,首如裹,湿热不攘,大筋软短,小筋弛长，软短为拘，弛长为痿”的论述，强调了湿热的致病作用。

结合本例患者，为青年女性，不慎经期冒雨，雨湿浸淫，郁久化热，加之脾胃素虚，运化无力，湿热蕴结不化，浸淫四肢筋脉，脉络失和，且脾主肌肉四肢，湿热困脾，故发为肌肉不仁之肉痿。治疗以健脾益气、清热利湿、通利筋脉为法，补泻结合，方药在党参、炙黄芪、炒白术、茯苓等健脾益气药物的基础上，合用二妙散、三仁汤加减以清化湿热，加用萆薢、防己、木瓜化湿通络，羌活、白僵蚕祛风胜湿，川牛膝、路路通以活血通络。复诊时患者头身困重减轻，湿热之象不显。

医案二

姓名：纪某　性别：女　年龄：7 岁　初诊日期：2017 年 12 月 17 日

主诉：双下肢活动障碍、感觉减退 3 月余。

现病史：患者于 2017 年 9 月 2 日跳舞做下腰动作时不慎摔倒，半小时后出现双下肢活动障碍，遂至北京儿童医院就诊，MRI 显示 T6 ～L1 脊髓异常信号，诊断为脊髓损伤，予激素、营养神经等药物治疗（具体不详），10 月 12 日转至北京博爱医院进行康复治疗，予神经节苷脂 60mg 每日一次静滴，注射用鼠神经生长因子 9000U 肌注每日一次。患者下肢肌力有所提高，肌张力较高，双下肢改良 Ashworth 痉挛量表 3 级，为求进一步诊治来诊。刻下症：双下肢活动障碍、感觉减退，双下肢痉挛，夜间双下肢发僵，周身燥热，二便失禁。

既往史：既往体健。

家族史：否认家族遗传病史。

中医诊查：舌红，苔薄白，脉细数。

中医诊断：痿证（气阴两虚，筋肉失养）。

西医诊断：脊髓损伤（ASIA 分级 C 级）。

治法：补阴益气，养血荣筋。

取穴：

①中脘、气海、关元、天枢、手三里、太渊、髀关、伏兔、血海、足三里、三阴交、太白。

②百会、身柱、神道、灵台、至阳、筋缩、中枢、脊中、悬枢、命门、长强、环跳、委中、太溪、悬钟、后溪。

手法：两组穴位交替。督脉穴位平补平泻，其余穴位用补法。

诊疗经过：

2017年12月26日，针刺4次后：燥热现象明显好转，肌张力下降，双下肢改良的Ashworth痉挛量表2级。

按语：

该患者为下腰摔倒后造成的脊髓损伤，脊髓解剖部位与中医的督脉循行大致相符，督脉为阳脉之海，《素问·生气通天论》曰："阳气者，精则养神，柔则养筋"。督脉统领一身之阳气，故督脉功能失常则下肢无力、痉挛，阳气浮越于外则周身燥热。取穴时选取任脉和督脉的穴位，"从阳引阴，从阴引阳"，起到阴阳平衡的功效。督脉上取百会、下取长强，中间选取T3～L2的穴位，覆盖损伤的节段。任脉上选用中脘、气海、关元培补气血。患者双下肢活动不利，中医辨病属于"痿证"，根据"治痿独取阳明"，选取阳明经的穴位，使气血旺盛，下肢痿痹好转。阳明经选取天枢、手三里、髀关、伏兔、足三里。脾主肌肉、四肢，因此选取脾经的原穴太白。血海可起到养血柔筋的功效。三阴交为肝、脾、肾三条阴经交会的穴位，取之可滋补肝肾，健脾。俯卧位取穴时选取环跳，其为足少阳胆经穴位，少阳经主枢机，为下肢感觉功能障碍时常用穴位。"腰背委中求"，因此选取委中以治疗腰背疾患。太溪为肾经的原穴，取之可益气养阴。髓会悬钟，脑为髓海，取之可益髓健脑，同时调节督脉功能。后溪通督脉，为远端取穴，取之可加强督脉的功能。

医案三

姓名：杨某　性别：女　年龄：72 岁　初诊日期：2008 年 11 月 23 日

主诉：左眼睑抬举无力 1 月余。

现病史：患者一个半月前无明显诱因出现左眼睑抬举无力，于北医三院神经内科诊断为“重症肌无力”，口服西药（具体用药不详）2 周，症状稍好转，因易诱发肠梗阻停药，病情无明显变化。来诊时自觉眼皮发沉，晨轻暮重，偶觉头晕头痛。口干口渴，喜热饮，纳可，眠差，二便调。

既往史：2002 年行乙状结肠癌切除术，2008 年行胆囊切除术。

家族史：否认家族遗传病史。

中医诊查：舌红，少苔，脉沉细数。

中医诊断：痿证（气阴两虚）。

西医诊断：重症肌无力（眼肌型）。

立法：益气养阴，滋补肝肾。

处方：

党参 10g　炙黄芪 30g　当归 10g　炒苍白术各 10g
茯苓 10g　广陈皮 10g　柴胡 10g　菟丝子 10g
丹参 10g　枸杞子 10g　黄精 15g　覆盆子 10g
沙参 15g　五味子 10g　升麻 6g　车前子 10g

水煎服，日 2 次。

取穴：百会、神庭、承光、阳白（左）、承泣透睛明、太阳、中脘、天枢、关元、手三里、足三里、三间、绝骨、蠡沟、太冲。

手法：平补平泻，留针30分钟。

诊疗经过：

针刺治疗1次后：诉左眼睑即觉轻松，睡眠亦有好转，取穴加光明。

针刺治疗3次后：左眼睑已能抬起，睁闭眼均无大碍，外观已无异常，但自觉眼内有膜感，建议去西医眼科检查。

针刺治疗4次后：双眼睑均开合自如，麻木感减轻。

经2个月的针药治疗,患者左上睑下垂恢复如初,他症均愈。

按语：

重症肌无力是一种神经–肌肉接头部位因乙酰胆碱受体减少而出现传递障碍的自身免疫性疾病。本病早在《素问·痿论》中就有阐述，周老遵“治痿独取阳明”之说，认为阳明虚，则诸经不足，不能濡养宗筋，致使上眼睑无力抬起。因脾主肌肉、四肢，上下睑属脾，脾主升清；胃主受纳，主通降，若脾失健运，脾虚气陷则气机升降不利，则上眼睑下垂，眼睑闭合不全。故在治疗时注重选取阳明经穴，配合少阳、太阳经穴，旨在调理脾胃，补益气血，滋养胞睑筋脉；脾主运动，脾气虚则无力，且脾应“日昳”，“黄昏至合夜”，患者早晨睡醒后，气血暂复，午后正气损耗，气血又失，症状朝轻暮重，故此病案之根本在于脾胃。百会配神庭，有清热开窍、健脑宁神、平肝息风、升阳举陷之功。足太阳经筋为“目上纲”，足阳明之筋上合于太阳，足少阳之筋上额角，其为病“目不开”，故本方取足太阳经穴承光、睛明，足阳明经穴承泣，足少阳经穴阳白、绝骨（上病下取之意），配奇穴太阳，疏筋荣络，使胞睑筋肉得养，睁合有力。中脘为足阳明胃之募穴，脾胃相表里，脾主肌肉，眼睑为脾所主，故取中脘以健脾，调畅气血，升举胞睑。脾胃为后天之本，气血生化之源，阳明经经穴中脘、手足三里在此可调和脾胃，补中土而资化源，益气生血，气血双补。任脉关元为强壮要穴，会于足三阴经，具有培肾固本、补益元气之功。足厥阴肝经络穴蠡沟、原穴太冲（输土穴），有疏肝调中的作用。三间为周老调理睡眠的经验穴。

中药则以补中益气汤合五子衍宗丸为主方加减治之。方中党参、黄芪、当归、苍白术、茯苓、柴胡、升麻、陈皮为主药，调补脾肾，升阳益气，是宗"虚则补之""陷者举之"之意。菟丝子、枸杞子、覆盆子、车前子、五味子补肾益精为辅药。丹参，有"丹参一味，功同四物"之说，可补血活血。黄精、沙参养气阴，共为佐使。

医案四

姓名：金某　性别：男　年龄：63岁　初诊日期：2015年10月26日

主诉：眼肌、左上肢、咀嚼、吞咽疲劳无力10年，加重2年。

现病史：患者2005年出现眼肌无力，眼睑下垂，时有复视，周身疲劳，于北京医院诊断为"重症肌无力"，口服溴吡斯的明等药物，后至广州口服中药治疗，效果较好。至2011年，当时主要症状仅表现为双眼睑下垂，时有复视，口服中药胶囊（无西药成分）维持治疗。2013年再次加重，于北京医院住院治疗，开始口服溴吡斯的明1粒1日3次，山莨菪碱片1粒1日3次至今。2015年3月开始在某中医院中药、针灸、拔罐等治疗，症状未减，近2个月开始出现咀嚼无力，饮水呛咳，言语欠清，左上肢疲劳无力、上举困难，右上肢及双下肢大致正常。现构音欠清，双眼睑下垂，疲劳试验（+），左上肢近端肌力约3级，远端4～5

级。纳食可，二便调，夜眠安。

既往史：体健。

中医诊查：舌淡，苔黄略腻，脉沉。

中医诊断：痿证。

西医诊断：重症肌无力。

处方：

生炙黄芪各60g	当归10g	太子参15g	熟地黄10g
山萸肉10g	鳖甲15g先煎	龟甲10g先煎	黄精15g
枸杞子10g	狗脊15g	炒杜仲15g	川续断15g
紫河车10g	牛膝10g	鹿角胶15g烊化	砂仁6g
白芷10g	郁金10g	升麻6g	

水煎服，日2次。

取穴：“五脏俞加膈俞”与“补中益气方”交替。

百会、神庭、手三里、太渊、合谷、内关、通里、天枢、足三里、绝骨、太冲、太白、三阴交、廉泉、人迎、肺俞、心俞、膈俞、肝俞、脾俞、肾俞。

手法：平补平泻，留针30分钟。

诊疗经过：

2010年11月2日，针刺治疗3次：患者说话音量较首诊明显加大，吐字较前清晰，双眼睑下垂无力较前明显好转，就诊当日未服溴吡斯的明，上午10点仍不觉睁眼费力，纳眠可，二便调。现仍自觉咀嚼无力，说话多后言语不清加重。

按语：

重症肌无力为临床少见病、疑难病，属于中医“痿证”范畴，临床可分肺痿、阳明湿热痿及肝肾精亏痿。本例患者已年逾花甲，肝肾之精渐亏，因而致痿，加之脾阳不足，脾主四肢肌肉，主目胞；肝开窍于目，肾主骨上系咽喉，因而出现上述诸症。治疗则以滋补肝肾、补中益气、健脾化湿为法，针药并用，针穴及方药如上，取得了较好效果。针灸以调补五脏、补中气、调气血为主，中药汤剂以黄芪补气为主，大量用补肾药，包括紫河车、鹿角胶等血肉有情之品，另加引经之白芷，砂仁防滋腻，短期内取得较好疗效。

二、脑萎

医案一

姓名：王某　性别：男　年龄：26岁　初诊时间：2013年6月23日

主诉：行走不稳3年余。

现病史：3年前逐渐出现行走不稳，未予重视，后症状逐渐加重，现反应减慢，言语时有含混，语速较前减慢、停顿，行走不稳、步伐宽，伴耳鸣、便秘，现服用通便药，曾于宣武医院行头MRI示脑干、小脑萎缩，诊为遗传性共济失调。现症见：行走不稳，反应迟顿，伴耳鸣，便秘，纳眠可。

既往史：体健。

家庭史：祖父、父、表兄皆患此病。

中医诊查：舌淡，苔薄白，脉细滑。

中医诊断：脑萎（肾精不足，髓海空虚）。

西医诊断：遗传性共济失调。

立法：补肾填精，通督益髓。

处方：

熟地黄10g　山萸肉10g　茯苓10g　山药15g

牡丹皮10g　泽泻10g　巴戟天10g　肉苁蓉10g

天麻 10g	豨莶草 15g	红花 10g	黄精 15g
枸杞子 10g	淫羊藿 10g	丹参 10g	鹿角胶 10g

上药炼蜜为丸，每丸 9 ～10g，每服 1 丸，日服 2 次。

取穴：

①百会、神庭、攒竹、中脘、关元、天枢、手三里、内关、通里、三间、后溪、血海、阳陵泉、足三里、三阴交、照海、太冲、申脉。

②百会、风府、大椎、陶道、身柱、神道、至阳、筋缩、脊中、悬枢、命门、腰阳关、长强、后溪、申脉、肝俞、肾俞。

手法：两组交替，平补平泻，留针 30 分钟。

诊疗经过：因患者家在外地，故回当地治疗，电话随诊，针刺服药 3 个月后症状未再加重，目前继续针刺、服药治疗。

按语：

遗传性共济失调是一组以慢性进行性小脑共济失调为特征的遗传性病变，有遗传史、共济失调表现及小脑损害为主的病理改变是三大特征。本组疾病除小脑及传导纤维受累外，常累及脊髓后索锥体束，脑桥核，基底核，脑神经核，脊神经节和自主神经系统等，共济失调步态最先出现且逐渐加重，最终使患者卧床，临床症状复杂，交错重叠，即使同一家族也可表现高度异质性。

此病中医属“脑萎”，主因五脏亏虚，气血不足，使脑髓空虚所致，治疗当补肾益髓。

取穴分为 2 组，第一组是周老常用代表针灸处方“补中益气方”加减而来，通过补益后天之本，益气活血，促进正气来复；第二组是金针王乐亭的著名针灸处方——“督脉十三针”加肝、肾俞，后溪，申脉。督脉主一身之阳，针刺该组穴位，振奋机体阳气，促进全身经络气血运行，促进脏腑功能恢复，取肝、肾俞以补肾填髓。两组穴分别加用申脉、照海及申脉、后溪，因三穴均为八脉交会穴，后溪通督脉，以协助振奋阳气，申脉、照海通阴阳跷脉，两脉行于下肢，维持下肢正常的生理活动，若气血虚衰，跷脉失养则腿腹肌削，痿痹无力，行走欹斜或两足瘛疭，两穴相配，可调理阴阳跷脉。

中药以六味地黄丸加减，加用巴戟天、肉苁蓉、淫羊藿补肾壮阳，强筋骨；鹿角胶滋补肝肾，填精益髓；黄精、枸杞子补中益气，强筋骨；天麻、豨莶草祛风湿，利关节；丹参、红花活血通络。诸药共奏补肾填精、强筋壮骨之效。

该病属针灸临床疑难杂证，临床较少见，因具有一定遗传因素和明显的家族史，因此治疗以滋补肝肾、填髓益精为主，佐以活血化瘀，通经活络。针灸取穴分两组，交替进行，其中后溪、申脉对小脑共济失调、运动不利有一定效果，其他穴位则以益气行血、补肾通督为主，总的原则是针药结合，可延缓病情发展。

医案二

姓名：商某　性别：男　年龄：62 岁　初诊日期：2011 年 6 月 29 日

主诉：煤气中毒后遗留反应迟钝 1 年余。

现病史：患者 2010 年初煤气中毒，经抢救后苏醒，但神情呆滞，反应迟钝，行动困难，终日不语，面容憔悴无华，饮食需用胃管鼻饲，二便失禁。

既往史：糖尿病史。

家族史：否认家族遗传病史。

过敏史： 否认食物及药物过敏史。

中医诊查： 舌暗红，苔白腻，脉沉滑。

中医诊断： 脑萎（毒邪攻心，痰蒙心窍）。

西医诊断： 一氧化碳中毒后遗症。

立法： 醒脑开窍，解毒豁痰。

处方：

石菖蒲 15g	广郁金 15g	天麻 10g	法半夏 6g
茯苓 10g	广陈皮 10g	鳖甲 15g	败龟甲 15g
黄精 15g	枸杞子 10g	胆南星 6g	天竺黄 6g
羌活 10	合欢皮 20g	白芷 10g	炙甘草 6g

水煎服，日 2 次。

取穴： 百会、神庭、本神、四神聪、中脘、气海、天枢、内关、通里、丰隆、绝骨、照海、公孙、太冲。

诊疗经过： 针药结合治疗 10 天后，由于饮水呛咳，加廉泉、天容以解之；治疗 1 月余后，患者吞咽自如，精神症状已消失，可正常活动，基本痊愈。

按语：

本例患者由于煤气中毒，导致头晕、头痛、恶心、呕吐，后经及时抢救，生命转危为安。经过一段清醒期（即中毒后 1 ～8 周内，精神状态完全正常）后突然发病，意识不清，动作异常，反应迟钝，言语不清，显痴呆症候群。病情继续发展，则逐渐出现四肢肌肉强直，大小便失禁等症。另有患者经过“清醒期”以后逐渐发生帕金森症，而不出现精神症状。中医对本病没有系统的记载，但考虑一氧化碳为秽浊之气，吸入后蒙蔽清窍，令人昏聩，邪气久留，郁久生痰，阻碍神明。故以开窍醒神、化痰祛邪为治法。

周老以百会、神庭、四神聪、本神、神门为其自创“四神方”，用以镇静安神，补元（元神之府）益智，谓之“百会神庭四神聪，本神神门力更雄；镇静安神功长在，补元益智效亦灵”。本案取用百会、神庭、本神、四神聪以醒脑开窍。中脘、内关、丰隆、公孙为方中祛痰的主穴，中院为胃之募穴，有健脾和胃、行气化痰之效；内关为手厥阴心包经之络，有宁心开窍、理气和胃、祛除痰结之效；足阳明胃经络穴丰隆可健脾和胃，为豁痰之大穴；公孙为足太阴脾经之络穴，亦可健脾化痰。天枢为胃经腧穴，多血多气；气海可调一身之元气，为阴中之阳穴，二者相伍，可加强健脾和胃、益气升阳的作用。通里为手少阴之络穴，以通为治，功可宁心安神，心开窍于舌，故舌强语涩可治。病人神情呆滞，心无所依，神无所附，多与心肾虚弱有关，故取照海治之。髓会绝骨可健脑生髓。足厥阴肝经原穴太冲可疏肝理气，解郁醒神。

方药中陈皮理气化湿，茯苓渗湿利水，半夏燥湿化痰，炙甘草健脾和中，即本方以二陈汤为主方；脾失健运，痰浊内生，脾运健则湿自化，湿去则痰自消，故辅以天竺黄以豁痰利窍，胆南星以祛风化痰，羌活苦能燥湿，又以石菖蒲芳香醒神，广郁金行气解郁开心窍，合欢皮补阴和血，鳖甲滋阴清热、潜阳散结，黄精、枸杞子补肾生血，为佐药；白芷引经治头痛为使药。诸药合用，共奏醒脑开窍、化痰祛邪之功。

第七节 颤证

医案一

姓名：马某 性别：男 年龄：76 岁 初诊时间：2014 年 1 月 3 日

主诉：口唇及双手不自主抖动4年余。

现病史：患者4年前无明显诱因出现下嘴唇抖动，不能控制，随后出现双手不自主抖动，遂于宣武医院就诊，经系统检查后诊断为帕金森综合征，予口服美多芭治疗，服药后症状有所缓解，服用美多芭1年后患者自行停药。停药后症状加重明显，并出现步态异常，呈小碎步，行走时需他人搀扶，表情淡漠，遂再次前往宣武医院就诊，继予口服美多芭治疗，现已服药半年未见好转，为寻求中医治疗前来我科就诊，刻下症见：口唇及双手不自主抖动，步态呈小碎步，行走时需他人搀扶，转身困难，四末发凉，偶有流涎，饮水时有呛咳。纳可，眠欠安，小便可，大便干，需借助通便药。

既往史：糖尿病史10余年。口服药物控制（具体不详），未系统监测血糖，贫血3年余，现服用叶酸治疗。

家族史：其父有高血压病史。

中医诊查：表情淡漠，语言欠流利。舌淡红，苔水滑，脉细。

中医诊断：颤证（阳虚水泛，经脉失养）。

西医诊断：帕金森综合征。

立法：温阳利水，荣养经脉。

处方：

杭白芍30g　茯苓10g　炮附片9g　干姜10g
炒白术10g　炒苍术10g　黄精10g　枸杞子10g
丹参10g　郁金10g　葛根10g　天麻10g
钩藤10g　僵蚕10g　白芷10g　羌活10g
炙甘草6g

水煎服，日2次。

取穴：百会、神庭、四神聪、手三里、合谷、气海、关元、阴陵泉、足三里、丰隆、太冲。

手法：手三里、足三里、气海、关元用补法，余穴行平补平泻。

诊疗经过：

针刺 6 次加继服汤药 14 剂后，患者诉夜间小便频，上方加桑螵蛸 10g，菟丝子 10g。

再针刺 12 次加继服汤药 1 个月后，患者述口干、口渴，上方加沙参 15g，麦冬 15g，五味子 6g。

再针刺 10 次加服汤药 1 个月后，患者自觉原来抖动不能控制的肌肉明显放松，慌张步态、饮水呛咳、流涎等症状均有好转。

按语：

对于帕金森综合征的治疗，周老指出，真武汤在《伤寒论》中为温阳化气利水的代表方剂，以四肢沉重或浮肿、小便不利、苔白不渴、脉沉为辨证要点，帕金森综合征患者发病时虽以头或肢体震颤、项背僵硬、四肢拘急、动作减少为主症，但常伴头晕、畏寒肢冷、感觉异常、小便频数、多汗，又常因肌肉僵直引发肢体疼痛，因活动减少出现下肢肿胀等，与真武汤主证极为相似，正如《伤寒论》论及真武汤的条文云，“头眩，身瞤动，振振欲擗地者，真武汤主之”，部分帕金森综合征患者表现出来的证候与真武汤主治证候完全相似，故周老常用真武汤加减治疗帕金森综合征，每每效验。

医案二

姓名：王某　性别：男　年龄：65 岁　初诊日期：2010 年 4 月 11 日

主诉：右手颤抖、双下肢活动不利进行性加重 4 个月。

现病史：患者 4 个月前无明显诱因出现右手颤抖，双下肢活动不利，起步困难，紧张时身体呈僵直状态，稍停顿后方可迈小步向前，未予重视，此后症状进展性加重，遂至宣武医院就诊，诊断为“帕金森病”，予“美多芭”口服治疗至今，效果不显。现为求中医治疗来我科就诊，刻下症见：右手颤抖明显，双下肢活动不利，起步艰难，步态慌张，不喜活动，口苦。纳可，眠安，小便可，大便干结。

既往史：高血压10余年，口服药物控制（具体不详）。腔隙性脑梗死10余年，2年前曾复发1次。

家族史：否认家族遗传病史。

中医诊查：面色无华，表情呆滞，言语不利，舌暗红，苔薄白，脉沉细。

中医诊断：颤证（阳虚水泛，肝风内动，瘀血阻络）。

西医诊断：帕金森病。

立法：助阳利水，平肝息风，活血通络。

处方：

熟地黄10g　山萸肉10g　茯苓10g　怀山药15g
黄精15g　枸杞子10g　首乌15g　炒苍白术各10g
丹参10g　路路通15g　白芍15g　炮附子10g
干姜10g　天麻10g　钩藤10g　肉苁蓉15g
珍珠母30g　火麻仁15g

水煎服，日2次。

取穴：百会、神庭、攒竹、中脘、气海、天枢、手三里、合谷、足三里、阳陵泉、三阴交、太冲。

手法：平补平泻，留针30分钟。

诊疗经过：

针刺治疗5次后，右手颤抖频率减少、程度减轻，但起步仍觉艰难。“美多芭”用量减少一半。

坚持服上方及针刺治疗39次后，全身症状明显改善，面部表情较为丰富，肢体功能较前明显改善，生活基本自理。

按语：

周老取百会、神庭、攒竹先安其神，《素问·骨空论》云：“从风憎风刺眉头”，故攒竹在此有平肝息风的作用。胃之募穴中脘补益后天。气海为大气所归，犹百川之汇海者，故曰“气海”，此穴能助全身百脉之沟通，凡气之所至，血乃通之；配伍多气多血的手、足阳明经之手、足三里，合谷，共奏活血通络止痉之功。肝为风木之脏，内寄相火，其气主升主动，取肝经原穴太冲，配功善调经止痛的合谷，名曰“四关”，有平肝息风之功。三阴交为肝、脾、肾足三阴经之会，针之，滋肾水以柔肝木，潜厥阳而息风火。肝主筋，肝胆相表里，而胆经之合穴、筋会阳陵泉适用于肝风内动之筋脉痉挛。

方药以真武汤为主加减。茯苓、白芍、苍白术、附子、干姜，温肾健脾，助阳利水，为主药；辅以熟地黄、山萸肉、黄精、枸杞子、肉苁蓉，滋补肝肾；天麻、钩藤、珍珠母、丹参、路路通，以息风止痉、活血通络之品为佐药；使以火麻仁润肠通便。

医案三

姓名：李某　性别：男　年龄：72岁　初诊日期：2012年3月4日

主诉：双手颤抖，右手为著50余年。

现病史：患者50年前无明显诱因出现双手颤抖，右手为著，曾于外院诊断为帕金森病，经西药治疗后症状缓解不明显，现为求中医治疗至我科就诊。刻下症见：双手颤抖，右手为著，疲劳无力，自觉身体沉重，久坐起身时头晕，双下肢午后浮肿，纳可，眠差易醒，每晚只能睡4个小时，白天困倦，二便调。

既往史：高血压、脑动脉硬化、糖尿病多年，现规律服药。

家族史：帕金森病家族史。（其母及子均有此病。）

中医诊查：神色倦怠，面色㿠白，言语尚流利，舌淡红，苔薄白，脉细弦。

中医诊断：颤证（脾肾阳虚，水湿泛溢）。

西医诊断：帕金森病。

立法：补肾健脾，温阳化水。

处方：

白芍 30g	炮附片 10g	干姜 10g	炒苍白术各 10g
茯苓 10g	北沙参 15g	麦冬 15g	五味子 6g
何首乌 15g	菟丝子 10g	黄精 15g	枸杞子 10g
钩藤 10g	合欢皮 30g	天麻 10g	柏子仁 15g

水煎服，日2次。

取穴：百会、神庭、本神、四神聪、手三里（右）、曲池（右）、外关（右）、足三里、合谷、绝骨、太溪、太冲。

手法：平补平泻，留针30分钟。

诊疗经过：

针刺治疗4次后，右手颤抖较前减轻，失眠症状好转。

坚持服用上方并按时接受针刺治疗5个月后，双手颤抖完全消失，且能整夜安眠。

按语：

本案患者老年男性，脾肾两虚，水湿泛溢，瘀血阻络发为本病。周老用本神、四神聪助其安眠。曲池、外关均取患侧，起到在局部通筋活络的作用。绝骨为足少阳胆经腧穴，有补肾生髓之功，太溪为足少阴肾经原穴，主治肾虚之证，二者相配，滋补肝肾。

方药以真武汤加减，以白芍、炮附子、干姜、苍白术、茯苓，温肾扶脾，助阳利水，为主药；其中大量白芍以养血柔肝，息风止痉；配以何首乌、菟丝子、黄精、枸杞子、天麻、钩藤、合欢皮，滋补肝肾，柏子仁养心安神，润肠通便，共为辅药；北沙参、麦冬、五味子益气养阴，生津止渴为佐药。

医案四

姓名：齐某　性别：女　年龄：66 岁　初诊日期：2016 年 12 月 2 日

主诉：右手颤抖 2 年余。

现病史：患者于 2014 年无明显诱因出现右手颤抖，未予重视，此后症状逐渐加重，遂于北京协和医院就诊，诊断为帕金森病，经治疗后未见明显好转。现口服盐酸普拉克索片 0.125mg，日 3 次治疗。刻下症见：右手颤抖，自觉力弱，持物困难，行走时身体向前冲，呈小碎步，自觉记忆力减退，反应迟钝，畏寒，时有燥热，口干，纳可，眠安，夜尿频多，大便干。

既往史：既往体健。

家族史：否认家族遗传病史。

中医诊查：面色㿠白，语速缓慢，舌淡暗，边有齿痕，苔薄白，脉沉细，尺弱。

中医诊断：颤证（阳虚水泛，血瘀津亏）。

西医诊断：帕金森病。

立法：温阳利水，化瘀生津。

处方：真武汤加减。

白芍 30g	炮附子 6g先煎	干姜 10g	炒苍白术各 10g
茯苓 10g	枸杞子 10g	黄精 15g	北沙参 15g
麦冬 15g	五味子 6g	钩藤 10g	羚羊角粉 0.3g冲
红花 10g	桃仁泥 10g	天麻 10g	白僵蚕 6g

水煎服，日 2 次。

取穴：

①督脉十三针、五脏俞加膈俞、后溪、申脉。

②百会、神庭、本神、四神聪、神门、攒竹、承浆、中脘、天枢、关元、曲池、风池、手三里、内关、合谷、阴陵泉、足三里、丰隆、三阴交、太溪、太冲、公孙、照海。

手法：两组穴位交替使用。30 次为 1 疗程，疗程结束后可休息 1～6 个月，每半年针刺一个疗程。百会穴直刺，四神聪斜刺，针尖朝向百会。本神、神庭斜刺，针尖向前，朝向前额，神门直刺 0.5 寸。四神方、攒竹、承浆、后溪、申脉行平补平泻法。督脉十三针、背俞穴、中脘、天枢、关元、曲池、手三里、足三里、阴陵泉、丰隆、三阴交、太溪、照海用补法。风池、内关、合谷、太冲、公孙用泻法。

诊疗经过：

治疗 2 周后，患者右手抖动明显好转，畏寒、燥热、口干有改善，仍存在右手拇指力弱。上方去羚羊角粉、天麻，加生黄芪 30g，当归 10g。针刺处方加太渊穴。

治疗 1 个月后，患者右手力弱明显好转，健忘、反应迟钝好转，小便频好转。中药制成丸药口服。取穴同前。

治疗 10 个月后，患者右手抖动消失，行走时身体向前冲、小碎步明显好转，行走平稳，反应正常，记忆力增强，畏寒肢冷现象消失，纳可、眠安、二便调。

按语：

患者来诊时右手颤抖，行走不稳，属于“颤证”范畴。畏寒，夜尿频多，面色㿠白，舌淡暗，边有齿痕，苔薄白，脉沉细，尺弱，为肾阳虚衰、阳虚水泛之征。阳虚水泛，经脉失养则手颤、行走不稳。阳虚不能温煦则畏寒，肾气不固则小便频、夜尿频多。脑为髓海，肾主骨生髓，髓海失养则健忘、反应迟钝。水气泛溢，津不上承，故出现燥热、口干、大便干。舌暗为瘀血内停的表现。四诊合参，辨证为阳虚水泛，血瘀津亏证。方剂用真武汤加减，以30g白芍养血荣筋为君，恐大辛大热的附子伤津，炮附子用量减为6g。水湿浸淫，加炒苍术以发挥燥湿功效。枸杞子、黄精以滋补肝肾，起到阳生阴长的作用。津伤、口干加入北沙参、麦冬、五味子以养阴润燥。红花、桃仁泥以活血化瘀。钩藤、羚羊角粉、天麻、白僵蚕以清热化痰，息风止痉。诸药同用以奏补肾利水、息风止痉之功。针刺取穴注重镇静安神，补肾利水，调畅气血。针灸“四神方”“督脉十三针”，加风池以加强息风止痉的功效。后溪通督脉，取之可以加强温阳散寒之功。申脉为足太阳膀胱经穴位、八脉交会穴通阳跷脉，可以调节人体的运动功能。针刺五脏的背俞穴以补益脏腑气血，调节水液代谢，息风止痉。

医案五

姓名：金某　性别：女　年龄：50岁　初诊日期：2017年10月10日

主诉：左侧肢体无力、震颤1年余。

现病史：患者1年前无明显诱因出现左侧肢体无力、僵硬，伴有静止性震颤，就诊于301医院，查PET/CT提示，双侧壳核多巴胺转运蛋白分布减低，左侧壳核多巴胺 D2 受体上调，经神经内科确诊为“帕金森病”，并予“金刚烷胺 0.1g1 日 2 次、盐酸普拉克素片 0.5mg1 日 3 次、盐酸司来吉兰 5mg1 日 2 次、卡左双多巴控释片 1 片 1 日 3 次”，服药后症状减轻，时有反复，间断口服卡左双巴控释片、盐酸金刚烷胺、雷沙吉兰、森福罗等控制症状。刻下症见：左侧肢体无力、僵直，时有震颤，紧张、激动时加重，行走缓慢，易流涎，颈部僵硬，腰骶酸胀，畏寒，双下肢甚，口干、口苦，纳可，睡眠差，小便调，大便 1 ～2 日 1 次，成形。

既往史：高血压病史 3 年。否认药物、食物过敏史。

家族史：否认家族遗传病史。

中医诊查：神色萎靡，面色无华，言语欠清晰，舌淡红，苔薄黄，脉弦。

中医诊断：颤证（肝肾亏虚）。

西医诊断：帕金森病。

立法：滋补肝肾，镇肝息风。

取穴：

①百会、神庭、四神聪、本神、神门、合谷、太冲。

②五脏俞穴加膈俞穴。

手法：两组穴位交替。平补平泻，留针 30 分钟。

诊疗经过：

治疗 1 周后，患者自觉肢体无力较前好转，夜寐转安，余症基本同前，该病为慢性疾病，告知患者应做好长期治疗准备，避免急躁，即“久病缓图”之意。嘱患者逐渐减口服药用量。

治疗 2 周后，患者卡左双多巴控释片晚间减量为半片，症状无反弹。

治疗 3 周后，卡左双多巴控释片减量为半片 1 日 3 次，余治疗不变。症状明显改善。嘱患者继续坚持针灸治疗，暂维持目前西医治疗方案不变。

随访 2 个月症状未加重。

按语：

本案周老针灸取四关、四神方、五脏俞穴加膈俞穴。合谷、太冲开四关有调和气血、平肝潜阳之意。背俞穴为脏腑精气汇聚之处，它可以直接反映脏腑的功能活动情况，既可以与募穴配合使用而为俞募配穴法，又可以单独使用。其中肺、心、肝、脾、肾 5 个背俞穴不仅可以调五脏之气机，而且还有益气生血之功，气充血盛则神安，因此有镇静安神之效。膈俞为血之会穴，具有调理气血、疏通经络之功，与五脏俞合用，可加强五脏的气机调畅、气血的运行流通，从而达到治疗目的。本方是名医“金针”王乐亭常用处方之一，周老在临床应用中也往往获得较好疗效，特别是对虚损诸证疗效更佳，故将其列在补益门。百会补之益气升阳，泻之清热泻火。神庭乃神所居之处，居庭则神安，离庭则神动，故取神庭以安神。四神聪为历代医家所喜用之经验穴，功专安神定志。本神补元益智，增强记忆。头部诸穴相伍，可加强精明之府（脑）的功能。神门为心经原穴，既可养血，又可安神。诸穴共用，滋补肝肾，镇肝息风，安神止颤。

医案六

姓名：叶某　性别：男　年龄：53 岁　初诊日期：2016 年 9 月 9 日

主诉：走路不稳，肌肉强直近 5 年，加重 3 年。

现病史：患者 5 年前无明显诱因出现走路不稳，肌肉强直。未予重视，此后症状逐渐加重，3年前走路不稳加重，并出现手颤动，舌强语謇，口角㖞斜，语言不利，头晕，无头痛，于外院诊断为帕金森综合征，予美多芭治疗。2016年8月26日突然头晕，考虑为体位性低血压，遂停用美多芭，改为口服息宁治疗。刻下症见：走路不稳，肌肉僵硬，手颤动，舌强语謇，口角㖞斜，语言不利，纳可，寐安，小便不畅，大便靠药物通便。

既往史：心梗史18年，腔隙性脑梗死12年，高血压病史10年，口服药物控制（具体不详），时有午间血压偏低。

家族史：父亲高血压病、心脏病，母亲高血压病。

中医诊查：面色萎黄，言语不利，舌暗淡，苔黄厚，脉弦滑尺脉无力。

中医诊断：颤证（阳虚水泛，经脉失养）。

西医诊断：帕金森综合征。

立法：温阳利水，荣养经脉，平肝潜阳，滋阴补肾。

处方：

白芍30g　炮附片10g　茯苓10g　干姜10g
黄精15g　枸杞子10g　广郁金10g　钩藤10g
首乌藤30g　炒苍白术各10g　丹参10g　麦冬15g
北沙参15g　五味子6g

水煎服，日2次。

取穴：百会、神庭、肺俞、脾俞、肾俞、攒竹、风池、中脘、关元、天枢、水道、手三里、内关、通里、合谷、血海、足三里、丰隆、三阴交、公孙、太冲。

手法：平补平泻，留针30分钟。

医嘱：忌劳累，清淡饮食。

诊疗经过：

针刺治疗 2 次并服药 7 剂后，患者自觉肌肉僵硬及手颤动明显减轻。

针刺治疗 35 次并服药 18 剂后，患者诸症皆明显减轻。

按语：

本案患者老年男性，根据其舌强语謇，口角㖞斜，语言不利，肌肉僵硬，手颤动，可诊断为“颤证”，又据其舌脉，舌暗淡，苔黄厚，脉弦滑尺脉无力，可辨证为阳虚水泛、血瘀津亏证。周老治疗本病以真武汤加减。重用白芍养血荣筋，恐大辛大热的附子伤津，炮附子用量减为 10g。水湿浸淫，加炒苍术以发挥燥湿功效。枸杞子、黄精以滋补肝肾，起到阳生阴长的作用。津伤、口干加入北沙参、麦冬、五味子以养阴润燥。钩藤以清热化痰，息风止痉。诸药同用以奏补肾利水、息风止痉之功。针刺取穴注重镇静安神，补肾利水，调畅气血。针刺百会、神庭具有镇静安神、健脑益智等功效。通过选取肺、脾、肾的背俞穴应用补法，起到宣肺利水、健脾温肾利水的功效。手三里、合谷、足三里为手足阳明经穴位，阳明经多气多血，取之可以补益气血。内关为心包经络穴，八脉交会穴通阴维脉，公孙为足太阴脾经之络穴，八脉交会穴交冲脉，内关、公孙相配可以治疗冲气上逆，起到调畅气机的功效。合谷、太冲合用为“开四关”，可以起到疏肝解郁、息风止痉之功。

第八节　口噼

医案一

姓名：高某　性别：男　年龄：61 岁　初诊日期：2017 年

12月12日

主诉：右侧口眼㖞斜5天。

现病史：患者5天前感受风寒后出现右侧口眼㖞斜，右侧闭目无力，流泪多，刷牙漏水，咀嚼后存食。无头晕头痛，无肢体麻木乏力，无耳鸣，无耳后疼痛，发病后曾于某医院就诊，头颅CT检查示左侧基底节区软化灶。诊断为面神经炎，给予口服甲钴胺，并建议到我院进一步诊治。刻下症见：右侧闭目露睛，右侧口眼㖞斜，右侧口角下垂，示齿无力。饮食可，寐可，二便调。

既往史：体健。

中医诊查：面色㿠白，语声低微，舌淡，苔薄白，脉弦。

中医诊断：面瘫（风寒外袭，经络痹阻）。

西医诊断：面神经炎。

立法：祛风散寒，通经活络。

处方：牵正散加减。

白附子6g　炒僵蚕9g　全蝎3g　地龙9g
防风10g　川芎10g　白芷10g　羌活10g
甘草6g

水煎服，日2次。

取穴：攒竹、阳白、丝竹空（右）、太阳（右）、迎香（右）、四白（右）、颧髎（右）、颊车（右）、地仓（右）、牵正（右）、承浆、合谷、太冲、翳风、风池、大椎。

手法：浅刺，留针30分钟。大椎、翳风拔罐每周1次。

诊疗经过：

针刺治疗3次后，患者自觉右眼闭目有力，口角㖞斜较前减轻，继续治疗。针刺治疗1周后开始针刺深度增加，手法刺激量增大。

针刺治疗 12 次后，痊愈。

按语：

本案患者为风寒外袭，风邪侵袭面部阳明、太阳和少阳脉络，痹阻经络，故取风池和翳风疏散风邪。“经脉所过，主治所及”，故面瘫无论病程长短取穴均以面部所过经脉上的穴位为主，患侧攒竹、丝竹空、太阳、颊车、地仓等均为局部取穴。合谷、太冲为远经取穴，合谷为手阳明大肠经的原穴，手阳明经是循行于面部的主要经脉，多气多血，故合谷善治头面部疾患，《四总穴歌》曰：“面口合谷收”，《玉龙歌》曰：“头面纵有诸样疾，一针合谷效如神”，《针灸甲乙经》曰：“唇吻不收，合谷主之”；太冲为足厥阴肝经的原穴，《灵枢·经脉》言：“肝足厥阴之脉……下颊里，环唇内”，《百症赋》载：“太冲泻唇㖞以速愈”，面瘫为经筋之病，肝又主筋，二穴相配一阳一阴，一上一下，可以调和气血。大椎为手足三阳经与督脉之会，可以振奋阳气，解表散寒。方剂以白附子、白僵蚕、全蝎组成牵正散，为治疗面瘫的常用处方，可以祛风通络，在此基础上加入了足阳明经的引经药白芷，再入羌活、防风加强祛风作用，加入“血中之气药”川芎，起到行气、活血、通络之效。

医案二

姓名：陈某　性别：男　年龄：64 岁　初诊日期：2016 年 9 月 12 日

主诉：右侧口眼㖞斜 5 个月。

现病史：患者 5 个月前无明显诱因出现右侧口眼㖞斜，至外院就诊，头颅 CT 检查未见明显异常，诊断为面神经炎，予口服营养神经药物、针灸治疗和埋线治疗，症状略有缓解。刻下症见：右侧口眼㖞斜、额纹变浅、闭目露睛、流泪多，口角下垂、咀嚼后存食，乏力，胃胀，口中黏腻不爽，食欲欠佳，眠差，小便可，大便黏腻。

既往史：糖尿病史10年,规律服药控制,慢性胃炎病史3年。

中医诊查：神色倦怠,面色无华,语声低微,舌淡,边有齿痕,苔白腻，脉细滑。

中医诊断：面瘫（气血亏虚，痰瘀内阻）。

西医诊断：面神经炎。

立法：益气活血，化瘀通络。

取穴：百会、神庭、攒竹透丝竹空（左）、阳白透鱼腰（左）、太阳（左）、迎香（左）、四白（左）、睛明（左）、颧髎（左）、地仓透颊车（左）、下关（左）、承浆、风池、翳风（左）、合谷、太冲、臂臑、中脘、气海、手三里、足三里、丰隆、阳陵泉。

手法：平补平泻，留针30分钟。火针点刺攒竹、鱼腰、丝竹空、颧髎、地仓，每周2次。

诊疗经过：

2016年9月18日二诊：患者右侧闭目露睛及流泪症状轻度好转。

针刺治疗28次后，右侧闭目露睛及流泪症状消失，口角㖞斜症状亦明显缓解，患者要求停止针灸治疗。

按语：

本案患者病程日久，气血亏虚，脾胃为后天之本，又面部为手足阳明经循行所过，故加刺手足阳明经的手、足三里，以健脾和胃，补益气血。阳陵泉为筋会，故病程长时加入阳陵泉。腑会中脘，亦是胃的募穴，是脏腑精气汇聚之处，足三里为胃经的合穴，脾胃相表里，二穴相配，有较强健脾胃、补气血的功能。气海为任脉之穴位，是人体元气生发之处，可以益气助阳，培元固本。丰隆为足阳明经的络穴，可以健脾化痰。发病早期在大椎和翳风穴拔罐，以加强解表散寒、疏风通络作用。病程较长者可使用火针局部点刺，以温通经络。手阳明经的臂臑穴是周老治疗眼部疾病的常用穴，臂臑亦是手阳明、手足太阳、阳维脉的交会穴，而手足太阳经又交汇于睛明，阳维起于金门，沿足少阳循经上行，过臂臑后，复沿手足少阳经上头，交于阳白、风池等治疗眼病的穴位。神庭、百会镇静安神，体现了周老一贯的“治病先治神”的思想。在针刺手法上，周老认为发病早期宜浅刺，超过了急性期宜深刺，后遗症期宜采用透刺，并加入火针。

医案三

姓名：姚某　性别：女　年龄：30 岁　初诊日期：2017 年 11 月 14 日

主诉：左眼睑闭合无力 2 天。

现病史：患者 3 日前复习功课至凌晨感受风寒，2 日前上午自觉左脸发皱，左眼睑闭合无力，无麻木，无头晕头痛，无肢体及语言障碍，无耳鸣及听力下降，当时未予重视，1 日前刷牙漱口时左口角流水，吐痰无力、偏斜，部分食物残留在左侧面颊内，上班时大笑被同事发觉左侧口角下垂，面肌不对称，遂来我科就诊。头颅 CT 检查正常。刻下症见：左眼睑闭合不全，闭眼时露白睛，皱眉时左侧额纹变浅，伸舌居中，示齿时左侧鼻唇沟变浅，鼓气时左侧口角漏气，左耳乳突后轻压痛。纳食可，夜寐欠安，二便调。

既往史：体健。

中医诊查：面带愁容，语声低微，舌淡红，苔薄白，脉浮紧。

中医诊断：面瘫（正气亏虚，风邪中络）。

西医诊断：面神经炎。

立法：益气扶正，祛风通络。

处方：

白附子 6g	炒僵蚕 10g	全蝎 3g	豨莶草 10g
防风 10g	炒白术 12g	炙黄芪 30g	羌活 10g
板蓝根 9g	当归 20g	川芎 6g	蜈蚣 3 条
白芷 6g	葛根 12g		

水煎服，日 2 次。

取穴：百会、神庭、攒竹、阳白、太阳、承泣、颧髎、牵正、迎香、地仓、颊车、翳风、合谷、手三里、足三里、太冲。

手法：10 天内浅刺、轻刺，后平补平泻。

医嘱：避风寒。

诊疗经过：2017 年 12 月 5 日，患者眼睑已闭合，用力后只露少许睫毛，示齿面纹对称，咀嚼有力，已基本痊愈，继续针灸巩固治疗。

按语：

周老认为治疗急性期面瘫应轻刺、浅刺，穿刺皮肤即可，甚至针身难以直立而倒挂于皮肤之上。取穴以阳明经少阳经穴为主。根据“治病先治神”的理论，百会、神庭、攒竹是安神定志的常用头部腧穴组合。阳白、太阳、承泣、颧髎、牵正、迎香、地仓、颊车等，均为局部常用腧穴，取“经脉所过，主治所及”之意。合谷、太冲为四关穴，“面口合谷收”，合谷属阳主气，为大肠经之原穴，具有清热解表、疏风散邪、宣清肺气、通降肠胃的作用，主要作用于体表、头面和上肢部；太冲属阴主血，为肝经之原穴，五行属木，肝为藏血之脏，用太冲可调和阴血，平肝潜阳，并兼有疏泄下焦湿热的功能，二穴相辅相成，互相制约。手三里、足三里同属多气多血之阳明经，为同名穴，二者相互结合，为益气活血之要穴，可促进面瘫的恢复。方剂首选《杨氏家藏方》中“牵正散”，其中白僵蚕、白附子、全蝎为主要组成部分。蜈蚣长于搜风通络，以助全蝎之力；本病人体虚，结合黄芪、白术、防风，三药组成玉屏风散来益气固表；葛根为解肌生津升阳之要药，既可祛风，又可助清阳上升；板蓝根清热解毒，为清解上焦毒热之要药，西医学认为面瘫与病毒感染有密切关系；白芷为阳明经引经药，可疏风通络活血；当归、川芎、豨莶草为疏经活血、养血通络药物。以上诸药合用，治疗初发面瘫，配合针灸治疗，效果显著。

医案四

姓名：兰某　性别：女　年龄：68 岁　初诊日期：1996 年 10 月 7 日

主诉：左侧口眼㖞斜 5 日，加重 1 日。

现病史：患者 5 日前无明显诱因自觉左眼无法睁开，吃饭时左侧存食，未予重视，1 日前症状加重，出现左侧口眼㖞斜，伸舌右偏，遂至我科就诊。刻下症见：左侧口眼㖞斜，伸舌右偏，反应迟钝，伴头晕，纳可，寐差，二便尚调。

既往史：高血压多年、心脏病多年，未系统服药。

中医诊查：神色慌张，面色㿠白，语声欠清晰，舌暗红，苔白厚稍腐，脉浮无力。

中医诊断：面瘫（风痰阻络）。

西医诊断：面神经炎。

治法：祛风化痰，活血通络。

取穴：完骨、翳风、合谷、外关、足三里、阿是穴。

手法：火针完骨、翳风，余穴毫针刺，平补平泻，留针30分钟。

诊疗经过：针刺治疗10次痊愈。

按语：

本案患者年老体衰，卫外不固则脉无力，风则脉浮，痰则苔白厚，阻于经络，气血运行不畅则舌暗红。风为阳邪，易袭阳位，夹痰浊阻于络脉则面瘫，上扰清窍则头眩发懵，昼不精夜不瞑。故治以祛风化痰,活血通络。根据经络辨证及循经取穴，选穴以阳明经、少阳经为主。同时运用火针，火针能补助人体阳气，具有温经散寒、化瘀消结、除湿蠲痹之效。选穴足少阳胆经完骨，为足少阳、足太阳经交会穴，局部取穴，可行气活血，祛风痰；手少阳三焦经翳风，可治诸风，通利三焦。针刺此二穴可激发经气，鼓动气血运行，通经活络，气行则血行，血行风自灭，温化痰湿。局部阿是穴可改善局部气血运行。"面口合谷收"，合谷属阳主气，为大肠经原穴，具有清热解表、疏风散邪的作用。外关通阳维脉，亦以疏散外邪为主。患者年老体衰，中焦运化不利，气血生发乏源，阳明为多气多血之经，足三里为足阳明胃经合穴，为强壮要穴，可"却五痨之羸瘦"。

医案五

姓名：邓某　性别：女　年龄：37岁　初诊日期：2016年10月18日

主诉：左侧口眼㖞斜1周。

现病史：1周前于德国突发左侧口眼㖞斜，回国后于协和医院就诊，诊断为“面神经炎”，予药物治疗（具体不详）。刻下症见：左侧抬眉不能、额纹消失、鼓腮不能，左侧耳周呈阵发性疼痛，左眼闭合不全，无耳鸣及肝区不适。纳可，眠可，二便调。

既往史：克罗恩病。

中医诊查：面色萎黄，语声低微，舌淡红，苔白滑，脉数。

中医诊断：面瘫（风邪入络）。

西医诊断：面神经炎。

立法：祛风活血，和营通络。

处方：

白芥子 10g	白附子 10g	白僵蚕 6g	白芷 10g
板蓝根 20g	片姜黄 10g	生黄芪 30g	防风 6g
丝瓜络 10g	路路通 10g	炒苍白术各 10g	蜈蚣 2 条
全蝎 3g			

水煎服，日 2 次。

取穴：百会、神庭、攒竹、风池、阳白、四白、下关、地仓、手三里、外关、合谷、太冲、大椎（快针）、膈俞（快针）、肺俞（快针）。

手法：大椎、膈俞、肺俞快速点刺不留针，余穴平补平泻，留针 30 分钟。

医嘱：忌劳累，清淡饮食。

诊疗经过：

2016 年 11 月 1 日二诊：患者耳痛减轻。

2016 年 11 月 8 日三诊：患者眼能闭合，额纹增加。

按语：

本案患者发病时间尚短，针刺百会、神庭、攒竹安神定志；

阳白、四白、下关、地仓为局部治疗面瘫常用穴；合谷、太冲为四关穴可镇静安神，镇肝息风；太冲为肝经原穴，肝经循行口面，故善治口噼；手三里益气扶正，大椎、膈俞、肺俞快针激发脏腑气血及一身之阳气；风池有助于缓解耳后疼痛症状，因西医学认为风池位于面神经出颅的位置附近，故取之，亦可选用完骨。中药白附子、白僵蚕、全蝎为治疗口眼㖞斜的经典名方“牵正散”。在搜风通络的基础上，加白芷可疏风通络活血，且为阳明经的重要引经药；白芥子长于祛痰通络；蜈蚣长于搜风通络，以助全蝎之力；板蓝根清热解毒，其抗病毒之功针对发病初期耳后疼痛尤为适用。周老临证初起风邪重者，宜加防风、白芷等以辛散风邪。姜黄辛温行散，以寒凝气滞血瘀者用之为优，且又散三焦之火，祛风疗痹。

医案六

姓名：杭某　性别：女　年龄：19岁　初诊日期：2017年10月10日

主诉：左侧口眼㖞斜3月余。

现病史：患者3个月前无明显诱因出现左侧口眼㖞斜，在本市私人诊所就医，经服中西药、针刺等治疗3个月未愈，遂至我科就诊。刻下症见：左眼睑稍能闭合，左侧额纹消失，左鼻唇沟变浅，人中沟偏向右侧，口角㖞向右侧，不能鼓腮露齿，说话漏风、喝水漏水、吃饭存食。纳可，眠可，二便调。

既往史：“乙肝小三阳”病史5年，平素无特殊不适。

中医诊查：精神欠佳，语声低微，舌淡紫，苔薄白，脉细涩。

中医诊断：面瘫（气虚血瘀）。

西医诊断：面神经炎。

立法：补气养血，疏经活络。

取穴：四神聪、神庭、本神、百会、阳白、足三里、合谷、太冲、鱼腰、太阳、下关、颊车、承浆、地仓、迎香，阳白透鱼腰、太阳透下关、地仓透颊车。

手法：平补平泻，留针30分钟。

诊疗经过：

针刺治疗7次后：出现额纹，眼睑可闭，口能发出唇音，自觉无力。

针刺治疗11次后：能正常进食。

针刺治疗20次后：面部活动基本恢复正常。

按语：

本案患者病情迁延日久形成顽固性面瘫，周老认为顽固性面瘫是本虚或本虚夹实之证，夹实多以瘀血阻络为主，故后期治疗培补正气、活血通络是关键。取穴以阳明、太阳经穴为主，可疏调局部经络气血，补足三里、合谷可调节手足阳明之经气，起到疏通经络，调和、濡养营卫气血，补益正气的作用。合谷善于通利经络，活血祛瘀；而足三里重在调理脾胃，壮气血生化之源，起到补益气血之功。针刺合谷、足三里，容易起到激发经气、鼓舞气血运行的作用。因此，对中后期面瘫的治疗最为合适。太冲善治口㖞，与合谷相配属开四关；四神聪为经外奇穴，有宁心安神、开窍醒神之功；百会具有安神镇静、益气升阳之功，与神庭相配，开窍醒神，益气健脑；阳白透鱼腰可使眼轮匝肌、上眶部额部的表情肌功能恢复；地仓透颊车可使腮、面颊、下颌部表情肌功能恢复；诸穴共用，既有补益气血、开关通络作用，又有补虚泻实、调节平衡的作用。

医案七

姓名：史某　性别：女　年龄：51岁　初诊日期：2016年3月10日

主诉：右侧口眼㖞斜7小时。

现病史：患者今日晨起受凉后自觉右侧面部不适，渐出现右侧口眼㖞斜，漱口及饮水口角渗漏，食物存于右侧颊齿之间，继而出现右眼闭合不全，抬眉不能，无头晕头痛，遂至我科就诊。刻下症见：右侧口眼㖞斜，右眼闭合不全、酸痛、视物模糊、迎风流泪，右侧抬眉不能，饮食夹于右侧颊齿之间，自觉颈部僵硬，右侧枕部、头部及耳后疼痛，无头晕，无饮水呛咳，无肢体活动不利，无咳嗽、咳痰，无心慌胸闷，纳眠可，二便调。

既往史：1989年曾患“肾盂肾炎”，2009年、2010年有过两次肺部感染病史，类风湿病史5年余，腰椎间盘突出症病史3年余，否认药物、食物过敏史。

中医诊查：神色自如，面色㿠白，语声欠清晰，舌暗淡，苔白，脉浮紧。

中医诊断：面瘫（风寒阻络）。

西医诊断：面神经炎。

立法：祛风散寒通络。

取穴：大椎、风池、翳风、阳白、四白、太阳、下关、颧髎、颊车、地仓、合谷、外关、足三里。

手法：太阳、地仓、颊车轻浅针刺，平补平泻，留针30分钟。大椎、翳风加灸。

诊疗经过：

治疗1周后，患者右侧口眼㖞斜较前减轻，右眼闭合不全，偶有流泪，右侧抬眉不能，饮食夹于右侧颊齿之间较前好转，颈部僵硬感减轻，右侧枕部、耳后疼痛减轻。患者见病情好转，信心大增，嘱患者注意面部及耳后保暖。

治疗 2 周后，局部穴位刺激量加大，并配合艾灸。患者右侧面部口眼㖞斜进一步减轻，右眼可勉强闭合，右眉可稍抬起，偶有饮食夹于右侧颊齿之间，颈部僵硬基本缓解，右侧枕部及耳后疼痛进一步减轻，但耳后及枕部仍有压痛。患者诉右侧面部有僵硬不适感，在前面治疗基础上加用面部闪罐法，以疏通局部经气。

治疗 3 周后，患者右眼基本闭合，但闭眼时费力，右眉可抬起，但抬起欠完全，口角稍向左偏，右侧枕部及耳后自觉疼痛及压痛缓解。面部僵硬不适感间断缓解，尤以面部受凉后明显。患者症状进一步好转。

治疗 4 周后，患者右眼闭合动作自如，右眉抬起正常，口角稍向左偏，饮食夹食症状缓解，时有面部僵硬不适感。嘱避风寒，慎起居。

治疗 5 周后，患者面部基本恢复正常。

按语：

本案患者为面神经炎急性期，周老认为在此阶段局部宜少取穴，轻手法，取穴一般不超过 3 个，重视疏风散寒腧穴的使用，如大椎、风池、外关、合谷等。另外应注意的是，本病虽表现在面部之局部，辨证及治疗时应注意全局观念，避免狭隘地只针对面部之局部进行治疗，本案之所以以局部取穴为主，主要考虑患者为感外邪而初发，故以祛风散寒通络为急，若病情长久或患者全身气血状况较差者，务必以补益正气为主。

周围性面神经麻痹，又称为 Bell 麻痹，是茎乳孔内面神经非特异性炎症导致周围性面瘫，病因尚未完全阐明。西医认为主要病因为病毒感染和自主神经功能不稳等引起局部血管痉挛，导致面神经缺血水肿，面神经炎性水肿在骨性面神经管中必然导致受压和引起脱髓鞘，严重者轴索变性。临床表现主要是患侧额纹变浅，或消失，不能皱额蹙眉，眼裂变大，不能闭眼或闭合不全，闭眼时眼球向上方转动，显露白色巩膜，称 Bell 征。鼻唇沟变浅，口角下垂，示齿口角偏向健侧，露齿不能，口轮匝肌瘫痪使鼓腮和吹口哨漏气，颊肌瘫痪使食物滞留于病侧齿颊之间。目前西医治疗主要以激素、抗病毒药物、维生素 B 族和急性期理疗为主，并结合康复训练治疗。

面神经麻痹中医称“面瘫”“口噼”等，属“中风”范畴。祖国医学对面瘫认识较早，《灵枢·经脉》载：“颊筋有寒，则急引颊移口；有热则筋弛纵，缓不胜收，故僻”，《类证治裁》云：“口眼歪斜、血液衰涸不能润筋脉也”。故中医认为本病多由脉络空虚、感受风寒之邪，阳明、少阳经络受侵，气血阻滞，经脉失养，筋肉缓而不收。

面瘫是针灸科的一种常见病，通过多年的临床经验，周老认为治疗本病需分 3 个阶段。第一阶段为 10 日内的患者，在此阶段局部宜少取穴，一般不超过 3 个，轻手法，轻刺、浅刺，穿刺皮肤即可，甚至针身难以直立而倒挂于皮肤之上。取穴以阳明经、少阳经穴为主。根据“治病先治神”的理论，百会、神庭、攒竹是安神定志的常用头部腧穴组合。阳白、太阳、承泣、颧髎、牵正、迎香、地仓、颊车等，均为局部常用腧穴，取“经脉所过，主治所及”之意。合谷、太冲为四关穴，“面口合谷收”，合谷属阳主气，为大肠经之原穴，具有清热解表、疏风散邪、宣清肺气、通降肠胃的作用，主要作用于体表、头面和上肢部；太冲属阴主血，为肝经之原穴，五行属木，肝为藏血之脏，用太冲可调和阴血，平肝潜阳，并兼有疏泄下焦湿热的功能，二穴相辅并兼有疏泄下焦湿热的功能，二穴相伍相成，互相制约。手三里、足三里同属多气多血之阳明经，为同名穴，二者相互结合，为益气活血之要穴，可促进面瘫的恢复。第二阶段为10日以上、1个月以内的患者，在此阶段可在局部适当加穴，每次可针4～5个穴位，刺激量可适当加强，但仍以柔和舒适为宜，阳白、四白、下关、地仓为局部治疗面瘫常用穴；合谷、太冲为四关穴可镇静安神，镇肝息风；太冲为肝经原穴，肝经循行口面，故善治口噼；手三里益气扶正，大椎、膈俞、肺俞快针助脏腑气血及一身之阳气；风池有助于缓解耳后疼痛症状，因西医学认为风池位于面神经出颅的位置附近，所以选之，还可选用完骨。第三阶段为1个月以上的患者，面部穴可增至7～8个，手法也随之加重，但仍不宜进行大幅度提插和捻转，此时培补正气、活血通络是关键。取穴以阳明、太阳经穴为主，可疏调局部筋络气血，活血通络，补足三里、合谷可调节手足阳明之经气，起到疏通经络，调和、濡养营卫气血，补益正气的作用。合谷善于通利经络，活血祛瘀；而足三里重在调理脾胃，壮气血生化之源，起到补益气血功用。尤其应注意的是，本病虽表现在面部之局部，辨证及治疗时应注意全局观念，避免狭隘地只针对面部之局部进行治疗。

第九节　头痛

医案一

姓名：何某　性别：男　年龄：52岁　初诊日期：2017年5月24日

主诉：头痛8月余。

现病史：患者8个月前开始出现头痛，以左侧头部为主，头痛性质为胀痛，头痛无前兆，每次头痛持续约3个小时，无头晕、恶心、呕吐，无肢体麻木、乏力，无眼痛、视物模糊，无耳鸣、耳聋，疼痛VAS评分为8分。发病后曾到某医院就诊，做头颅CT检查未见异常，诊断为“神经性头痛”。给予口服芬必得和甲钴胺治疗，患者自诉间断服用此类药物，但不能从根本上治疗。平素急躁易怒，饮食欠佳，寐欠安，大便略干，小便可。

既往史：高血压病数年，坚持服用降压药。

中医诊查：舌暗红，苔薄黄，脉弦滑。

中医诊断：头痛（肝郁气滞，瘀血阻络）。

西医诊断：紧张性头痛。

立法：疏肝解郁，通络止痛。

取穴：百会、本神、神庭、风池、头维（左侧）、太阳透率谷（左侧）、率谷透太阳（左）、列缺、丰隆、蠡沟、合谷、太冲。

手法：平补平泻，留针30分钟。

诊疗经过：

针刺治疗3次后，头痛程度明显缓解，诸症亦明显减轻，疼痛VAS评分为4分，患者又坚持治疗4次痊愈。

按语：

本例患者平素急躁易怒，导致肝郁气滞，肝气不疏，木失调达。肝胆经为表里经，故出现胆经循行部位的侧头痛，根据循经取穴的原则，选取足少阳胆经的风池、足厥阴肝经的太冲。头维是足阳明经的腧穴，为气血聚集之处，能够维系头部诸经。丝竹空为手足少阳脉气所发之处，又是手少阳的终结穴，有宣通手足少阳的作用，丝竹空透率谷，加强了宣通止痛之功，正如元·王国瑞在《玉龙歌》所言："偏正头风痛难医，丝竹金针亦可施，沿皮向后透率谷，一针两穴世间稀。"周老使用太阳透率谷、率谷透太阳，是对传统丝竹空透率谷的改良，其治疗头痛独特的针刺取穴是太阳透率谷、率谷透太阳同时应用。百会、神庭、本神可以镇静安神，也是周老经常强调"治病先安神"的学术思想的体现。此外，百会别名为"三阳五会"，属督脉，又为督脉与诸阳经和足厥阴肝经之会，《针灸大成》言其"主头痛目眩……百病皆治"，是治疗头痛的常用穴。"头项寻列缺"，列缺是四总穴之一，为治疗头痛的要穴。此外，手太阴肺经之列缺和足阳明胃经之丰隆、足厥阴肝经之蠡沟均为络穴，三穴合为周老的"调气止痛方"。络穴可沟通表里内外，肺主一身之气，胃经是多气多血之经，肝主疏泄，三穴合用共达疏肝理气、通络止痛之功。合谷、太冲为"四关方"，最早见于《灵枢·九针十二原》，《针灸大成》言："四关四穴，即两合谷、两太冲穴是也"，《针灸经外奇穴图谱》说："四关主治四肢寒战、喑哑，并可起镇静作用"，根据临床经验，周老更多地将之用于镇静安神。

医案二

姓名：高某　性别：男　年龄：62 岁　初诊日期：2017 年 12 月 8 日

主诉：头痛数年，加重 3 天。

现病史：患者数年间头痛反复发作，颠顶压痛为主，伴颈部不适，服去痛片可缓解。近 3 天无明显诱因出现前额胀痛，眼胀，伴胃部不适，恶心欲吐，纳可，二便调。今日于我院查头颅 CT 示脑白质脱髓鞘改变。

既往史：高血压病史 10 余年，平素控制尚可，现血压控制在 135/95mmHg 左右。

中医诊查：舌淡胖有齿痕，苔薄白，脉弦滑。

中医诊断：头痛（脾虚痰阻清窍）。

西医诊断：紧张性头痛。

立法：健脾化痰，通络止痛。

取穴：百会、神庭、头维、阳白、攒竹、外关、列缺、合谷、中脘、天枢、丰隆、蠡沟、内庭。

手法：平补平泻，留针 30 分钟。

医嘱：清淡饮食，禁饮酒、茶等刺激性食物。

诊疗经过：

针刺治疗 4 次后，患者头胀及胃部不适症状减轻。

继续治疗 4 次，患者诉头部昏沉感较前缓解，头痛未再发作。

医案三

姓名：冯某　性别：女　年龄：42 岁　初诊日期：2017 年 12 月 28 日

主诉：间断头痛数年，发作 2 天。

现病史：患者数年来每于劳累、饮食不节后出现头痛，以右侧沉痛为主，休息后缓解。2 天前头痛复发，右侧为重，头昏沉感，眼胀，纳可，眠差，二便调。

既往史：体健。

中医诊查：舌红，苔黄腻，脉弦滑。

中医诊断：头痛（肝胆郁结，痰热上扰）。

西医诊断：紧张性头痛。

立法：疏肝利胆，清热化瘀。

取穴：百会、神庭、头维、率谷、太阳、外关、列缺、合谷、丰隆、蠡沟、足临泣。

手法：平补平泻，留针30分钟。

医嘱：清淡饮食，禁饮酒、茶等刺激性食物。

诊疗经过：

针刺治疗2次后，患者头痛、头昏症状减轻。

继续治疗2次后，患者头痛未再发作。

医案四

姓名：徐某　性别：女　年龄：29岁　初诊日期：2017年12月10日

主诉：间断头痛半年，加重1周。

现病史：患者近半年劳累后出现头痛，症状反复发作，以双侧太阳穴、颞叶刺痛为主，休息可缓解，平素思虑过度。1周前情绪波动后再次出现头痛，颞叶胀痛，口干口苦，纳可，眠差，二便调。

既往史：体健。

中医诊查：舌红，苔薄白，脉弦细。

中医诊断：头痛（肝胆火旺）。

西医诊断：紧张性头痛。

立法：疏肝利胆，清热止痛。

取穴：百会、神庭、头维、太阳、率谷、外关、列缺、合谷、丰隆、蠡沟、太冲、足临泣。

手法：平补平泻，留针30分钟。

医嘱：清淡饮食，禁饮酒、茶等刺激性食物。

诊疗经过：

针刺治疗3次后，患者疼痛明显减轻。

12月12日

主诉：阵发头痛7年余，加重10天。

现病史：患者7年前无明显诱因出现阵发头痛，头痛部位于右侧枕部，7年间每年发作1～2次，每次发作10天余，每次发作短暂，持续时间10余分钟，疼痛暂停几分钟后又开始发作10余分钟，呈阵发性，锥刺样痛，昼夜发作不间断，有时夜间会疼醒，几天后自行消失。10天前疼痛再次发作，症状如前，此次发作已10天左右，疼痛仍未消失，遂来我科门诊就诊。现症见：右侧枕部疼痛最为剧烈，呈锥刺样痛，阵痛发作频率、疼痛程度、时间如前。发作后疼痛自行缓解，发作时无畏光畏声，夜眠可、纳可，二便调。

既往史：2001年和2008年行心脏支架术，腰椎间盘突出，无有过敏药物，无家族遗传病史。

中医诊查：舌暗红，苔黄腻，脉略沉滑。

中医诊断：头痛（气滞血瘀）。

西医诊断：枕神经痛。

立法：行气活血。

取穴：百会、神庭、攒竹、颈四针（颈7、6、5、4棘突下方）、风池、后溪、申脉、绝骨。

手法：平补平泻，留针30分钟。

诊疗经过：针刺治疗后当日疼痛发作明显减少，该法继续治疗3次，头痛未作。

医案八

姓名：闫某　性别：女　年龄：60岁　初诊日期：2017年11月27日

主诉：头痛50余天。

现病史：患者50余天前，因全头痛于广安门医院住院治疗，具体不详。治疗后头痛有所减轻。出院时仍有右侧侧头部条带状头痛，白天轻，夜间重。进食可，夜尿1～2次，大便调。睡眠差，口服艾司唑仑每晚1mg，可睡6～7小时。

既往史：高血压病、颈椎病。

中医诊查：右侧风池穴压痛。舌红偏瘦，苔白略厚，脉沉细。

中医诊断：头痛（心肾不交，肝郁气滞）。

西医诊断：枕神经痛。

立法：交通心肾，疏肝行气。

取穴：风池、百会、神庭、五脏俞、太溪、三阴交、神门。

手法：平补平泻，留针30分钟。

诊疗经过：

针刺后即感头痛减轻，第2天来诊时述当晚睡眠较前改善。

针刺治疗5次后，述平素下肢、双足发凉，今日针刺后感双脚发热。此后针刺后发热感逐渐上移，头痛减轻，睡眠改善。

针刺治疗20次后头痛缓解，睡眠可，已停用西药，下肢及双足发凉症状缓解。

按语：

以上两例均符合枕神经痛表现，其原因可能与颈部软组织无菌性炎症刺激上颈段颈神经有关。该病应与常见的原发性头痛相鉴别，其中偏头痛是反复发作的中重度头痛，每次持续时间4～72小时，活动后加重，常伴有畏光畏声；紧张型头痛可持续30分钟到1周以上，呈轻中度痛，二者特点均与本病例不符。

周老提出“治病先治神”，针刺百会、神庭、攒竹镇静安神；颈四针、风池局部取穴对改善颈部供血非常重要；后溪、申脉通督脉；绝骨是治疗颈部强痛的常用穴；均与颈部穴位相配合，能够在短时间内收获良好的疗效。

如患者头痛与睡眠相关，睡眠差时头痛加重，治疗选穴偏重于安神定志，针神门、太溪、三阴交与五脏俞以交通心肾，改善睡眠，以达神安痛减之效。患者兼有神思过度，气滞于内，经脉不通，下肢发凉等症，针灸治疗疏肝行气解郁，神安气和，经脉通畅，下肢发凉症状自行缓解。

医案九

姓名：夏某　性别：男　年龄：55 岁　初诊日期：2017 年 10 月 19 日

主诉：头痛 1 年余。

现病史：两侧头角外眉角、颞部胀痛 1 年余，反复发作。曾于医院 CT 检查，有少许副鼻窦炎征象，额筛窦局部黏膜增厚，头部 CT 正常。平素鼻塞鼻腔内肿胀感，平躺呼吸不畅，影响睡眠。胸前闷憋，头目不清，偶伴头晕，曾晕至呕吐。冬日易手脚冰凉，足跟偶痛。食少易饱，腹胀大便黏，2 ～3 日一行，成形。寐差多梦，性情急躁，易怒，有更年期征象。血压 140/90mmHg。

既往史：高血压、慢性鼻炎、鼻窦炎、慢性咽炎。

中医诊查：面红赤暗，双目红血丝显。左鼻甲红、肿胀。舌淡红，苔薄白，舌下络脉显，脉寸缓，关沉弦，尺沉弱。

中医诊断：头痛（痰浊瘀阻，上扰清窍）。

西医诊断：丛集性头痛。

立法：燥湿化痰，通窍止痛。

取穴：百会、神庭、太阳透率谷、攒竹透鱼腰、风池、迎香、中脘、天枢、关元、曲池、外关、合谷、丰隆、太冲、足临泣。

刺法：平补平泻，留针30分钟。

诊疗经过：

针刺治疗3次后：头痛大减，血压降至130/85mmHg。胃口大增，但食多仍会腹胀。

针刺治疗5次后：诸症悉除，唯情绪仍易急躁，给予谈心开导，欢喜而去。

按语：

丛集性头痛为血管性头痛之一，是头痛比较严重的一种，多发于男性，属于内伤头痛。此患者情绪易激动，伴发鼻部及额颞部症状，且脾虚胃弱，为肝木克土、木强土弱之象，应疏肝健脾，通络止痛。方用百会、神庭安神镇静；太阳透率谷祛风定眩，除痰止痛；攒竹透鱼腰治头风痛，止鼻衄、眉头痛；风池、迎香疏风通窍；中脘、天枢、曲池、丰隆健脾燥湿，化痰除热；外关、足临泣疏利少阳；足厥阴肝经原穴太冲调和阴血，平肝潜阳；合谷为镇痛大穴，亦能调理脾胃；关元引火归元，热引下行，缓解末梢神经紧张。

医案十

姓名：刘某　性别：男　年龄：15岁　初诊日期：1996年9月19日

主诉：头胀痛1年余。

现病史：1年余前无明显诱因出现头痛，以胀痛为主，双眼发胀，一般从午后开始，若不服止痛药或睡眠休息，将持续至深夜。经多处治疗未见疗效，做头颅CT无异常。伴有咳喘，盗汗，遗尿，夜寐欠安，纳差，大便尚调。

既往史：脑外伤史、心肌炎。

药敏史：否认。

中医诊查：舌红，少苔，脉浮欠力。

中医诊断：头痛（气阴两虚，经络闭阻）。

西医诊断：继发性头痛。

立法：养阴益气，通络止痛。

取穴：至阴、光明、阴郄、三阴交、外关、中脘。

手法：平补平泻，留针30分钟。

诊疗经过：针刺治疗30次痊愈。

按语：

患者因春节劳累，耗伤气阴，脑为髓之海，肾主骨生髓，肾主水，肾气虚膀胱失约则遗尿，阴虚精血不能濡养髓海则痛，阳不得入于阴则眠差、盗汗，经过休息后气阴暂时得到补充，头痛缓解。"五脏六腑之精气，皆上注于目而为之精"，阴精不足则双眼发胀。舌红少苔，脉浮欠力，皆是气阴两虚、经络闭阻的表现。治以养阴益气，通络止痛。

至阴为足太阳膀胱经的井穴，主治头痛、目痛、鼻塞。足太阳经，从颠入络脑，井穴是其经脉起始之处，有调节整条经脉的作用；又浅刺井穴可收滋养真阴、回阳固脱之功。光明为足少阳胆经络穴，主治目痛，视物不明。外关为三焦经之络穴，通于阳维脉，阳维起于诸阳会，联络诸阳经以通督脉，"阳维维于阳，阴维维于阴，阴阳不能自相维则怅然若失……"阳维失去维络就出现阳证，如盗汗、眠差、目胀。外关与光明均为少阳经络穴，沟通表里两经，二者相配，可起到通络止痛的作用。阴郄为手少阴心经郄穴，是气血深聚的部位，可治阴虚盗汗。中脘是脏会、胃之募穴，可健脾和胃，调和气血；足三阴经交会之三阴交，可健脾益气，培补精血，益阴助阳，偏于治血。

头痛是西医诸多疾病表现在外的一个症状，需进一步明确鉴别诊断是否由颅内或颅外疾患引起。

周老认为，引起疼痛的原因虽多，但不外乎虚实，提出“治痛分虚实”。以虚实辨证与经络辨证相结合，局部治疗与整体调节相结合。虚证以气血不足、经络失养为病机，治以益气活血，通络止痛。实证分为气滞和痰阻两型，气滞为主者，治以疏肝理气，活血化瘀，通络止痛，以“调气止痛方”加减；痰阻者治以健脾和胃，理气化痰，用“化痰方”加减。

医案十一

姓名：刘某　性别：男　年龄：64岁　初诊时间：2017年11月2日

主诉：双侧眉棱骨痛3年余，加重半月。

现病史：患者2014年国庆节后不慎偶感风寒，出现发热恶寒、头晕头痛，以双侧眉棱骨明显，经中西医治疗后，外感症状缓解，遗留眉棱骨痛，此后症状时隐时作、缠绵难愈。每于国庆节后加重，持续至次年五月缓解，经服用多种“止痛片”效果不明显。发作严重时伴头目眩晕，胁肋微胀，胸闷欲呕，纳食不香，晨轻暮重。近半月来，病痛发作加重，故来就诊。刻下症见：双侧眉棱骨痛，头目眩晕，胁肋微胀，胸闷欲呕，纳差，眠差，小便黄，大便黏腻。

既往史：高血压病史多年，未系统服药。

个人史：平素嗜食肥甘，饮酒史多年。

家族史：有高血压病史。

中医诊查：形体偏胖，精神不振，面色黧黑，喜闭目，舌淡胖，边尖稍红，苔薄白腻（舌根部稍黄），脉寸关弦滑，两尺沉。

中医诊断：眉棱骨痛（风痰上攻，肝郁湿阻）。

西医诊断：眶上神经痛。

立法：化痰降逆，祛风除湿，疏肝通络。

取穴：中脘、内关、列缺、丰隆、公孙、太冲、涌泉、风池、攒竹、阳白、鱼腰。

手法：1寸针逆经络25°斜刺列缺，15°角以下平刺攒竹透鱼腰、阳白透鱼腰；2寸针斜刺太冲透涌泉；以上诸针法均为平补平泻，留针30分钟。

诊疗经过：

2017年11月4日二诊：针刺治疗1次后，下午眉棱骨痛的症状未见明显加重，头目眩晕，胁肋微胀症状减轻。其他症状未有明显改善。

2017年11月6日三诊：患者感觉眉棱骨疼痛明显减轻，胁肋胀痛消失，头目眩晕，胸闷泛恶症状也有所减轻。因患者10天后需外出，故在攒竹透鱼腰、阳白透鱼腰、太冲透涌泉、丰隆等处加用电针给予轻刺激量，其他诸穴仍以平补平泻，留针30分钟。

2017年11月8日四诊：患者眉棱骨痛等症状已基本解除，眉棱骨局部已无压痛，两眼感觉清亮，舌淡胖有所减轻，腻苔消退，脉弦滑。取穴同三诊。

2017年11月10日五诊：患者诸症均除，眉棱骨痛已基本治愈，精神振作，舌淡微胖，苔白，脉弦。取穴同三诊，以巩固疗效。因患者外出而暂停针灸。嘱其注意饮食，调理情绪，及时沟通反馈有关情况。

后经随访至今眉棱骨痛未再发作。

按语：

眉棱骨痛多因风热上扰，肝火上炎，风痰上攻，湿浊上逆致眉棱骨处经气不通而致病，经络主要涉及足太阳膀胱经、足阳明胃经和足少阳胆经。本案中患者因外感风寒循足太阳膀胱经袭扰眉棱骨和饮食内伤、肝郁气逆侵犯脾胃，致使痰浊循胃经上逆阻滞眉骨之络而致病。针刺治疗时，首选周老的针灸“化痰方”中脘、内关、列缺、丰隆、公孙进行针刺，以理气化痰，健脾利湿，根除其饮食内伤所生之痰浊；太冲透涌泉以疏肝补肾，平冲降逆；风池以祛风散寒，并除却病痛因季节而发作的伏邪诱因；攒竹透鱼腰、阳白透鱼腰以通络止痛。诸穴共用，标本兼治，宿疾痊愈。

第十节　面痛

医案一

姓名：善某　性别：男　年龄：27 岁　初诊日期：2013 年 7 月 16 日

主诉：右下颌部阵发性剧痛 2 年余。

现病史：患者 2 年前无明显诱因出现右下颌部阵发性剧痛，刷牙易诱发，每次发作 5 ～10 分钟，西医诊断为三叉神经痛。近 2 年来常服卡马西平，但效果不佳，且每次发作持续时间延长至 10 ～30 分钟，间隔时间缩短。鉴于西医治疗无效，遂至我科寻求针灸治疗，刻下症见：右下颌部阵发性剧痛，频率约为每 2 天发作一次，每次持续半小时，剧烈运动、大汗出后加重，不发作时右下颌部也觉隐隐作痛或不适。平素畏寒，纳可，眠欠安，便溏。

既往史：既往体健。

家族史：否认家族遗传病史。

中医诊查：神色自如，面带愁容，语声低微，舌淡胖，苔薄白腻，有齿痕，脉沉细。

中医诊断：面痛（阳虚湿阻，经脉不通）。

西医诊断：原发性三叉神经痛。

立法：温阳除湿，通络止痛。

处方：

制附子 15g	干姜 15g	炙甘草 10g	白芍 15g
威灵仙 10g	柴胡 10g	桂枝 5g	生地黄 15g
生薏苡仁 30g	合欢皮 30g	大腹皮 10g	

水煎服，日 2 次。

取穴：百会、神庭、地仓、颊车、迎香、曲池、合谷、膻中、期门、气海、关元、三阴交、太冲。

手法：平补平泻，留针 30 分钟。

医嘱：调畅情志。

诊疗经过：

针刺治疗 3 次，服药 7 剂后：其间发作过 1 次，疼痛明显减轻，大便溏有所缓解，舌脉同前，减附子为 10g，干姜为 10g。

针刺治疗 6 次，服药 14 剂后：疼痛基本治愈，偶觉有右下颌不适。

又服药 7 剂后，随访患者 1 个月未再发作。

按语：

面痛属中医因于风火相煽而引起的疼痛。但本案患者根据临床诸症，综合舌脉，应为本在阳虚，标在湿阻，致经脉不通而痛，故虽在夏天，也大胆地用了四逆汤合芍药甘草汤加减以温阳利湿，行气通络止痛，体现辨证论治的重用性。同时用针刺直达病所，加上了膻中、期门、气海，疏通经络，疗效显著。膻中、期门（双）、气海这四个穴是夏老在长期的临床实践中发现的三叉神经痛病人的阳性反应点，具有调气止痛的效果。膻中为心包募穴，为气会，历来被用于治疗各种气病。《针灸聚英》认为该穴能治疗上气短气，咳逆，噎气，喉鸣喘嗽，心胸痛……《千金要方》曰："期门，主喘逆卧不安，咳胁下积聚。"期门乃肝之募穴，能疏肝理气。气海，盖人之元气所生也。通过针刺通气血，畅情绪，最终达到通则不痛的目的。本案除体现周老治病先治神的百会、神庭取穴特点外，还充分体现了重用的传承与发展，即周老应用夏老的膻中、期门、气海菱形反应区，并毫无保留地进行了讲解，使其发扬光大。

医案二

姓名：李某　性别：女　年龄：76 岁　初诊日期：2016 年 9 月 20 日

主诉：反复右侧面部疼痛 5 年，加重 1 年。

现病史：患者 5 年前无明显诱因出现右侧面部发作性疼痛，每因食物温度高，或刷牙等诱发，疼痛性质为闪电样疼痛，停止刺激后数分钟可自行缓解，在外院诊断为三叉神经痛，口服卡马西平可控制。1 年前，因担心西药副作用，经常间断口服卡马西平，故疼痛发作频率及程度均明显增加。刻下症见：右侧面部时有闪电样疼痛，痛至流泪，影响进食、洗漱，右侧面部不能触碰，全身乏力，纳可，眠差，小便可，大便排出费力，成形。

既往史：既往体健。

家族史：否认家族遗传病史。

中医诊查：面色㿠白，语声欠清晰，舌淡暗，苔白，脉沉弦。

中医诊断：面痛（气虚血瘀）。

西医诊断：原发性三叉神经痛。

立法：益气活血，通络止痛。

取穴：百会、中脘、气海、太渊、足三里、三阴交、阿是穴。

手法：百会平刺，其余穴位直刺，其中太渊要指切进针，避开动脉，面部阿是穴放血。

医嘱：避风寒，忌劳累。

诊疗经过：治疗后患者面部疼痛逐步减轻，经过3周治疗，患者面痛缓解。

按语：

本案患者年高，结合四诊可辨证为气虚血瘀证。采用周老的“补中益气方”百会、中脘、气海、太渊、足三里、三阴交，有良好的益气活血通经的作用。其中百会为诸阳之会；腑会中脘，胃之募穴，是脏腑精气汇聚之处，足三里为胃经合穴，二穴相配，健脾和胃，化生气血；气海为人体元气生发之处；脉会太渊，为肺经的原穴；三阴交是肝、脾、肾三经的交会穴，诸穴合用，健脾补气，生血益精，精血同源，起到益气活血之效。

医案三

姓名：马某　性别：女　年龄：76岁　初诊日期：2017年9月10日

主诉：左侧面部阵发性疼痛4月余，加重7天。

现病史：4个月前患者晨起洗脸时自觉左侧面部麻木，连续数天，伴有闪电样疼痛，咀嚼食物亦可诱发。西医院检查未见异常，神经内科诊断为“三叉神经痛”，给予卡马西平 0.1g，日 3 次，配合甲钴胺口服，疼痛症状得以暂时缓解。7 天前患者无明显诱因左侧面部再次疼痛，疼痛如初，并逐渐加重，由左侧上下颌波及左颧部，洗脸、刷牙、漱口即可诱发，甚者触碰不得，遂至我科就诊，刻下症见：左侧面部上下颌至左颧部电击样、刀割样疼痛，触碰不得，伴有目赤流泪，白天发作频繁，夜晚缓解。不能进食咀嚼，彻夜难眠，小便黄，大便干。

家族史：否认家族遗传病史。

中医诊查：痛苦面容，不能大声讲话，舌红，苔薄，脉浮数。

中医诊断：面痛（风热灼络）。

西医诊断：原发性三叉神经痛。

立法：疏风清热，通络止痛。

取穴：神庭、百会、神门、下关、四白、颧髎、夹承浆、地仓透颊车、丰隆、列缺、蠡沟。

手法：下关用针刺入 2.0 ～2.5 寸，以有麻木放射感为佳，余穴以得气为度。

诊疗经过：

针刺治疗 5 次后：发作频率减少，程度减轻。

针刺治疗半个月后症状基本得以控制，鲜少发作。

针刺治疗 1 个月后症状完全消失，半年内未见复发。

按语：

三叉神经痛，中医称“面痛”。临床上常见证型可分为肝火上炎和风邪外袭。周老一治神，二理气，三局部取穴，严重者加用老中医夏寿人菱形反应点诸穴。治神常取“四神方”，理气用“调气止痛方”列缺、丰隆、蠡沟。局部取穴根据累及的三叉神经具体分支选择不同的穴位，第一支痛选角孙、丝竹空、头临泣；第二支痛选择下关、完骨；第三支痛选择颊车、承浆。夏老发现的三叉神经痛菱形反应点膻中、期门（双）、气海大大加强了周老“调气止痛方”的效果，膻中为心包募穴，为气会，历来被用于治疗各种气病，《针灸聚英》认为该穴能治疗上气短气，咳逆，噎气，喉鸣喘嗽，心胸痛；《千金要方》曰：“期门，主喘逆卧不安，咳肋下积聚”，期门乃肝之募穴，能疏肝理气；气海，盖人之元气所生也。通过针灸通气血，畅情绪，最终达到通则不痛之效。

医案四

姓名：柴某　性别：女　年龄：43 岁　初诊日期：2018 年 5 月 25 日

主诉：右脸颊部针刺样疼痛麻木 6 年余，加重 1 月余。

现病史：患者 6 年前右脸颊部无明显诱因出现针刺样疼痛，牵及头部。于外院诊为“三叉神经痛”。1 个月前无明显诱因症状加重，洗脸时疼痛剧烈，伴右侧头痛，言语、饮食困难，着风遇凉或碰触后右脸颊部疼痛加剧。服用卡马西平可暂时缓解，为求进一步治疗前来我科就诊。刻下症见：右脸颊部针刺样疼痛麻木，伴右侧头痛，言语、饮食困难，纳少，眠差，二便调，月经正常。

既往史：9 年前诊断为右桥小脑角瘤包绕后组颅神经（三叉神经、展神经、视神经等），于天坛医院行切除术，又行射频术、伽马刀等治疗。否认其他慢性病。

家族史：否认家族遗传病史。

过敏史：否认食物及药物过敏史。

中医诊查：言语困难，面有愁容，舌淡红，苔薄黄腻，舌边尖红，脉弦数。

中医诊断：面痛（肝胆风热）。

西医诊断：继发性三叉神经痛。

立法：清热平肝，疏风活络。

处方：

黄芩 6g	生石膏 20g	柴胡 10g	炒栀子 10g
玄参 15g	细生地 15g	延胡索 10g	川楝子 6g
香附 10g	广郁金 10g	熟大黄 10g	炙甘草 10g

水煎服，日 2 次。

取穴：百会、神庭、攒竹、颧髎、下关、大迎、膻中、期门、列缺、丰隆、蠡沟、外关、气海、丘墟、内庭、行间、侠溪。

手法：平补平泻，留针 30 分钟。

诊疗经过：

针刺治疗 5 次后：面部疼痛及麻木感明显减轻。

针刺治疗 14 次后症状完全消失。

按语：

本案患者为肝胆风热证，周老以清热平肝、疏风活络为法，取百会补之益气升阳，泻之清热泻火，神庭乃神之居所，攒竹平肝息风，三穴共起清热平肝、安神定志的作用。本案从舌苔、脉象上辨证，应为肝胃火热，火性炎上，循经上扰面部所致。故周老取肝经之荥穴行间，胆经之荥穴侠溪、原穴丘墟，胃经之荥穴内庭，以清肝胃之火，引热下行。颧髎、下关、大迎属局部取穴，旨在疏通面部经气以止痛。膻中为气会，气海为生气之海，而且共奏调气机、益元气之功。期门为肝之募穴，功于疏肝理气，平肝降逆。外关为手少阳与阳维脉之交会穴，有散风解表清热的作用。列缺、蠡沟、丰隆三穴为周老用于止痛的经验穴，列缺为肺经络穴，功于行气；蠡沟为肝经络穴，功于行血；丰隆为胃经络穴，功于行气血，故三络合伍，共奏宣通气血、清化通络之功。

中药以生石膏大寒性重，清肺胃火热，为阳明气分之要药，栀子清热泻火，黄芩能消上泄下，走表达里，可泻上焦心肺之火，除中焦肠胃湿热，共为主药。柴胡在此可疏肝解郁，和络止痛，解半表半里之热邪；玄参、生地黄相伍，能清热凉血，养阴生津，共为辅药。延胡索入血分，活血行气，为血中之气药，可治一身上下内外各种疼痛；川楝子入肝经，疏肝止痛，又可导热下行；广郁金性寒，辛散苦降，入肝肺二经，平肝解郁，活血散瘀；香附宣畅十二经气分，兼入血分，善于疏肝解郁；熟大黄，以黄酒蒸拌炮制而成，泻下清热之力较生品为缓，可清热化湿，上药共为佐药。甘草味甘性平，通行十二经，炙甘草可温中益气，缓中健脾，缓药性之寒，以护脾胃为使药。

医案五

姓名：于某　性别：女　年龄：65 岁　初诊日期：2017 年 11 月 14 日

主诉：反复发作性右侧上颌部疼痛不适 2 年余，加重 2 个月。

现病史：患者 2 年前无明显诱因出现右侧上颌牙部疼痛不适，表现为发作性、闪电样放射痛，刷牙、进食酸性食物时可诱发，就诊于 301 医院诊断为三叉神经痛（上颌支），予口服卡马西平 0.2g 1 日 2 次，面部局部注射维生素 B_{12}，经治疗后症状缓解。1 年前再次出现上述症状，再次就诊于 301 医院，予维生素 B_{12} 脸部注射，口服卡马西平 0.2g 1 日 2 次，经治疗后症状缓解。2

个月前洗脸时再次出现右侧上颌部一过性、闪电样放射痛，进食酸冷食物可诱发，右侧鼻翼旁按压可诱发，再次就诊于 301 医院，予口服卡马西平 0.2g 1 日 2 次，经治疗 2 个月症状有所减轻，但进食、刷牙等仍可诱发，遂于我科就诊。刻下症见：进食、刷牙时右侧上颌部一过性、闪电样放射痛，性情急躁，纳食可，眠可，小便调，大便干。

既往史：既往体健。

家族史：否认家族遗传病史。

中医诊查：神色自如，语声清晰，舌淡，苔薄黄，脉弦涩。

中医诊断：面痛（气滞血瘀）。

西医诊断：原发性三叉神经痛。

立法：行气活血，通络止痛。

取穴：下关、完骨、外关、足临泣、膻中、期门（双侧）、气海、列缺、丰隆、蠡沟、内庭、行间。

手法：下关穴用 3 寸针刺 2 ～2.5 寸，以有麻木放射感为佳。余穴平补平泻。

诊疗经过：

治疗 1 周后，患者可自行延长服药间隔。

治疗 2 周后，患者仅晨起口服卡马西平 0.2g 1 次。

治疗 3 周后，自行停药，偶有发作。

治疗 4 周基本缓解。

随访 1 个月，患者仅偶有发作。嘱患者忌食生冷辛辣等刺激性及质地较硬食物，畅情志，避风寒。可继续坚持针灸巩固疗效。

按语：

本案患者为气滞血瘀之证，周老取外关为手少阳经之穴，足临泣为足少阳经之穴，两经合于目锐眦、颊，两穴为八脉交会穴，相伍属于同名经配穴，相互促进，相互为用，具有疏肝泻胆、调和气血、宣通筋络、散瘀定痛之功。膻中、期门（双侧）、气海四穴构成一个菱形，是夏寿人老中医总结的用于治疗三叉神经痛的特效经验穴。络穴止痛方（列缺、丰隆、蠡沟）为周老经验穴，可用于各种气滞血瘀导致的疼痛，两者合用效果十分理想。内庭、行间分别为胃经、肝经的荥穴，荥主身热，三叉神经痛属中医的热证，非寒证，故用内庭、行间清胃、肝经之热。

本节按语：

三叉神经痛分为原发性和继发性两种。临床表现多为面部三叉神经分布区阵发性、放射性疼痛，发作间歇期无任何症状。而在三叉神经痛患者的三叉神经分布范围内，常可出现非常敏感的疼痛，在这一区域内常因稍加触动，就可引起疼痛的发作，通常称这敏感区为扳机点。如上下唇、鼻翼、口角、牙齿、颊部、舌等处最为常见。引起扳机点疼痛的诱因很多，如说话、进食、洗脸、刷牙、冷风吹面等，甚至于活动头部时均可引起发作。本病目前西医可药物或手术治疗，但长期疗效不理想。

该病属于中医的“面痛”范畴。明代《证治准绳》曰：“面痛皆属火，盖诸阳之会，皆在于面，而火阳类也……暴痛多实，久痛多虚……颊车发际皆痛不开口，言语饮食皆妨，在额与颊上常如糊，手触之则痛，此足阳明经络受风毒，传入经络，血凝滞而不行，故有此症。”所描述的症状和三叉神经痛的临床表现基本一致。临床有外感和内伤之分，但病机均为经络气血运行受阻，不通则痛。治疗原则以疏经止痛为主。在临床中应注重特殊穴位的应用，本病采用同名经、交会穴、络穴及名老中医经验穴，临床可取得满意疗效。

周老将“面痛”在临床上常见证型分为肝火上炎和风邪外袭。然无论哪种证型，周老一是治神，二是理气，三是局部取穴，严重者加用老中医夏寿人菱形反应点诸穴。治神常取“四神方”，理气用的是“调气止痛方”。局部取穴根据累及的三叉神经具体分支选择不同的穴位，第一支痛选角孙、丝竹空、头临泣；第二支痛选择下关、完骨；第三支痛选择颊车、承浆。夏老提出的三叉神经痛菱形反应点由膻中、期门（双）、气海组成，是夏老在长期的临床实践中发现的三叉神经痛患者的阳性反应点。这四个穴组合大大加强了周老“调气止痛方”的效果。膻中为心包募穴，为气会，历来被用于治疗各种气病。《针灸聚英》认为该穴能治疗上气短气，咳逆，噎气，喉鸣喘嗽，心胸痛……《千金要方》曰：“期门，主喘逆卧不安，咳肋下积聚。”期门乃肝之募穴，能疏肝理气。气海，盖人之元气所生也。通过针灸通气血，畅情绪，最终达到通则不痛之功效。

第十一节　麻木

医案一

姓名：王某　性别：男　年龄：47 岁　初诊日期：2017 年 3 月 27 日

主诉：左侧面部不适，自觉麻木 1 年 3 个月。

现病史：患者 1 年 3 个月前无明显诱因出现左侧面部不适，自觉麻木，无头晕、头痛，轻微乏力，于外院神经内科就诊，查头颅 MRI 检查未见明显异常，诊断为“周围神经病变”，予甲钴胺、维生素 B_1 口服。后又到外院口服中药治疗，改善不明显。刻下症见：左侧面部不适，自觉麻木，轻微乏力，思虑过多，饮食欠佳，寐欠安，二便可。

查体：左侧面部三叉神经支配区域针刺痛觉略减退。

既往史：既往体健。

中医诊查：神色忧虑，面色萎黄，语声低微，舌暗，苔白，脉细。

中医诊断：麻木（气虚血瘀）。

西医诊断：周围神经病变。

立法：益气行血，通经活络。

处方：补阳还五汤加减。

生黄芪 30g	当归尾 10g	红花 10g	桃仁 10g
地龙 10g	赤芍 10g	白芍 10g	柴胡 6g
炒苍白术各 10g	丹参 10g	鸡血藤 20	水蛭 3g
豨莶草 15g	川牛膝 10g	丝瓜络 10g	

水煎服，日 2 次。

取穴：百会、四神聪、神庭、攒竹、鱼腰（左）、丝竹空（左）、下关（左）、颧髎（左）、颊车（左）、完骨（左）、手三里、中脘、气海、足三里、三阴交、太渊、合谷、太冲。

手法：平补平泻，留针 30 分钟。

诊疗经过：

2017 年 4 月 2 日：诉针刺 4 次后，症状无明显缓解，给予配合中药治疗。

配合中药口服并针刺治疗 25 次后，症状痊愈。

按语：

本案患者善思虑，忧思伤脾，脾为气血生化之源，脾虚造成气血生化乏源，气为血之帅，血为气之母，气血运行不畅，则造成经络瘀滞，面部为手足阳明经所过，故取手、足三里，补益气血，以通经活络。周老取百会、四神聪、神庭、攒竹镇静安神，体现周老一贯地“治病先治神”的思想。中脘、关元、气海、太渊、足三里、三阴交是周老经过多年的临床实践创立的针灸“补中益气方”，有良好的益气活血通经的作用。其中百会为诸阳之会；腑会中脘，为胃之募穴，是脏腑精气汇聚之处，足三里为胃经合穴，二穴相配，健脾和胃，化生气血；气海为人体元气生发之处；脉会太渊，为肺经的原穴；三阴交是肝、脾、肾三经的交会穴，诸穴合用，健脾补气，生血益精，有良好的益气活血通经的作用。合谷、太冲总称为“四关穴”，二者分别为手阳明和足厥阴的原穴，是人体元气作用表现的部位，可调理脏腑的病变，同时合谷又是四总穴之一，取“面口合谷收”之效。方剂中生黄芪和炒苍白术补气，红花、桃仁、地龙、赤芍、白芍活血，鸡血藤、水蛭、豨莶草、川牛膝、丝瓜络通经活络，诸药合用，共奏益气活血、通经活络之效。

医案二

姓名：朱某　性别：女　年龄：42 岁　初诊日期：2008 年 4 月

主诉：双下肢疼痛乏力 2 周，手足针刺样蚁行感 3 日。

现病史：患者 2 周前感冒后，出现双下肢疼痛乏力，未予重视。3 天前出现手足针刺样蚁行感，故来就诊。刻下症见：双下肢疼痛乏力 2 周，手足针刺样蚁行感，无发热症状，四肢活动正常，胃中嘈杂，纳差，失眠，大便溏。

既往史：既往体健，否认糖尿病病史。

家族史：否认家族遗传病史。

中医诊查：面色㿠白，语声欠清晰，舌淡红，苔白，脉细略滑。

中医诊断：麻木（脾胃虚弱，经脉失养）。

西医诊断：多发性末梢神经炎。

立法：健脾益气，通经活络。

取穴：曲池、足三里、神门、三阴交、印堂、内关、公孙、后溪、申脉、照海、合谷、太冲。

手法：上穴合谷、太冲为泻法，余为补法。

诊疗经过：

针刺治疗2次后，诉手部蚁行感完全消失，唯觉腿无力。

再针内关、公孙、五脏俞、风池、申脉、照海。共针刺治疗5次，患者痊愈。

按语：

本案体现了周老临床善于运用八脉交会穴治疗神经系统疾病，周老认为十二经脉虽不与奇恒之腑相配，但却与奇经八脉相连，在治疗神经系统疾病时多采用八脉交会穴，再配以辨证取穴、循经取穴，既疏通了十二经脉及特殊部位，又可兼顾各脏腑的虚实。

周围神经病变及末梢神经炎表现为身体某部位麻木和触电样感觉异常，常伴有针刺样疼痛，西医治疗此病常无明显疗效，然针灸在治疗神经系统疾病方面历史悠久，疗效确切且无副作用，受到广大患者的青睐。周老统称此类疾病为"麻木"，并认为此病多因正气不足，脏腑亏虚，经脉失养导致气滞血瘀而致，治疗应以益气活血、通经活络为法，故周老经过多年的临床实践创立了针灸的"补中益气方"——中脘、气海、太渊、足三里、三阴交，有良好的益气活血通经的作用，同时周老善用八脉交会穴，在治疗神经系统疾病时多采用八脉交会穴，再配以辨证取穴，循经取穴，既疏通了十二经脉及特殊部位，又兼顾了各脏腑的虚实。

第八章　情志疾病

情志病是指因七情而致的脏腑阴阳气血失调的一种疾病，包括癫狂、百合病、脏躁、郁证、不寐等。相当于西医学的精神疾病。西医学认为精神疾病是在各种生物学、心理学以及社会环境因素影响下，大脑出现功能失调从而导致认知、情感、意志和行为等精神活动出现不同程度障碍为临床表现的疾病。随着生活节奏的加快和生活压力的提高，情志病已跻身临床常见病行列。

周老认为，情志活动太过与不及均可导致情志病的发生。正如《素问·阴阳应象大论》中说，怒伤肝、喜伤心、思伤脾、悲伤肺，恐伤肾。周老重视“神”的因素对疾病发生、发展、转向的影响和“治神”法在疾病治疗中的重要应用。周老认为，神是脏腑生理功能、病理状态的重要外在表现，精神安定、情志舒畅是取得良好疗效的重要前提条件，并提出“治病先治神”的学术观点，创立周氏针“四神方”，扩大了金针王乐亭“五脏俞加膈俞”“督脉十三针”和传统“开四关”等方法应用范围，使其广泛应用于各种精神、情志引起的相关疾病，取得良效。

本章设病案 29 例，涉及癫证 3 例，郁证 11 例，不寐 15 例，相信周老学术思想在情志病临床诊疗中的运用会对读者有所启迪。

第一节 癫证

病案一

姓名：刘某　性别：男　年龄：39 岁　初诊日期：2011 年 6 月 5 日

主诉：入睡困难、记忆力减退 1 年余。

现病史：患者曾于 2010 年 2 月患“病毒性脑炎”，经住院治疗后，症状缓解。现入睡困难，记忆力减退，辨识能力减退，胃脘胀满不适、反酸，头昏沉，纳可，二便调。

既往史：体健。

家族史：否认家族遗传病史。

过敏史：否认食物及药物过敏史。

中医诊查：舌淡红，苔薄白，脉细滑。

中医诊断：癫证（痰阻心包）。

西医诊断：病毒性脑炎后遗症。

立法：安神豁痰，健脑益智，填精益髓，固本扶正。

处方：香砂养胃颗粒 5g×20 袋 ×1 盒。

取穴：

①百会、神庭、本神、四神聪、印堂、内关、通里、中脘、关元、天枢、合谷、水道、阴陵泉、丰隆、绝骨、照海、太冲。

②督脉十三针、譩譆、志室、魄户。

手法：两组穴交替使用，平补平泻，留针 30 分钟。

诊疗经过：

针刺治疗 8 次后：患者记忆力和辨识能力明显增强。

针刺治疗 16 次后：病情明显好转，胃胀反酸缓解，食欲增加,失眠好转,入睡亦较前快,记忆力已基本恢复。由于体型肥胖,要求减肥,加阳陵泉、商丘以加强利水效果。

针刺治疗39次后,病已痊愈,现已正常生活、工作。

按语:

病毒性脑炎后遗症是西医名称,在祖国医学中,根据这一病例出现的失眠,不识人,记忆力差等来看,似可加入癫证一类,《医学正传》曰:"癫为心血不足……宜乎安神养血,兼降痰火",《张氏医通》曰:"癫之为症……安神豁痰为主。"本病的病机,其本为心脾肾阴阳俱衰,其标为痰浊上逆,阻塞清窍。可见该病需从治神入手,补益心肾,培补本元,化痰开窍。

百会者,乃百脉之所会;神庭者,位于前头正中发际,即泥丸宫处,乃元神所居的庭府;本神者,本于脑系,通于目系,与足太阳相交于神庭之系;四神聪者,于百会前后左右四周如四路神仙各守一方;此四者均位于脑部,脑为元神之府,脑健则神明。印堂为经外奇穴,功于安神定智。心藏神,主神明,取手厥阴心包经之内关穴可宁心开窍,其络于手少阳三焦经且通于阴维脉,阴维脉的病症主要是心痛、胃痛、胸腹痛,故内关一穴在此病症中又起到调理气机、理气和胃的作用。手少阴之脉起于心中,故取其经穴通里可宁心安神。脾与胃,阴阳相配,表里相合,运中焦而化湿浊,中脘、关元、天枢三穴共处腹部,既养先天,又养后天,又取足阳明胃经之水道,祛痰之大穴丰隆,足太阴脾经之合穴阴陵泉,诸穴共奏益气健脾、涤除痰浊之功。合谷与太冲为开四关,可调和气血,平肝潜阳,安神定志。《类经》谓:"神由精气而生","精气既足,神自旺矣",肾藏精,心主神,心肾不交则失眠,故取足少阴肾经经穴照海治疗失眠。脑为髓之海,取髓会绝骨以补脑生髓。

督脉十三针为百会、风府、大椎、陶道、身柱、神道、至阳、筋缩、脊中、悬枢、命门、腰阳关、长强。督脉总督一身之阳经，有调节阳经气血的作用，为“阳脉之海”，取背后的这十三个穴位，旨在调节五脏六腑的功能，振奋阳气。“心藏神，主神明”“肾藏精，精舍志”，加上譩譆、志室、魄户，旨在补益肝肾，宁心化痰，固本扶正。

医案二

姓名：董某　性别：男　年龄：27 岁　初诊日期：2017 年 10 月 10 日

主诉：幻听 13 年。

现病史：患者 13 年前受惊吓后出现幻听，时常坐卧不安，心绪不宁，发病后前往某精神专科医院就诊，诊断为“精神分裂症”，予口服氯氮平和奋乃静治疗，后因担心药物副作用自行停药，又辗转多方诊治后效果不明显，遂来门诊求治。刻下症：幻听，神情淡漠，双目呆滞，喜太息，纳可，眠欠安，二便调。

既往史：否认各种慢性病史。1 年前曾因一氧化碳中毒住院，未遗留明显后遗症。

家族史：否认家族史。

中医诊查：舌淡红，苔白腻，脉细滑。

中医诊断：癫证（肝气郁结，痰蒙清窍）。

西医诊断：精神分裂症。

立法：豁痰开窍，疏肝解郁。

处方：

当归 10g　　白芍 15g　　柴胡 6g　　炒苍白术各 10g

朱茯神 15g　合欢皮 15g　胆南星 6g　陈皮 10g
香附 10g　郁金 10g　石菖蒲 10g　丹参 10g
莲子 15g　炒薏苡仁 15g　紫石英 15g　煅龙齿 15g
水煎服，日 2 次。

取穴：

①风池、风府、大椎、陶道、身柱、神道、至阳、筋缩、脊中、悬枢、命门、腰阳关、长强、后溪、申脉。

②百会、神庭、本神、四神聪、神门、攒竹、承浆、中脘、天枢、气海、内关、合谷、太冲、公孙。

手法：两组穴位交替，督脉十三针平补平泻，其余穴位用泻法，留针 30 分钟。

诊疗经过：

2017 年 10 月 17 日复诊：仍存在幻听，下午加重，舌暗，苔黄厚，脉滑，原方加川黄连 6g，炙甘草 5g。

2017 年 10 月 20 日复诊：仍存在幻听，针灸方案将第二组穴位改为“鬼门十三针”加减：风府、上星、人中、承浆、颊车、曲池、大陵、劳宫、少商、申脉、隐白、会阴。隔日选取第一组穴位。

针刺治疗 10 次后，患者幻听明显减少，双目有神，对答切题，反应灵敏。

按语：

患者青年男性，因受到惊吓后出现幻听，诊断为“精神分裂症”，西医属于精神类疾病，多在青壮年起病，临床上往往表现为症状各异的综合征，涉及感知觉、思维、情感和行为等多方面的障碍以及精神活动的不协调；中医属于神志病范畴，病位在脑，多与心、肝、脾等脏腑关系密切。周老强调“针灸治神”，俯卧位时选取“督脉十三针”以重镇安神，醒脑开窍，同时取风池以祛风，后溪通督脉，加强督脉功能；“申脉阳跷络亦通”，申脉又为膀胱经穴位，取之可调节运动功能，阳跷脉可以司眼睑开合，取之加强醒神开窍的功效。仰卧位时选取针灸“四神方”以镇静安神；攒竹、承浆为周老常用的重镇安神对穴；中脘、天枢、气海，调节胃肠气机；内关、公孙平冲降逆，调畅气机；合谷、太冲为“开四关”，可通调气血，醒神开窍。

“怪病多由痰作祟”，该患者辨证属肝气郁结，痰蒙清窍，因此中药以疏肝解郁、化痰开窍为法，方药为逍遥散合菖蒲郁金汤加减。方中白术、苍术、陈皮、炒薏苡仁以燥湿化痰，胆南星以清热化痰，石菖蒲、郁金以豁痰开窍，柴胡、香附以疏肝解郁，当归、白芍以养血柔肝，茯神、合欢皮、莲子、紫石英、煅龙齿以安神定志，丹参以活血化瘀。

第 1 次复诊，患者痰热证较重，因此加苦寒之川黄连以清热燥湿，加入炙甘草以调和诸药。第 2 次复诊，考虑到患者幻听时间较长，属于顽疾，针刺方案将第二组穴位改为鬼门十三针加减。“十三鬼穴”源于春秋战国扁鹊，后经孙思邈整理入《千金要方》加以流传，“十三鬼穴”成熟于明代，但临床创新多集中于现代，尤其在治疗精神疾病方面有显著疗效，如癫、狂、痫等。当传统的针灸治神的方法效果不理想时可以加入“鬼门十三针”，为给“鬼”（邪）以出路。治疗时可不必一次选用所有穴位，以头面部的“鬼穴”为主，间断取四肢部“鬼穴”为辅。患者经过 10 次针灸治疗后，幻听症状明显改善，疗效满意。

医案三

姓名：王某　性别：男　年龄：18 岁　初诊日期：2017 年 11 月 8 日

主诉：凭空闻声 4 年。

现病史：患者 4 年前头部受伤后昏厥，而后出现紧张不安、恐惧，凭空闻声，总听到有人议论自己，注意力不集中，不能正常上学，曾到多家医院就诊，查头颅 CT、MRI 均未见异常，在某精神专科医院诊断为“精神分裂症”，给予抗精神病类药物治疗，目前口服帕利哌酮缓释片、奥沙西泮，为寻求中医治疗今日来诊。

既往史：既往体健。

家族史：否认家族遗传病史。

中医诊查：舌暗，薄白，脉弦涩。

中医诊断：癫证（肝气郁结，痰瘀内阻）。

西医诊断：精神分裂症。

立法：疏肝理气，化痰通络。

取穴：

①百会、神庭、攒竹、血海、中脘、气海、天枢、内关、丰隆、公孙、三阴交、血海、合谷、太冲。

②督脉十三针、膈俞。

手法：两组穴位交替，平补平泻，留针 30 分钟。

诊疗经过：

针刺治疗 8 次后，自觉凭空闻声好转，紧张情绪有所缓解。

针刺治疗 30 次后，自觉诸症均明显缓解，可正常上学，遂停止针灸治疗。

按语：

癫证与西医学的精神分裂症相类似，为临床常见的精神疾病。癫证病名出自于《内经》，历代医家对其病因病机多有论述，《难经 · 二十难》认为阴阳失调是癫证发生的机制，提出“重阳者狂，重阴者癫”。《丹溪心法》提出痰邪致病的机制，为“从痰论治’提供了理论基础。本病多由情志因素所诱发，病初多为实证，病久迁延不愈多为虚证或虚实夹杂之证。此例患者由于头部外伤而致脑络瘀阻，受到惊吓导致心情不畅，肝气不疏，痰瘀内阻而发病。

针灸取穴方面，百会、神庭皆为督脉经穴，督脉入于脑，二者相配，有安神镇静之功；攒竹为周老镇静安神之常用穴位；中脘为腑会和胃经之募穴，具有健脾和胃、行气化痰之功；气海为任脉穴位，任脉为阴脉之海，而气海又为人体元气生发之处，为阴中之阳穴，可以加强脾土运化水湿之功；天枢为足阳明大肠经的募穴，脾胃相表里，取之可加强健脾之功；内关为手厥阴心包经之络穴，可宽胸理气，宁心安神，可加强中脘的开胃化痰作用；公孙为脾经的络穴，与内关相合为八脉交会穴，可治胃、心、胸之患，脾主运化，脾若失健运，则聚湿成痰，公孙有健脾运化之功，可减少生痰之源；丰隆为足阳明胃经的络穴，可以和胃气，化痰湿，清神志；三阴交是肝、脾、肾三经的交会穴，可以疏肝健脾；血海为足太阴脾经的穴位，膈俞为血会，二者均有活血化瘀的作用；合谷和太冲分别是手阳明大肠经和足厥阴肝经的原穴，位居要冲，为手足经脉分布于四肢的重要关口，故称之为“四关”，刺之可促进全身气血的运行，达到行气活血的目的。“督脉十三针”是百会、风府、大椎、陶道、身柱、神道、至阳、筋缩、脊中、悬枢、命门、腰阳关和长强的总称，督脉总督一身之阳气，刺之可振奋诸阳，达到调理气机、醒神开窍的作用。

第二节 郁证

一、郁证

医案一

姓名：王某 性别：女 年龄：48岁 初诊日期：2013年12月20日

主诉：煤气中毒后遗留情绪低落近2年。

现病史：2011年1月患者在家中不慎煤气中毒，致意识不清，言语不能，被人送往当地医院治疗，5～6小时后意识恢复，但仍言语不清，反应迟钝，小便少。后前往上海曙光医院接受高压氧治疗1个月，症状好转。随后去上海中医医院诊治，予营养神经药，口服汤药治疗，现仍遗留反应迟钝，情绪差，不愿与人交流，失去兴趣，易伤心流泪，表达能力亦下降，记忆力减退，纳可，梦多，月经正常，小便少，小腿肿胀，大便正常。

既往史：既往体健。

家族史：否认家族遗传病史。

中医诊查：精神差，舌体瘦小，舌尖红，苔少，脉沉细。

中医诊断：郁证（心脾两虚，心神失养）。

西医诊断：一氧化碳中毒后遗症。

处方：

党参10g 炙黄芪30g 当归10g 炒白术10g

炒苍术 10g　茯神 15g　合欢花 15g　远志 10g
石菖蒲 10g　陈皮 6g　郁金 10g　黄精 15g
枸杞子 10g　柴胡 6g　沙参 15g　麦冬 15g
五味子 6g

水煎服，日 2 次。

取穴：百会、神庭、本神、四神聪、中脘、气海、天枢、内关、神门、足三里、三阴交、公孙、太冲。

手法：中脘、气海、足三里、三阴交、公孙用补法，其余用平补平泻，每次留针 30 分钟。

医嘱：调情志，适饮食。

诊疗经过：

治疗 7 次后，返家连续治疗 2 个月，期间汤药随症加减，针灸处方不变。

半年后随访患者得知：经治疗后患者情绪好转，与他人沟通增多，做梦减少，小腿肿胀消失。

按语：

一氧化碳中毒是含碳物质燃烧不完全时的产物经呼吸道吸入引起中毒的疾病。一氧化碳与血红蛋白的亲和力比氧与血红蛋白的亲和力高 200 ～300 倍，所以一氧化碳极易与血红蛋白结合，形成碳氧血红蛋白，使血红蛋白丧失携氧的能力和作用，造成组织窒息。它的主要表现是脑缺氧，因脑缺氧而导致脑功能障碍，轻微有头晕头痛，恶心、呕吐，心悸乏力，面色潮红，视物模糊，呼吸困难，严重者可进入昏迷，呼吸及心率加快，四肢厥冷，反射消失，血压下降，二便失禁。典型患者的皮肤、口唇呈樱桃红色，治当采取急救措施，后遗症中可以有精神症状。

周老认为，此例患者为一氧化碳中毒后继发的情志病，涉及心、肝、脾三脏，为虚证，选用归脾汤加减。临证时可见部分患者为虚中夹实，可予逍遥散加减；如是痰热所致的实证，建议用半夏白术天麻汤加减，均待临床进一步实践验证其疗效。周老治疗郁证的大法是镇静安神，调理气机，针灸基本处方为百会、神庭、攒竹、中脘、天枢、关元、内关、合谷、太冲，本例患者偏于气血不足，再加上足三里、三阴交；如果偏于痰浊偏盛者，可加上丰隆、公孙。

医案二

姓名：李某　性别：女　年龄：35岁　初诊时间：2013年1月19日

主诉：情绪低落伴头目昏沉1年余。

现病史：患者去年初开始出现情绪低落，头目昏沉伴乏力，脱发明显，遇有强光或光线昏暗时头晕明显，经查确诊为甲状腺功能减低，服优甲乐后，甲状腺激素均已正常，但上述症状仍存在，并且出现了月经量少，手心发热，时有烦躁不安等症状，无口干口苦，纳可，二便调，眠安。

既往史：桥本氏病10年。

家族史：母亲患桥本氏病。

中医诊查：舌淡红，苔薄白，脉弦细。

中医诊断：郁证（肝肾阴虚，心脾不足）。

西医诊断：桥本氏甲状腺炎。

立法：滋补肝肾，养心健脾。

取穴：百会、神庭、攒竹、中脘、关元、天枢、手三里、内关、太渊、足三里、三阴交。

手法：平补平泻，留针 30 分钟。

医嘱：免劳累。

诊疗经过：

针刺治疗 1 次后，自觉症状略减。

针刺治疗 3 次后，症状缓解明显，取穴改为百会、风池、五脏俞加膈俞、手三里、绝骨，以补益安神，扶正固本。

针刺治疗 16 次后，症状明显改善，但仍月经量少。

按语：

桥本氏甲状腺炎又称慢性淋巴细胞性甲状腺炎，是一种以自身甲状腺组织为抗原的慢性自身免疫性疾病。部分患者后期会出现甲减，但很多患者缺乏特异性症状和体征，主要表现以代谢率减低和交感神经兴奋性下降为主。怕冷，少言乏力，表情淡漠，唇厚舌大，皮肤干燥发凉，眉毛稀疏，记忆力减退，智力低下；窦性心动过缓；厌食，腹胀，便秘；性欲减退，男性患者可出现阳痿，女性患者可出现溢乳等综合症状表现。此病的基本证型是脾肾阳虚，具体到该患者，除了脾肾阳虚的表现，如乏力，脱发，月经量少，情绪低落等，同时又出现五心烦热，虚烦不寐等阴虚症状，病情复杂，涉及五脏，因此治疗大法以补肾健脾、调理脏腑为主，方用针灸“补中益气方”加减及“五脏俞加膈俞方”治疗，收到了较好疗效。

本病治疗予百会、神庭、攒竹安神，体现周老治神的思想；中脘、天枢、内关、足三里，化裁自金针王乐亭的“老十针”，用以补中益气；关元、太渊、三阴交均匡扶正气，补气养阴；手、足三里既同名，又同经，阳明经多气多血，两穴同用，可调和气血，补气养血，多用于虚证。针刺 3 次后患者诸症减轻，改以五脏俞+膈俞扶正固本，绝骨（髓会）益肾填髓，手三里养血，百会扶助阳气。

该病为针灸临床上少见的病例——桥本氏甲状腺炎，发病隐匿，进程缓慢，多以脾肾两虚证为主，因此周老在临床治疗时多以补肾健脾、益气养血为大法。因该患者在他医之处服药治疗，故未予用药，若以药治，则多以补中益气加黄精、枸杞子、阿胶、鹿角胶、灵芝之类，疗效亦佳。

医案三

姓名：杉某　性别：女　年龄：38岁　初诊日期：2015年3月9日

主诉：周身畏寒，夜眠差2年。

现病史：患者长期以服用素食为主，约2年前开始口服某台湾品牌芦荟汁，每天上、下午各一杯。开始服用初期即出现大便呈球状、质干，每日2次，并逐渐出现精神易紧张焦虑，周身怕冷，乏力，伴虚汗，常有胸憋闷不适感，夜眠入睡难、早醒。半年后自觉上述症状可能与口服芦荟有关遂停服，开始服用白参粉，乏力减轻，但周身恶寒加重，夜间睡觉需穿2件毛衣，盖2条被子，服用半年后发现右侧卵巢囊肿，约2cm，可自己触及。服用汤药3个月变软，但未变小，2个月前接受卵巢囊肿手术治疗。

既往史：体健。

中医诊查：舌淡暗，苔薄白，脉细。

中医诊断：郁证（气血两亏，脾肾阳虚）。

西医诊断：焦虑症。

立法：益气补血，滋肾健脾。

取穴：

①百会、神庭、本神、四神聪、中脘、关元、气海、天枢、手三里、内关、神门、三间、足三里、三阴交、太白、太冲。

②大椎、长强、安眠、五脏俞、膈俞。

手法：两组穴位交替，平补平泻，留针30分钟。

诊疗经过：

针刺治疗8次后：睡觉时减1件毛衣。

针刺治疗10次后：体力增强，胸憋闷感减轻。

5月1日针刺治疗16次后：可以盖一条被子睡觉，夜眠改善，入睡较快，夜间醒后亦可再眠，面色由晦暗转红润。焦虑情绪明显减轻。

按语：

该患者女性，病程日久，表现为紧张焦虑，失眠、多汗、畏寒、便秘等，卵巢囊肿已手术，并未发现器质性因素，西医诊为焦虑症、植物神经功能紊乱。根据舌、脉、症，辨为气血两亏，脾肾阳虚，心神失养。针刺以安神法和补中益气法，其中百会、神庭、本神、四神聪、神门，为周氏“四神方”，镇静安神；中脘、关元、气海、天枢、手三里、内关、足三里、三阴交、太白为周氏“补中益气方”加减，益气活血，调补中焦；周老此例三间代替合谷，还可治疗失眠，配合太冲疏肝安神。交替治以“五脏俞加膈俞”，调整五脏功能，并针刺督脉之大椎、长强激发机体阳气。仅16次针灸患者已获明显改善。

周老所用“五脏俞加膈俞”是金针王乐亭“中风十三治”其中的一法，中医传统理论认为五脏藏五志，《素问·宣明五气》云：“五脏所藏，心藏神、肺藏魄、肝藏魂、脾藏意、肾藏志，是谓五脏所藏。”另外，《灵枢·本神》也提到“肝藏血，血舍魂，肝气虚则恐，实则怒……心藏脉，脉舍神，心气虚则悲，实则笑不休……必审五脏之病形，以知其气之虚实，谨而调之也”。故针刺五脏俞可以调节五脏气血，调节情志。而久病多瘀，故加膈俞活血化瘀。

医案四

姓名：马某　性别：女　年龄：57岁　初诊日期：2018年1月10日

主诉：恶心、呕吐伴口角向左侧㖞斜、抽搐4天。

现病史：患者于2018年1月6日凌晨3点突然出现恶心呕吐，口角向左侧㖞斜抽搐，伴有天旋地转之感，当即就诊于甘肃某医院，诊断为脑血管病，遂立即予扩张脑血管药治疗（头颅CT未见异常）。发病24小时后再次头颅CT检查，仍未见异常，而诊断为急性面神经麻痹，继续予维生素C、维生素B_6、红花、丹参等静点治疗，因病情无明显改变于1月10来北京就诊。刻下症：口唇抽搐，口角向左侧㖞斜，说话语颤，言语不利，两眼闭合好，额纹及鼻唇沟两侧对称，神经科检查未见异常。平日经常失眠，纳呆，二便调。

既往史：腰椎间盘突出、伴左腿疼，慢性浅表性胃炎，胆结石术后10年。

家族史：否认家族遗传病史。

中医诊查：焦虑面容，口唇抽搐，并向左㖞斜。舌淡红，苔薄黄，脉弦滑。

中医诊断：郁证（肝郁气滞，风阳上扰）。

西医诊断：神经官能症。

立法：疏肝解郁，镇静息风。

处方：

当归 10g	杭白芍 15g	柴胡 6g	炒苍白术各 10g
茯神 15g	合欢花 10g	远志 10g	炒枣仁 30g
天麻 10g	法半夏 6g	陈皮 10g	生龙牡各 20g
薄荷 10g后下	炒栀子 6g	丹参 10g	红景天 10g
炙甘草 6g	淡豆豉 10g		

水煎服，日 2 次。

取穴：百会、神庭、本神、四神聪、神门、廉泉、天容、天突、璇玑、中脘、气海、合谷、内关、公孙、丰隆、照海、太冲。

手法：平补平泻，留针 30 分钟。

医嘱：畅情志，调饮食，坚持适当的体育活动。

诊疗经过：

出针后嘴唇抽搐已止，口角恢复正常，语言清晰流畅。

2018 年 1 月 17 日，针刺治疗 3 次后：头眩、恶心、乏力、失眠均明显改善。取穴百会、神庭、本神、四神聪、中脘、气海、天枢、天突、璇玑、丰隆、太冲，平补平泻。

2018 年 1 月 24 日，针刺治疗 6 次后：基本恢复正常，可回当地调理。

按语：

本病多由情志不疏、气机不畅所致，其病因复杂，症状多端，尤其受情绪的影响极大。与西医的神经官能症相近，也可见于更年期综合征和反应性精神病，西医多予镇静、助眠、抗抑郁、抗焦虑药治疗，中医则以辨证施治为基本法则。

经详问该患者病史，知其病因着急生气而发，正如《灵枢·本神》所说："愁忧者，气闭塞而不行"；《素问·本病论》说："人忧愁思虑即伤心"，"人或恚怒，气逆上而不下，即伤肝也"；明代徐春甫《古今医统大全·郁证门》说：“郁为七情不舒，遂成郁结，既郁之久，变病多端”。

由此可见该患者由气、怒、急而起病，因此拟订了疏肝解郁、镇静息风之法。穴用周老治神主穴之“四神方”，即百会、神庭、本神、四神聪、神门五穴，以达镇静安神之效。再配合合谷、太冲之“四关”穴，为解郁安神法。廉泉、天容为口㖞、唇抽及语言不清之局部穴，以通气血，息风安神。天突、璇玑、中脘、气海调理气机，和胃降逆，配内关、公孙、丰隆，其降逆止呕力更强。照海通阴跷，与咽及舌相关，因而可治疗语蹇，对不寐亦有佳效。因该病症状多，变化大，故取穴也较多。各尽其用，有机相伍，其力更雄。

中药方剂以加味逍遥散为主方，柴胡可为全方之君，重在疏肝解郁，生龙牡、茯神、合欢花、远志、炒枣仁等药组合以达镇静之效，豆豉、栀子除烦解郁，以安心神为佐，而天麻、半夏、陈皮、炙甘草、炒苍白术健脾化湿，丹参、红景天对症治疗为使。

医案五

姓名：陈某　性别：女　年龄：49 岁　初诊日期：2017 年 8 月 23 日

主诉：情绪低落、紧张不安 6 月余，加重 1 个月。

现病史：患者 6 个多月前因感冒久治不愈后，开始反复思虑。其父母几年前均因肿瘤去世，故而担心。后感冒治愈，又经反复检查，排除肿瘤。但患者情绪低落，紧张不安，担心，恐惧，兴趣减退，曾到某医院就诊，诊断为焦虑抑郁状态，给予口服黛力新。1 个月前体检发现卵巢囊肿，致使症状加重，纳呆，寐欠安，二便可。

既往史：卵巢囊肿 1 个月。

家族史：否认家族遗传病史。

中医诊查：舌淡，苔薄白，脉弦细。

中医诊断：郁证（肝郁脾虚）。

西医诊断：焦虑抑郁状态。

立法：疏肝健脾，解郁安神。

处方：柴胡疏肝散和归脾汤加减。

太子参 10g	茯苓 10g	郁金 10g	百合 10g
生地黄 10g	川芎 10g	白芍 10g	柴胡 6g
白术 10g	牡丹皮 10g	陈皮 10g	苏梗 10g
知母 10g	焦三仙 30g	瓜蒌 30g	炙甘草 10g

水煎服，日 2 次。

西药：黛力新 1 片口服，日 2 次。

取穴：百会、四神聪、本神、神庭、神门、膻中、中脘、天枢、手三里、内关、足三里、三阴交、太白、合谷、太冲。

手法：平补平泻，留针 30 分钟。

诊疗经过：

针刺每周 4 次，中药每日 1 剂，症状逐渐好转。

2017 年 10 月 17 日：停服中药，继续针刺治疗。

2017 年 11 月 8 日：因患者一直病情平稳，情绪明显好转，故黛力新开始减到 1 片口服，日 1 次，继续针刺治疗。

针刺治疗 40 次后停止，诸症消失，临床治愈。

按语：

对于郁证的论述最早见于《内经》，焦虑抑郁状态属于“郁证”的范畴。郁证的病理变化和心、肝、脾密切相关。此例患者由于情志不畅，思虑过度，导致肝失疏泄，气机不畅，脾失健运，气血乏源，心神失养，故出现情绪低落、紧张不安等表现。百会为“三阳五会”，是多条经脉的交会穴，有健脑安神的作用。神庭乃神所居之处，居庭则神安，离庭则神动，故取神庭以安神。百会和神庭相配具有较强的镇静安神的作用。四神聪为历代医家所喜用的安神穴；本神可以培元益智；神门为心经的原穴，既可养血又可安神。以上五个穴是周老创建的“四神方”组成，经反复的临床实践证明有很好的安神作用。合谷、太冲为“四关方”，最早见于《灵枢·九针十二原》，《针灸大成》言：“四关四穴，即两合谷、两太冲穴是也。”根据临床经验，周老更多地将之用于疏肝理气，镇静安神。腑会中脘，亦是胃的募穴，是脏腑精气汇聚之处，足三里为胃经的合穴，脾胃相表里，二穴相配，有较强健脾胃的功能。天枢为足阳明大肠经的募穴，有健脾和胃的作用。三阴交是肝、脾、肾三经的交会穴，可以疏肝健脾，益肾养阴。太白和太冲分别为脾经和肝经的原穴，是脾经和肝经经气的供养之源，可调理脏腑的病变，《灵枢·九针十二原》言：“五脏有疾，当取之十二原。”气会膻中，是心包经的募穴，可以宽胸理气，养心宁神。配合中药柴胡疏肝散和归脾汤加减，共达疏肝健脾、解郁安神之功效。

医案六

姓名：周某　性别：男　年龄：34 岁　初诊日期：2017 年 6 月 7 日

主诉：阵发性惊悸心慌 2 月余。

现病史：患者近 2 个月自觉阵发性心慌，害怕，不自觉出现恐惧感，心中烦乱，自诉就像“偷了别人”似的，不敢与人交流，纳少，夜寐不安，手脚心烦热，多梦，小便频，大便干。

既往史：既往体健。

家族史：否认家族遗传病史。

中医诊查：舌红，苔黄腻，脉滑数。

中医诊断：郁证（痰热扰心）。

西医诊断：焦虑状态。

立法：清热化痰。

处方：温胆汤加减。

法半夏 10g　枳实 10g　竹茹 10g　茯苓 10g

炙甘草 6g　生姜 6g　陈皮 10g　大枣 2 枚

炒枣仁 10g

颗粒剂，日 2 次。

取穴：神庭、四神聪、本神、神门、中脘、合谷、丰隆、行间、内关。

手法：泻法，留针 30 分钟。

医嘱：调节情绪，避免情志刺激。

诊疗经过：

2017 年 6 月 14 日二诊：诉心悸好转，但仍失眠，舌红，苔黄，脉细滑。上方加黄连 10g，肉桂 3g，交通心肾。

按语：

胆为奇恒之腑，中藏津液，主少阳生发之气，助脾胃运化，宜常温，不宜寒，不宜热。胆有郁火，损及脾胃运化，则痰湿内生，郁而生热；或痰火扰心，则心神不宁，故见惊悸不安，用温胆汤清胆火，化痰浊，恢复胆的生发疏泄功能，则脾胃和，心神安，惊悸除。

方以二陈汤治一切痰饮，加竹茹以清热，生姜以止呕，枳实以破逆，相济相须，虽不治胆而胆自和，盖所谓胆气痰热去故也，命名温胆者，乃温和之温，非温凉之温也。

神庭、四神聪、本神、神门为周老的“四神方”，镇静安神助眠。中脘为胃经募穴，又为腑会穴，具有健脾和胃、行气化痰之功效。内关为心包经之络穴，既可清心开窍，又可宽胸理气，可加强中脘化痰之功。丰隆为健脾化痰的经验穴，泻中脘、丰隆、合谷、行间等穴，可清热化痰。

医案七

姓名：罗某　性别：男　年龄：54 岁　初诊日期：2017 年 4 月 13 日

主诉：中风后情绪低落，失眠 1 月余。

现病史：患者于 2017 年 1 月因脑梗死在顺义中医院脑病科住院治疗，出院后未遗留明显后遗症，生活能自理。2017 年 3 月家属发现患者近日出现情绪低落，兴趣减退，对疾病复发表现过多担心，出现沉默寡言，善太息，眠差，时有早醒现象，时有心烦，纳差，二便调。

既往史：有高血压病史 2 年，高脂血症病史 3 年，目前正规律服药。

家族史：否认家族遗传病史。

中医诊查：精神抑郁，少言寡语，不主动交流。舌淡，苔白，脉弦细。

中医诊断：郁证（心脾两虚，肝气不疏）。

西医诊断：卒中后抑郁。

立法：补益心脾，疏肝理气。

取穴：百会、四神聪、神庭、本神、五脏俞 + 膈俞。

手法：补法，留针 30 分钟。

医嘱：心理安抚，加强身体锻炼，多与外人沟通，积极参加社会活动。

诊疗经过：

2017 年 5 月 4 日复诊：精神较前有很大改善，能主动交流，自觉针刺后情绪改善良好，夜寐也有改善。

2017 年 5 月 25 日复诊：患者来诊时谈笑风生，家属诉其恢复对以前的爱好，如与朋友下棋等，抑郁症状明显改善。

按语：

卒中后抑郁是脑卒中常见的并发症，据文献资料统计发病率在 20% ～60%，其中，1 个月内发生抑郁症的占 45.4%，老年人较青年人更容易出现卒中后抑郁症。其发生是与脑卒中事件相关，临床表现抑郁心境的情感障碍性疾病。临床表现主要为情绪和性格的改变，如情绪低落，情绪不稳，不爱与人交往，睡眠不好，早醒，对以前喜欢做的事情不感兴趣，不能胜任工作和家务，对未来不抱希望，严重的患者可能会产生轻生念头，如不及时防范，部分病人可能导致自杀的后果。目前西医治疗主要包括抗抑郁药物治疗和心理治疗，包括家庭支持和社会支持，部分病人治疗效果不佳，药物副作用较大。

中医学认为脑卒中后抑郁属于“郁证”的范畴，主要是中风后引起的情志不疏、气机瘀滞所致的一类病症。

周老治疗郁证有着丰富的经验，他强调精神内守、情绪安定是保持身体健康的重要前提，因此提出“治病先治神”的学术思想，强调针灸必须通过“治神”使患者精神安定，调整恢复脏腑功能，达到治疗效果。通过对临床长期的实践和探索，周老提出治神基本方——四神方。百会、神庭均为督脉经穴，百会有安神镇静、益气升阳和清热泻火之功；神庭乃元神所居之处，居庭则神安，离庭则神动，故取神庭以安神。百会与神庭相配，具有较强的镇静安神、开窍醒神和益气健脑的作用。四神聪安神定志，常用于治疗中风、头晕、头痛、痴呆等病症，另有益智开窍之功。本神补元益智，增强记忆。头部诸穴相伍，可加强精明之府的功能。神门为心经的原穴，既可养血，又可安神。因此，四神方既有安神益智之功，又有镇静安神之效。

五脏俞加膈俞方，即肺俞、心俞、肝俞、脾俞、肾俞及膈俞。此方用五脏背俞穴，在于调整五脏之气血阴阳，另加膈俞，分理胸腹上下。五脏俞加膈俞是已故金针王乐亭王老“中风十三治”的一个著名处方，它应用在中风的中后期，尤其适用于中风后抑郁的患者。周老在临床中扩大了此方的治疗范围，他认为五脏俞加膈俞的总体功能，可以概括为调和气血，扶正固本，调整阴阳。从调整五脏总体功能入手，既顾先天，又顾后天，偏于补益，扶正固本。对于久病虚损、郁证、癫痫、不寐、月经不调等证均有良好疗效。正如《素问·阴阳应象大论》所说：“善用针者，从阴引阳，从阳引阴，以右治左，以左治右，以我知彼，以表知里，以观过与不及之理，见微得过，用之不殆。”因此用其“从阳引阴”之意，通过针刺五脏俞，达到调理五脏功能的作用，扩大了治疗病症的范围，配合“四神方”治疗本患者，取得了较好的临床效果，值得学习和推广。

医案八

姓名：陈某　性别：男　年龄：52岁　初诊日期：2017年11月30日

主诉：情绪低落伴失眠1年，加重2周。

现病史：1年前无明显诱因出现情绪低落，兴趣减低，不愿做事情，反复失眠，入睡困难，早醒，时头痛，背部肌肉跳动、酸痛，严重时不能平卧，胃胀不适，近2周诸症加重，纳差，大便黏腻。

既往史：既往体健。

家族史：否认家族遗传病史。

中医诊查：舌红，苔厚腻，脉弦。

中医诊断：郁证（痰浊内阻）。

西医诊断：抑郁状态。

立法：疏肝解郁，健脾化痰。

取穴：

①百会、神庭、四神聪、神门、印堂、内关、合谷、中脘、天枢、丰隆、三阴交、太冲。

②五脏俞加膈俞。

手法：两组穴位交替，平补平泻，留针30分钟。背部督脉及膀胱经走罐治疗，每周一次。

医嘱：畅情志，增加户外活动，适当锻炼。

诊疗经过：

针刺治疗2次后，头痛、后背酸痛症状明显减轻。

针刺治疗10次后，睡眠明显改善，情绪平稳。

按语：

中医的郁证，在临床上有焦虑与抑郁状态的不同，焦虑抑郁状态是既有焦虑的表现，又有抑郁的病理表现。

焦虑状态有明显的焦虑情绪，烦躁，易怒，易激惹，紧张，坐立不安，伴随睡眠障碍以及一些植物神经紊乱的症状，如心慌、心悸、胸闷、乏力、出冷汗。

抑郁状态是一种常见的心境障碍，指情绪低落消沉，对事物缺乏兴趣的状态。心中极其压抑，时常感到十分烦躁不安，严重时会有自杀自伤等极端行为。

此二者在中医属于“郁证”范畴，郁有积、滞、结等含义。郁证多由精神因素或素体偏弱，致气血失和，与五脏皆相关，与心、肝、脾、肾关系密切。肾气不足，肝失疏泄，脾失健运，心神失守，脏腑气血失调，气机运行失常，是郁证的主要病机。

抑郁、焦虑症两者常常相伴，但周老讲抑郁、焦虑症之间还是有区别的。焦虑多实，而抑郁多虚；焦虑多表现情绪亢进，而抑郁多表现为情绪低落；焦虑多为肝火偏旺或痰浊内蕴，而抑郁多气血亏虚或脾虚湿旺。

周老治疗焦虑症通常的针灸取穴为百会、神庭、攒竹、合谷、内关、中脘、天枢、关元、丰隆、蠡沟、公孙、太冲。

周老治疗抑郁症通常的针灸取穴为百会、神庭、攒竹、手三里、三间、中脘、天枢、关元、足三里、三阴交、太白。

治疗以针刺调神为主，取四神方，包括百会、四神聪、神庭、神门、本神。百会直刺平补平泻，镇静安神；神庭乃神之居所，居庭则神安；四神聪功专安神定志；本神补元益智，增强记忆；神门为心经原穴，既可养血又能安神。诸穴相配增强脑的功能，安神定志。百会、印堂加电针能加强镇静安神之功，对于抑郁焦虑情绪有很好的调节作用。合谷、太冲“开四关”能平肝潜阳，镇静安神，调和气血。另外，根据整体观与辨证论治理论，肝肾阴虚加太溪、照海、三阴交滋阴清热；肝郁气滞加内关、期门、肝俞疏肝理气；心脾两虚加心俞、脾俞、膈俞养心健脾；痰浊内阻加中脘、丰隆、天枢。

医案九

姓名：唐某　性别：女　年龄：25 岁　初诊日期：2017 年 3 月 17 日

主诉：精神失常 3 月余。

现病史：3 个月前患者因情感问题出现精神失常，时而抑郁，时而狂躁，于安定医院就诊，诊为“双相情感障碍”，予口服盐酸苯海索、奥氮平等，症状略有好转，服药后手抖、眼干、口干、脱发明显而停药。近几日患者心情郁闷，上述症状复发，时有躁动不安，月经紊乱，行走不稳，心慌，纳少，眠多，二便正常。

既往史：既往体健。

家族史：否认家族遗传病史

中医诊查：舌淡红，苔薄白，脉促。

中医诊断：郁病、癫狂（肝旺脾虚，心神失宁）。

西医诊断：双相情感障碍。

立法：疏肝健脾，镇静安神。

处方：

当归 10g	白芍 30g	柴胡 6g	炒苍白术各 10g
香附 10g	郁金 10g	茯神 15g	合欢花 15g
丹参 10g	益母草 15g	淡豆豉 10g	生龙齿 15g 先煎
炒栀子 6g	薄荷 10g 后下	生牡蛎 20g 先煎	

水煎服，日 2 次。

取穴：百会、神庭、四神聪、本神、神门、督脉十三针。

手法：平补平泻，留针 30 分钟。

诊疗经过：坚持针刺治疗 3 个多月，药物随症加减，如有痰热时，予胆南星 6g，天竺黄 6g，心火盛心慌时予黄连 3g，淡竹叶 10g，珍珠母 30g 先煎，汗多时加麻黄根 15g。经治疗患者情绪明显好转，能静心读书，体重增加，睡眠好转，可与他人主动交流。

按语：

该患者属情志病范畴，中医诊断为郁病，躁狂发作时则属中医癫狂，病情较重，一般门诊不易遇到。但可喜的是，经过周老的言语调神，针药调神，取得了满意的疗效。用药从始至终均围绕肝、脾、心三脏调理，逍遥散加重镇安神药为主，并随症加减；针灸方面以“四神方”加“督脉十三针”治疗，共济疏肝健脾、镇静安神之功，取得了满意的疗效。

病案十

姓名：南某　性别：女　年龄：24 岁　初诊日期：2017 年 10 月 15 日

主诉：反复情绪低落、失眠 3 年（以奶奶代诉为主）。

现病史：2014 年 9 月因校内表演选角失利而受到打击，之后情绪低落，郁郁寡欢，对周围事物失去兴趣，时常自言自语，伴有幻听、独自发笑等精神异常现象，并怀疑周围总有人盯着她看，手脚畏冷，胃堵闷感，纳差，便溏，眠差，噩梦频频。

既往史：既往体健。

家族史：否认家族遗传病史。

中医诊查：面容疲惫，双目无神；舌淡红，苔白腻，脉弦细。

中医诊断：郁证（肝郁脾虚，心神失养）。

西医诊断：抑郁症、睡眠障碍。

立法：疏肝健脾，养心安神。

处方：

当归 10g	杭白芍 15g	柴胡 6g	炒苍白术各 10g
香附 10g	广郁金 10g	砂仁 6g后下	鸡内金 10g
麦冬 15g	北沙参 15g	陈皮 10g	远志 10g
紫石英 15g先煎	紫贝齿 15g先煎	炙甘草 6g	炒稻谷芽各 15g

服法：水煎服，每日一剂，一日二服。

取穴：鬼门十三针去会阴。（风府、上星、人中、承浆、颊车、曲池、大陵、少商、劳宫、申脉、隐白、舌络。）

手法：风府、舌络快刺，其余双侧平补平泻。

医嘱：少吃辛辣油腻，持续吃药，并行针刺一个疗程（30次）。

诊疗经过：

2017 年 10 月 22 日复诊：服前方、针刺后，睡眠改善，未出现幻听，目前月经期，头昏腹痛，月经量少，纳尚差，二便调，舌红，苔黄腻，脉细滑。于前方加益母草 10g，炒杜仲 10g，七剂。

2017 年 11 月 5 日复诊：经针刺后，睡眠困难、时常独自发笑的症状改善，患者自述体内有热，纳可，舌稍红，苔白腻，脉细数，于原方药调整。

处方：

当归 10g	杭白芍 15g	柴胡 6g	炒苍白术各 10g
茯神 15g	合欢花 10g	远志 10g	炒枣仁 30g
香附 10g	广郁金 10g	砂仁 6g后下	广陈皮 10g
薄荷 10g后下	炒栀子 6g	豆豉 10g	炙甘草 6g
丹皮 6g	紫石英 15g先煎		

七剂。

取穴：百会、神庭、攒竹、中脘、气海、天枢、手足三里、大陵、神门、合谷、劳宫、少商、三阴交、太溪、公孙、太冲、隐白。

手法：取双侧，平补平泻。

2017年11月12日复诊：诸症减轻，于上方加天然牛黄0.2g，制成水丸，每服6g，一日二次，连续服用三个月。

2017年11月19日复诊：病情平稳，精神佳，纳可，眠安。舌淡红，苔白略腻，脉细滑。针刺方案同前。

2017年12月17日复诊：已针刺20次，患者气色红润，眼睛光彩有神，未再出现幻听、独语、失笑等症状，月经期头昏、腹痛已好转，纳可，眠佳，诸症大为改善，现已参加技能培训学校上课学习，作息恢复正常。

按语：

现代社会竞争激烈，因挫折而出现心态失衡的人越来越多，导致阴阳失调，气血逆乱，当自身无法调节压力时，病理变化随之出现。“郁者，结聚而不得发越也，当升不升，当降不降，当变化不得变化”，说明五脏功能失调，气机升降不利是引起郁证的病机之一。

患者来诊时主要症状有严重睡眠障碍、幻听、自言自语、独自发笑等，舌淡红，苔白腻，脉弦细，证属肝郁脾虚，心神失养。情志失调，肝失条达，阳气郁结不能达于四末，故见手足畏冷；肝木克其脾土，脾胃因而受伤，故患者伴有食欲减低，胃有堵闷感等表现。

针刺施予鬼门十三针以安神定志。鬼门十三针乃经过数千年的岁月沉淀而传世的针灸精髓，选穴涉及肺、大肠、脾、胃、心包、膀胱、督脉、任脉等经脉，是古代医家治疗抑郁症、失眠、强迫症、精神分裂症等精神疾病的一组穴位。按照古法相传，要给鬼（邪）留一条生路，即不可赶尽杀绝，故周老在针刺此组穴位时，多半会余留几个穴道，目的是要给邪以出路。后续针灸治疗中，调其脏腑并加减鬼门十三针的数穴，欲以驱赶病邪。

方药以疏达肝气、开胃健脾、养心安神为治则，用疏肝健脾的丹栀逍遥散为基础，加香附、郁金行气开郁，合欢花、远志以养心安神。因有虚烦不得眠的表现，以栀子豉汤清心除烦，炒枣仁养血安神。用紫石英等平肝潜阳、重镇安神之品，助其心阳内收。治疗过程先治其肝木累及脾土之困厄，再予以重镇潜阳，将心神安其位，使神不妄动，针药并施后，诸症明显好转，使患者重返社会。

二、梅核气

姓名：倪某　性别：男　年龄：30 岁　初诊日期：2016 年 6 月 6 日

主诉：咽中异物感 1 月余。

现病史：患者于 1 个月前因气候变化、情绪激动而发病。初见咽中如有异物，咳之不出，吞之不下，咽喉部发痒，伴见咳嗽，呈持续性，连续咳嗽达 15 分钟左右，时感胸闷，一天发作 5 ～6 次，已连续 1 周出现上述症状，情绪稳定后，则症状减轻或消失。发病以来，多次就诊西医，诊为慢性咽炎，给予消炎、止咳等药服用及雾化吸入治疗，未见明显变化。

既往史：既往体健。

家族史：否认家族遗传病史。

中医诊查：精神不振，面色暗沉。舌淡，苔薄白，中间略有薄黄苔，脉沉弦细。

中医诊断：梅核气（痰气互结）。

西医诊断：慢性咽炎。

立法：理气化痰，清热宣肺，降逆止咳。

取穴：中脘、内关、列缺、丰隆、公孙、天突、膻中、天枢。

手法：平补平泻，留针30分钟，间隔10分钟行针一次。

诊疗经过：

针刺治疗2次后：精神转佳,咽中异物感减轻,肠鸣排气多，腹胀大便干。

针刺治疗4次后：咽中已觉舒畅，腹胀已除，排气见少，患者自诉有时能排出杏核大黑色粪块。

针刺治疗7次后：若吃硬物咽中尚有轻微阻滞,大便正常，面色有光泽，舌质淡红，苔薄白。巩固治疗3次后，症状基本消除。

按语：

梅核气是因情志不遂、肝气郁滞，或痰气互结、停聚于咽所致，以咽中似梅核阻塞，咳之不出、咽之不下为主要表现。梅核气属中医“郁证”范畴，大多数学者根据“七情郁结，痰滞气阻喉中”，认为本病的病因是“肝郁气结，气机升发疏泄失常而致脾胃运化失职，聚湿生痰，气痰上逆咽喉而为病”。此患者肝气郁结，脾胃宣降失常，津液不布，聚而成痰，痰气相搏，阻于咽喉，故咽中如有物阻，咳吐不出，吞咽不下；气机郁滞,肺失宣降,故见胸闷。膻中为病变所在位置,又为气海，内关、公孙均为八脉交会穴，三穴同用宽胸解郁，可治疗一切胃、心、胸疾患；中脘为胃之募穴，有和胃健脾、行气化痰之功效；天突属任脉，为阴维、任脉之会，内应肺系，外通气窍，为气息出入之要塞，可宣肺平喘，清音利痰，行气利咽，宽胸理气，降逆化痰；列缺为肺经络穴，可宣通肺气，理气化痰；丰隆是足阳明胃经络穴，常用的化痰要穴，配合大肠经募穴天枢，可清热化痰。诸穴配合，共奏理气化痰、清热宣肺、降逆止咳之功。

第三节　不寐

医案一

姓名：仇某　性别：女　年龄：52 岁　初诊日期：2017 年 4 月 6 日

主诉：入睡困难 1 周。

现病史：患者 1 周前因家庭琐事与爱人吵架，当时面红耳赤，心口发闷，两胁胀痛，纳食不佳，当晚即心烦失眠，辗转反侧不能入睡，睡眠浅，易醒，次日晨起自觉困倦，心烦易怒。家庭事情平息后，夜晚仍不能入睡，早醒。第 3 日精神萎靡，如此持续 1 周，严重影响工作，故来就诊。刻下症见：入睡困难，精神差，心烦易怒，记忆力减退，纳食少，二便调。

既往史：高血压病史 1 年，规律服药。

家族史：否认家族遗传病史。

中医诊查：精神萎靡，面色潮红，两胁胀痛。舌红，苔薄黄，脉弦滑。

中医诊断：不寐（肝郁气滞）。

西医诊断：失眠。

立法：疏肝解郁，镇静安神。

取穴：合谷、太冲、风池、肝俞、胆俞。

手法：合谷、太冲用泻法，余用平补平泻。

医嘱：心理疏导，加强体育锻炼。

诊疗经过：

2017年4月20日复诊：睡眠明显好转，能睡5～6小时，第2日精力较充沛，继续门诊针灸巩固治疗。

按语：

不寐通常又称“失眠”，中医又称为“不得卧”“不得眠”，本证是以经常难以入睡为特征的一种证候，西医把失眠病程不足3个月的也称为神经衰弱症候群。

本患者失眠发作有明显的诱因，因与家人吵架后出现情志失调，木郁克土，横犯中州，脾胃受伤，临床可见两胁窜痛，胸脘堵闷，急躁易怒，不欲饮食，舌红苔黄，脉弦滑，为肝郁气滞之证候。周老治疗本病常用其代表针方“疏肝安神方”，其中合谷、太冲为四关穴，分别是大肠经的原穴和肝经的原穴，位居要冲，针刺四关穴，开关口气血之通络，可促进全身气血运行，发挥调和气血、平肝潜阳、镇静安神的作用，是治疗肝郁气滞型失眠的主要处方，针刺肝俞疏肝解郁，风池、胆俞可泻肝胆上亢之火，多穴配合，可达到清热疏肝、安神定志之效。另外需要强调的是，医生要给病人进行心理疏导，嘱其避免过度紧张焦虑，要心情舒畅，生活规律，避免情绪波动，要加强户外活动，从而确保疾病的有效治愈。

医案二

姓名：王某　性别：男　年龄：55岁　初诊日期：2017年10月30日

主诉：睡眠欠佳 1 个月。

现病史：患者 1 个月前因生气后，开始出现睡眠欠佳，入睡困难，每夜睡眠时间 2 ～5 小时，白天精力尚可，食欲尚可，大便黏腻不成形，每天 4 次左右，小便尚可。

既往史：高血压病史 1 年，坚持口服降压药，血压基本维持正常。平素性情急躁易怒，嗜食肥甘厚味。

家族史：否认家族遗传病史。

中医诊查：舌暗，苔腻微黄，脉弦滑。

中医诊断：不寐（肝郁气滞，痰瘀内阻）。

西医诊断：失眠。

立法：疏肝解郁，化痰通络。

取穴：百会、神庭、攒竹、神门、膻中、中脘、天枢、内关、合谷、公孙、丰隆、三阴交、太冲。

手法：平补平泻，留针 30 分钟。后背督脉及膀胱经走罐，五脏俞、膈俞留罐。

诊疗经过：针刺治疗 16 次，走罐 2 次，治愈。

按语：

此患者平素性情急躁，造成肝郁气滞，气滞血瘀，肝郁乘脾，脾失健运，加之嗜食肥甘厚味，痰湿内生，痰瘀内阻，则造成不寐。百会、神庭皆为督脉经穴，督脉入于脑，二者相配，有安神镇静之功。攒竹是重镇安神之常用穴。神门为心经的原穴，可以养血安神。中脘为腑会、胃经之募穴，具有健脾和胃、行气化痰之功。天枢为足阳明大肠经的募穴，脾胃相表里，取之可加强健脾之功，调畅中焦气机。内关为手厥阴心包经之络穴，可宽胸理气，宁心安神。公孙为脾经的络穴，与内关相配为八脉交会穴，通冲脉，可治胃、心、胸之疾患，配合使用可降气化痰。丰隆为足阳明胃经的络穴，可以和胃气，化痰湿，为重要的化痰穴位。三阴交是肝、脾、肾三经的交会穴，可以疏肝健脾。合谷、太冲为“开四关”，最早见于《灵枢·九针十二原》，《针灸大成》言：“四关四穴，即两合谷、两太冲穴是也”，《针灸经外奇穴图谱》说：“四关主治四肢寒战、喑哑，并可起镇静作用”，根据临床经验，周老更多地将之用于镇静安神。走罐疗法是一种“良性刺激性整体疗法”，可通过皮肤感受器和血管感受器的反射途径传到中枢系统，调节中枢系统的平衡，从而达到镇静安神的作用。“脑为神之府”，督脉入于脑，并与足太阳经、足厥阴经、冲任二脉及心、肾等脏腑广泛络属，五脏俞是脏腑精气输注于背部的腧穴，膈俞为血会，故取后背督脉及五脏俞、膈俞，起到通调督脉、调节脏腑功能和安神定志的作用。

医案三

姓名：刘某　性别：男　年龄：61岁　初诊时间：2013年6月9日

主诉：不易入睡，易醒伴梦多3月余。

现病史：3个月前患者因行胆囊切除术后出现不易入睡，易醒梦多，一天仅能睡2～3小时。白天精神差，烦躁易怒，情绪低落，兴趣减少，有强迫行为，记忆力明显下降，纳差，大便稀，小便可。

既往史：胆结石5年余，胆囊切除术后3个月。

家族史：否认家族遗传病史。

中医诊查：疲倦面容。舌淡胖，苔薄白腻，脉弦细。

中医诊断：不寐（肝郁脾虚，心神失养）。

西医诊断：失眠。

立法：疏肝健脾，宁心安神。

处方：

柴胡 10g	当归 10g	杭白芍 10g	炒白术 10g
茯神 10g	党参 20g	佛手 15g	合欢皮 30g
枸杞子 10g	石菖蒲 10g	远志 10g	陈皮 10g
藿香 10g	佩兰 10g	炙甘草 6g	

水煎服，日 2 次。

取穴：百会、四神聪、神庭、本神、内关、神门、五脏俞、膈俞、合谷、太冲。

手法：平补平泻，留针 30 分钟。

诊疗经过：

2013年6月16日针刺治疗3次，服药7剂后：夜梦明显减少，但睡眠时间仍不足，3～4小时/天，大便正常，每日一行。舌淡胖，苔薄白腻，脉细微弦。上方减藿香、佩兰，加酸枣仁 30g。

2013 年 6 月 23 日针刺治疗 6 次，服药又 7 剂后：偶有夜梦，睡眠时间 6～7 小时，白天精力充沛，情绪明显好转，大便正常，每日一行，纳可，临床痊愈。

按语：

此例患者因术后气血亏虚，致血不养心、血不柔肝，心神失养、肝失疏泄，出现不寐及情绪低落等问题。治疗上以治本为主，补益安神为要，辅以健脾祛湿。用药以逍遥散和归脾汤加减为主。基于《内经》“昼精夜瞑”理论和周老治神理论，从“脑心同治”角度选穴组方，针刺用四神方、五脏俞加膈俞、开四关诸穴，取得了较好疗效。通过临床观察初步显示，针刺可能通过调节觉醒系统的兴奋性，抑制过度觉醒状态来改善睡眠，调整日间功能，使机体恢复“昼精夜瞑”

的状态。在一定程度上减轻了抗失眠药物的成瘾性、戒断综合征等副作用。

周老在临床中运用治神理论，采用中药和针灸、心理疏导三位一体的方法治疗失眠，常常取得较好的临床疗效。除了常规的针灸调神处方外，还常辨证加减配穴，如心脾两虚加内关、足三里；心肾不交加太溪；痰热扰心加内庭；肝火扰心加行间；心胆气虚加心俞、胆俞；顽固性失眠加周老经验穴三间。

医案四

姓名：庞某 性别：女 年龄：35岁 初诊日期：2016年9月24日

主诉：入睡困难1个月。

现病史：患者1个月来因工作紧张致入睡困难，心烦急躁，白天疲乏无力，健忘心悸，故来诊。有轻度焦虑情绪。

既往史：否认甲状腺功能减退、精神疾患。

中医诊查：舌淡胖，苔薄白，脉沉细数。

中医诊断：不寐（肝郁脾虚）。

西医诊断：失眠。

立法：疏肝理气，健脾养心。

取穴：四神聪、百会、神庭、本神、中脘、天枢、气海、内关、合谷、太冲、足三里、三阴交。

手法：平补平泻，留针30分钟。

诊疗经过：

针刺治疗1次后，入睡情况较前好转。

针刺治疗5次后，入睡困难明显改善。

针刺治疗14次后，入睡正常，诸症缓解痊愈。

按语：

此患者失眠缘于工作压力大、精神紧张，肝气郁结，肝郁克脾，则脾失健运，脾胃为后天之本，气血生化之源，气血不足以养心，则心悸、失眠。周老运用四神聪、百会、神庭、本神的“针灸四神方”以调神，安神定志。中脘、天枢、气海以调畅中焦气机，健运脾胃。内关为手厥阴心包经之络穴，可宽胸理气，宁心安神。合谷、太冲为“开四关”，起到疏肝解郁、镇静安神的作用。足三里属于足阳明经，阳明经多气多血，可以补益气血，使后天得养，气血充盛。三阴交是肝、脾、肾三经的交会穴，可以疏肝健脾。中脘、天枢、气海、足三里、三阴交、内关为“老十针”，具有健脾益气之功，适用于心脾两虚、肝郁脾虚等证；诸穴共用起到疏肝健脾的功效，效果显著。

医案五

姓名：王某　性别：女　年龄：54 岁　初诊日期：2016 年 8 月 7 日

主诉：入睡困难 2 个月。

现病史：患者 2 个月来入睡困难，心烦急躁，口干口苦，小便黄，伴腰酸，情绪低落，疲乏无力，自服镇静催眠药物效果不显，故来诊。

既往史：否认甲亢及抑郁病史。

中医诊查：舌红，苔白，脉弦细数。

中医诊断：不寐（心肾不交）。

西医诊断：失眠。

立法：滋阴泻火，交通心肾。

取穴：四神聪、百会、神庭、本神、神门、内关、太溪、行间。

手法：平补平泻，留针30分钟。

诊疗经过：

针刺治疗1次后，入睡情况较前好转，白天烦急明显减轻。

针刺治疗11次后，30分钟即可入睡，白天无烦急表现。

按语：

患者为老年女性，年老肾虚，故腰酸，阴虚则阳亢，虚火扰心则心烦、失眠，虚火上炎则口苦口干，治疗以滋阴降火、安神定志为法。周老运用四神聪、百会、神庭、本神、神门的“针灸四神方”以调神，安神定志。内关为手厥阴心包经之络穴，八脉交会穴通冲脉，可降气泄热，宁心安神。太溪为肾经之输穴、原穴，可以补肾滋阴，行间为足厥阴肝经的荥穴，可清泻肝火，泄热安神，与太溪相配可以滋阴降火。诸穴共配起到交通心肾、安神定志的功效，效果显著。

医案六

姓名：王某　性别：男　年龄：54岁　初诊日期：2015年7月15日

主诉：入睡困难3个月。

现病史：患者3个月来入睡困难，辗转难眠，耳鸣，手足麻木，轻度心悸，夜间多梦，白天心烦易急，腰部酸痛。有焦虑情绪。

既往史：否认甲亢等。

中医诊查：舌淡红，苔薄黄，脉沉细弦数。

中医诊断：不寐（阴虚火旺）。

西医诊断：失眠。

立法：滋阴降火，宁心安神。

取穴：四神聪、百会、神庭、本神、神门、少府、太溪、行间。

手法：平补平泻，留针30分钟。

诊疗经过：

针刺治疗1次后，入睡较前快，烦急症状明显减轻。

针刺治疗10次后痊愈。

按语：

患者为老年男性，年老肾虚，故腰酸；阴虚则阳亢，虚火扰心则心烦、失眠、心悸。治疗以滋阴降火、宁心安神为法。运用四神聪、百会、神庭、本神、神门的“针灸四神方”以调神、安神定志。少府为手少阴心经的荥火穴，手少阴心经属火，故该穴为火中之火，故可清心火、安心神。太溪为肾经之输穴、原穴，可以补肾滋阴，行间为足厥阴肝经的荥穴，可清泻肝火、泻热安神，与太溪相配可以滋阴降火。诸穴共配起到滋阴降火、宁心安神之功。

医案七

姓名：刘某　性别：女　年龄：32岁　初诊日期：2018年1月4日

主诉：夜不能寐2年，加重1个月。

现病史：患者于2年前因生气而导致夜间睡眠差，初起每夜能睡4小时左右，以后日渐加重，甚至难以入眠，曾在当地西医院诊断为“神经衰弱”，采用心理咨询疗法治疗，效果欠佳。近1个月以来，夜不能寐，心烦急躁，在当地就诊中医院服用汤药效果不佳。刻下症见：夜间不能寐，偶尔可以间断入睡1～2小时，多梦，醒后梦中内容清晰可忆，记忆力减退，心慌，头颈胀痛，纳差，神疲乏力，月经不调，量少，色暗，日渐消瘦，小便频数，大便不规律。

既往史：既往体健。

中医诊查：面黄，舌暗红，苔黄略腻，脉弦数。

中医诊断：不寐（肝郁脾虚）。

西医诊断：失眠。

治法：疏肝健脾，养心安神。

取穴：百会、四神聪、神庭、本神、神门、内关、足三里、三阴交、太冲。

手法：平补平泻，留针30分钟。

诊疗经过：针刺治疗7次后，夜间可入睡3～4小时，余症状也明显改善。

按语：

百会位于颠顶，诸阳之会，具有镇静安神之功，神庭为神所居也，与百会相互为用加强镇静安神作用。本神为胆经的头部穴位，具有健脑益智的作用。四神聪为经外奇穴，是后世医家用以镇静安神、健脑益智的经验穴，神门又为手少阴心经的原穴，心主血脉，主神志，刺之可以养血安神。本案应用了周老的“四神方”，针对患者肝郁脾虚之证，加用具有疏肝健脾功效的内关、足三里、三阴交、太冲，取得了满意效果。

医案八

姓名：徐某　性别：女　年龄：59岁

主诉：入睡困难3个月。

现病史：3个月前因母亲去世，伤心过度，出现入睡困难，甚则彻夜不眠，需服用安定。曾于安贞医院就诊，诊为抑郁症。现入睡困难，服用安定5片尚不能寐，时有头晕，纳可。近期一过性血压升高，血压130/95mmHg。体格及辅助检查未见异常。

既往史：既往体健，无特殊病史。

中医诊查：舌暗红，苔薄黄，脉沉细。

中医诊断：不寐（悲忧伤肺，心神失宁）。

西医诊断：失眠。

立法：益肺宁心，养血安神。

取穴：百会、神庭、本神、内关、神门、太渊、丘墟、蠡沟、照海、三阴交。

手法：平补平泻，留针 30 分钟。

诊疗经过：

二诊：诉当日回家途中有困意，当晚睡眠即有改善。

三诊：诉眠安，无其他明显不适。临床告愈。

按语：

患者病由伤心过度引起，心藏神，“悲哀愁忧则心动，心动则五脏六腑皆摇”。悲为肺金之志，悲哀过度则金气偏抗而克肝木，肝失疏泄则气机郁而不疏，发为头晕。“治病先治神”，予“四神方”加减以镇静安神。手厥阴心包经络穴内关，有行气活血、安神镇静之效。太渊为手太阴肺经原穴，为脉会，可通调气血，补益气血。丘墟为足少阳胆经原穴，胆为中正之官，蠡沟为足厥阴肝经络穴，原络配穴可治两经之病，调理两经疏泻肝木。不寐多为阴不得养，足少阴肾经照海可滋阴清热，又通于阴跷脉，主司眼之开合。三阴交补益脾、肝、肾三阴经。

医案九

姓名：薛某　性别：女　年龄：49 岁　初诊日期：2017 年 3 月 19 日

主诉：入睡困难3年余。

现病史：3年多前出现入睡困难，伴耳痒。现症见：入睡困难，心烦，眼干涩，腰脊酸痛，心悸，无胸闷气短，时口干，微苦，汗出，情绪低落，兴趣减退，时有紧张焦虑，纳呆，小便频，大便调。月经量少，无痛经。

既往史：甲减。

家族史：否认家族遗传病史。

中医诊查：舌红，苔白，脉沉。

中医诊断：不寐（肝郁气滞，脾肾两虚）。

西医诊断：失眠。

立法：疏肝理气，补肾健脾。

处方：

当归10g	白芍15g	柴胡6g	炒白术10g
炒苍术10g	茯神15g	合欢花10g	黄精15g
枸杞子10g	川续断15g	杜仲15g	丹参10g
桑寄生15g	莲子15g	浮小麦15g	砂仁6g
麻黄根10g			

水煎服，日2次。

诊疗经过：

2017年3月26日复诊：睡眠改善，诸症减轻，时眠浅，多梦，舌脉同前。上方去黄精、枸杞，加远志10g，枣仁30g，桂枝6g，生龙骨20g，生牡蛎20g。

服药14剂后，患者失眠好转，可睡5～6小时，腰痛等诸症较前缓解。

按语：

该例患者女性，49岁，病史3年余。情志不遂，肝失条达，气机郁滞，年 40 而阴气自半，肝肾阴虚。心主神明，为五脏六腑之大主，在液为汗，心气不畅，心神失养，故症见心烦、心悸、入睡困难、紧张、汗出；肝开窍于目，肝气郁结，耗伤阴液，故症见情绪低落、兴趣减退、眼干涩、口干、微苦、耳痒；肝郁日久，横克脾土，脾失健运，生化乏源，官窍失养，月事失充，故症见纳呆、月经量少；腰为肾府，肾开窍于耳，主骨生髓、司二便，肾气不充，则腰脊酸痛、小便频。

治疗以逍遥散为主方以疏肝健脾，配合茯神、合欢花安神定志；黄精、枸杞子养阴柔肝；川续断、杜仲、桑寄生助肾强腰；砂仁、莲子健脾开胃；浮小麦、麻黄根敛阴止汗。服药 7 剂即效。复诊症见眠浅、多梦，故减养阴之品，加用远志、枣仁、桂枝、生龙牡共奏养肝、宁心、镇静、安神之功。又服 14 剂后失眠好转，诸症缓解。

医案十

姓名：安某　性别：女　年龄：53 岁　初诊日期：2017 年 3 月 24 日

主诉：入睡困难 6 年。

现病史：患者 6 年前因陪床看护病人出现失眠，曾于宣武医院行睡眠监测示正常，后于天坛医院做心理评估未见异常，口服米氮平治疗未效，时噩梦。现症见：神疲乏力，入睡困难，口服艾司唑仑等药物每日可睡 5 ～6 小时，纳可，白天头部沉重如裹，口干口苦，自汗出，时焦虑，二便调。

既往史：体健，47 岁绝经。

家族史：否认家族遗传病史。

中医诊查：舌淡红，苔白腻，脉沉细。

中医诊断：不寐（脾虚痰扰，心神失养）。

西医诊断：失眠。

立法：健脾化痰，养心安神。

取穴：

①百会、四神聪、神庭、神门、印堂、内关、中脘、天枢、气海、丰隆、合谷、太冲。

②五脏俞、膈俞、安眠穴。

手法：两组穴位交替，平补平泻，留针30分钟。

诊疗经过：

2017年3月31日复诊：入睡困难改善，舌淡红，苔薄白，脉细滑。

2017年4月4日连续针刺治疗4次后，患者入睡时间较前明显缩短，诸症改善。

按语：

该例患者女性，53岁，病史6年，6年前因照顾病人时夜间不得卧，耗伤阴血，且当时存在精神紧张问题，肝肾阴虚，肝气郁结，肝郁克脾，脾失健运则痰浊内阻，土不生金则肺气虚自汗出。四诊合参，辨证气虚痰扰型，属于虚实夹杂之证。治疗上周老秉承“治病先治神”的思路，运用“四神方”，平补平泻以镇静安神。印堂可加强安神之效。内关穴为心包经络穴，八脉交会穴通阴维脉，取之可镇静安神。中脘、天枢、气海、丰隆调理脏腑气机，补气化痰。合谷、太冲为“开四关”以疏肝理气。诸穴合用，共奏健脾化痰、理气安神之效。

医案十一

姓名：王某　性别：女　年龄：46岁　初诊日期：2017年

12 月 28 日

主诉：眠差 10 年，加重 2 周。

现病史：患者 10 年前无明显诱因开始出现睡眠不佳，入睡困难，重则彻夜不寐，曾自服褪黑素，可助入眠，但易醒，每夜可觉醒 2 ～3 次，醒后不能再次入睡，多梦，睡眠时间 3 ～4 小时。日间疲劳，头痛头晕，心烦，口干。近半年开始出现思虑过度。2 周前因情绪波动，自觉症状加重，纳食不馨，二便调。

既往史：乳腺结节病史，月经后期。

家族史：否认家族遗传病史。

中医诊查：舌尖红，苔薄白，脉细数。

中医诊断：不寐（心脾两虚，心神不宁）。

西医诊断：失眠。

立法：健脾养心，安神定志。

处方：

党参 20g　　茯神 15g　　丹参 12g　　远志 12g
五味子 10g　　麦门冬 10g　　酸枣仁 15g　　生地黄 10g
合欢花 10g　　沙参 15g　　生龙牡各 30g先煎

水煎服，日 2 次。

取穴：百会、神庭、本神、四神聪、内关、神门、足三里、三阴交、太冲、太溪、中脘、气海。

手法：平补平泻，留针 30 分钟。

医嘱：节饮食，畅情志。

诊疗经过：

针药治疗 1 周后，睡眠较前加深，做梦减少，针刺配合背俞穴拔罐，中药去沙参，加知母 10g。

针药治疗2周后，疲劳感略减轻，仍有头晕、头痛，针刺加太阳、安眠穴。

针药治疗5周后，自觉入睡改善，睡眠较前延长，日间不适感减轻，继续针刺调治。

按语：

患者思虑过度而致脾虚，导致纳差，心血失养则心烦、失眠，患者失眠时间较长，存在阴血亏虚，因此口干。结合舌脉辨证为心脾两虚，心神不宁。以归脾汤为底方进行加减，应用党参、茯神、远志、酸枣仁以健脾养心安神，加入五味子、麦冬、生地黄、沙参以养阴血，丹参以补血活血，合欢花以安神解郁，生龙牡以重镇安神。针灸应用"四神方"以安神定志；足三里、三阴交、中脘、气海以补中益气；内关穴为心包经络穴，八脉交会穴通阴维脉，取之可镇静安神；太冲、太溪以滋水涵木，疏肝解郁。针药并用治疗效果更佳。

1周后睡眠较前加深，做梦减少，针刺配合背俞穴拔罐，背俞穴拔罐可起到调节脏腑功能的效果。阴血渐生，中药去沙参，加知母10g以清热除烦。2周后加刺太阳穴以止头痛，安眠穴具有很好的安神助眠功效，失眠患者可配合使用。坚持治疗5周以后效果显著。

医案十二

姓名：王某　性别：女　年龄：58岁　初诊日期：2017年11月15日

主诉：入睡困难1年余。

现病史：患者1年余前开始出现入睡困难，畏寒，口干口苦，烦躁，口服中药治疗或可有效，时有反复。刻下症见：入睡困难，手足凉，口干口苦，烦躁，夜尿 2 ～4 次，胃脘凉，纳可，大便不成形。

既往史：颈椎病、腰椎间盘突出症病史。

家族史：否认家族遗传病史。

中医诊查：舌暗红，苔薄黄，脉沉。

中医诊断：不寐（寒热错杂）。

西医诊断：失眠。

立法：清上温下，缓肝和中。

处方：乌梅丸加减。

乌梅 15g	黄连 9g	黄柏 3g	制附片 9g 先煎
干姜 9g	桂枝 9g	蜀椒 5g	细辛 3g
党参 9g	当归 12g		

制成颗粒剂，日 2 次。

取穴：神庭、百会、四神聪、安眠 2、中脘、关元、足三里、太冲。

手法：头穴采用平刺，其余穴位直刺，留针 30 分钟，关元、中脘使用温灸器灸。

医嘱：忌生冷，调情志。

诊疗经过：针药结合治疗 1 个月，患者睡眠明显改善，手足、胃脘凉减轻，口干苦减轻，大便成形，夜尿 0 ～1 次，情绪急躁改善。

按语：

患者入睡困难，结合四诊，属厥阴病，寒热错杂。针刺采用神庭、百会、四神聪、安眠 2 调心安神；中脘为胃的募穴，又是腑会穴，针刺加温灸，有温中健脾胃功效；足三里为胃的合穴、下合穴，针刺可温胃补中；关元针刺加灸可以暖宫，补益气血；太冲为肝经输穴、原穴，针刺其可补肝血，疏肝气。配合口服乌梅丸加减，可以疏肝温中兼清肝。

方中乌梅酸温，涩肠止痢，为君药。附子、干姜、桂枝、花椒、细辛温脏腑，散寒通络；黄连、黄柏清热利湿，清除上焦热邪，寒热并用，共为臣药。党参、当归养气血，共为佐药。全方共奏缓肝调中、清上温下之功。

医案十三

姓名：林某　性别：男　年龄：16岁　初诊日期：2014年5月9日

主诉：眠差易惊醒伴痰多半个月。

现病史：半月前外感后出现痰多，眠差，梦多，惊醒后不易入睡，时有兴奋，不能平静，入睡后喉中有痰声，纳可，二便调。能在母亲提示下与他人简单沟通，言语欠清晰，对陌生环境有畏惧情绪。

既往史：皮肤易过敏。3岁时发现自闭症兼癫痫，一直间断中医和针灸治疗，症状缓解。现上特殊教育学校。

家族史：否认家族遗传病史。

中医诊查：舌红，苔略黄腻，脉弦数。

中医诊断：不寐（痰热扰心，心神不宁）。

五迟（先天肝肾不足）。

西医诊断：失眠，自闭症，癫痫。

立法：清热化痰，健脾益气。

处方：

天麻 10g　法半夏 6g　茯苓 10g　炒二术各 10g

胆南星 6g　天竺黄 6g　陈皮 10g　僵蚕 10g

熟大黄 6g　青礞石 15g　红花 10g　桃仁 10g
生龙牡各 15g　珍珠母 15g　紫石英 15g　紫贝齿 15g
水煎服，日 2 次。

取穴：百会、四神聪、神庭、本神、攒竹、曲池、内关、通里、神门、中脘、天枢、丰隆、照海、太冲。

手法：曲池、天枢、丰隆、照海、太冲用泻法，其他穴位平补平泻，留针 30 分钟。

医嘱：适饮食，避免不良情绪刺激。

诊疗经过：

2014 年 5 月 16 日针刺治疗 3 次，服药 7 剂后：患儿痰明显减少，但仍有惊醒，梦多，腹胀时有，白天精神差，舌红但色减，苔白略腻，脉弦。

处方：

天麻 10g　法半夏 6g　茯苓 10g　炒二术各 10g
远志 10g　炒枣仁 20g　砂仁 6g　陈皮 10g
莲子 15g　炒薏苡仁 15g　木香 6g　大腹皮 10g
枳壳 6g　五味子 6g　郁金 10g　石菖蒲 10g

2014 年 5 月 23 日针刺治疗 6 次，又服药 7 剂后：睡眠进一步改善，但在此期间发作一次癫痫，持续 1 分多钟，平时易兴奋，舌脉同前。

处方：

天麻 10g　法半夏 6g　茯苓 10g　炒二术各 10g
胆南星 6g　天竺黄 6g　陈皮 10g　益智仁 15g
郁金 10g　石菖蒲 10g　青礞石 10g　炙甘草 6g
煅龙齿 15g　紫石英 15g　紫贝齿 15g

2014 年 5 月 30 日针刺治疗 9 次，又服药 7 剂后：期间未再发作癫痫，睡眠仅偶有惊醒，舌红苔薄白，脉弦。针刺取穴加绝骨、关元，减天枢、丰隆。

处方：

熟地黄 10g	山萸肉 10g	茯苓 10g	怀山药 15g
黄精 15g	枸杞子 10g	鳖甲 15g	菟丝子 10g
龟甲 15g	覆盆子 10g	砂仁 6g	车前子 10g
石菖蒲 10g	五味子 6g	郁金 10g	紫石英 15g
浙贝母 10g	紫贝齿 15g		

2014 年 6 月 6 日针刺治疗 15 次，又服药 7 剂后：症状均减轻，患儿暂停治疗。

按语：

在此案治疗中两次运用了急则治其标，缓则治其本的策略，第 1 次因痰热扰心致眠差，先祛痰热治其标，后健脾化痰治其本；第 2 次风痰上扰致癫痫，先息风祛痰治其标，后用五子衍宗加六味地黄汤加减滋补肝肾治其本。

患者此次眠差和癫痫皆由痰热所致，因此用半夏白术天麻汤加减化痰息风，健脾祛湿。还加上了重镇安神的煅龙齿、紫石英、紫贝齿，如肝风内动明显，周老则予钩藤、羚羊粉。

自闭症与癫痫经常合并出现，两种病均为疑难杂症，因自幼患病，多与先天肾虚有关，因此以五子衍宗类、六味地黄类补益肝肾。周老还会根据辨证加郁金、石菖蒲、合欢花、川芎等行气活血之品，麝香等醒脑开窍之属。麝香味辛，性温，归心、肝、脾经，香烈窜散，可升可降，《本草纲目》载其“通诸窍，开经络，透肌骨，解酒毒，消瓜果食积，治中风、中气、中恶、痰厥、积聚癥瘕”等，在自闭中用此药，取其开窍醒神、化瘀通络的作用。

针刺则以百会、神庭、本神、四神聪、关元、绝骨补元益气、安神定志为主，开窍豁痰之内关、通里、丰隆、照海为辅治疗，可获一定疗效。

医案十四

姓名：刘某　性别：女　年龄：32 岁　初诊日期：2007 年 11 月 9 日

主诉：入睡困难，易醒 1 月余。

现病史：患者因工作原因下班较晚，且回家后进食，睡眠时间晚，近 1 个月来难入睡、多梦、易醒，大便干，白天心烦，困倦，自行服安神补心中药治疗仍难入寐，故来就诊。

既往史：否认家族遗传病史。

家族史：其父脑梗死病史。

中医诊查：形体偏胖。舌红，苔黄略厚，脉滑数。

中医诊断：不寐（心脾两虚）。

西医诊断：失眠。

立法：百会、神庭、本神、印堂、神门、三间、下三里、三阴交、太冲。

手法：泻法，留针 30 分钟。

医嘱：饮食清淡，睡前少食。

诊疗经过：针刺治疗 2 周后，已能入睡且睡眠稳定，夜梦减少。

按语：

周老治神多选用与神字相关的腧穴，失眠常用百会、四神聪、神庭、本神、神门等穴。此案患者胃中积热，胃不和则卧不安。周老配以三间和下三里穴，下三里在足三里下 1 寸，是周老的经验穴，也是经外奇穴，二穴相配达到清利胃肠的作用，胃和则卧安。

医案十五

姓名：李某　性别：女　年龄：29岁　初诊日期：2017年8月30日

主诉：反复出现入睡困难、易醒2年，加重1月余。

现病史：患者2年前无明显诱因出现入睡困难，睡后易醒，每天睡眠3～4小时，曾就诊于宣武医院，诊断为神经衰弱，予艾司唑仑改善症状。此后间断出现入睡困难，睡后易醒，每遇心情不畅、工作压力增大时症状加重。1个月前患者因情绪波动，入睡困难再发，现症见：入睡困难，平均入睡时间2～3小时，睡后多梦易醒，每天睡眠3～4小时，乏力易汗出，健忘，偶有头昏、心慌，纳差，小便调，大便日一次，质干。

既往史：反流性食管炎、胃痉挛病史5年。2015年因右弹响髋在健宫医院行手术治疗，2016年、2017年先后两次在健宫医院行右腋皮脂腺囊肿切除术。

家族史：否认家族遗传病史。

中医诊查：舌淡红，苔薄白，脉沉。

中医诊断：不寐（心脾两虚）。

西医诊断：失眠。

立法：补益心脾，安神定志。

取穴：百会、神庭、本神、四神聪、神门、内关、五脏俞、膈俞、中脘、足三里。

手法：平补平泻，留针30分钟。

诊疗经过：

针刺治疗5次后，多梦改善，但睡眠时间不足，每晚3～4

小时，大便正常，脉沉细。

针刺治疗 10 次，偶有夜梦，睡眠时间 5 ～6 小时，白天精神好，情绪明显好转，大便正常，一日一行，纳可。

按语：

失眠是指各种原因引起的睡眠不足、入睡困难、早醒。主要症状是对白天活动表现的影响，例如感觉疲劳、烦躁、情绪失调、注意力不集中和记忆力差等，所以失眠患者的工作能力和效率往往降低。中医认为，失眠属于“不寐”范畴，病位主要在心，并涉及肝、脾（胃）、肾三脏。《灵枢·口问》认为“阳气尽,阴气盛,则目瞑；阴气尽而阳气盛,则寤矣。”根据《内经》“昼精夜瞑”理论和周老治神理论,周老强调脑心同治。调心神，最常见的是取手少阴心经和手厥阴心包经的穴位；调脑神常取位于脑部的穴位和足太阳膀胱经、督脉的穴位。周老十分重视“神”在疾病发生、发展和预后中作用，主张“治病先治神”。本患者反复睡眠障碍更应以“调神”为要,针刺时选用了四神方、五脏俞加膈俞诸穴，临床取得了较好疗效。“四神方”是周老临床常用的调神基础方,该方由百会、神庭二穴与四神聪、本神、神门组成,无论虚实均可使用。百会又名“三阳五会”,首载于《针灸甲乙经》，位于脑之巅，是手、足三阳与督脉的交会穴，总督一身之阳气。在这组穴中，周老尤其强调百会的迎随补泻方法，他指出，针百会时针尖向前，朝前顶穴方向平刺，刺入 1 寸左右，能益气升阳；针尖向后，朝后顶穴位平刺，刺入 1 寸左右，能清热泻火；垂直刺入约 0.3 寸，能镇静安神。四神聪位于百会四周，乃针灸医家常用的安神定志的经外奇穴。神庭是神之居所,离庭神乱,居庭则神安。本神培元益脑，宁神益智；神门为心之原穴，五脏有疾取之十二原，针刺此穴可宁心安神。

五脏俞是五脏经气输注于后背的俞穴。五神藏于五脏，通过调整五脏可稳心绪，畅情志。膈俞位处膈膜，上中焦交界处，阴阳交界处，是调节阴阳、气血、上下的通路，具有调节气血运行、畅达胸膈三焦、调和脏腑阴阳的作用。结合本患者脾胃不足症状，加用中脘、足三里调理脾胃，调畅气机，获得良好的临床疗效。